国家卫生健康委员会"十四五"规划教材
全国高等学校药学类专业研究生规划教材
供药学类专业用

体内药物分析

主　编　于治国

副主编　赵云丽　陈安家　李　倩

编　　委　（以姓氏笔画为序）

丁　黎　中国药科大学

于治国　沈阳药科大学

王春英　河北医科大学

汤　瑶　中国食品药品检定研究院

李　倩　哈尔滨医科大学

陈安家　山西医科大学

赵云丽　沈阳药科大学

姜宏梁　华中科技大学同济医学院药学院

彭金咏　大连医科大学

人民卫生出版社

·北京·

图书在版编目（CIP）数据

体内药物分析 / 于治国主编. -- 北京 ：人民卫生
出版社，2024.11. --（全国高等学校药学类专业研究生
规划教材）. -- ISBN 978-7-117-37176-6

Ⅰ. R917

中国国家版本馆 CIP 数据核字第 2024YT1453 号

人卫智网	www.ipmph.com	医学教育、学术、考试、健康，购书智慧智能综合服务平台
人卫官网	www.pmph.com	人卫官方资讯发布平台

体内药物分析
Tinei Yaowu Fenxi

主　　编：于治国
出版发行：人民卫生出版社（中继线 010-59780011）
地　　址：北京市朝阳区潘家园南里 19 号
邮　　编：100021
E - mail：pmph @ pmph.com
购书热线：010-59787592　010-59787584　010-65264830
印　　刷：河北宝昌佳彩印刷有限公司
经　　销：新华书店
开　　本：850×1168　1/16　印张：15
字　　数：380 千字
版　　次：2024 年 11 月第 1 版
印　　次：2024 年 12 月第 1 次印刷
标准书号：ISBN 978-7-117-37176-6
定　　价：88.00 元

打击盗版举报电话：**010-59787491**　E-mail：WQ @ pmph.com
质量问题联系电话：**010-59787234**　E-mail：zhiliang @ pmph.com
数字融合服务电话：**4001118166**　E-mail：zengzhi @ pmph.com

出版说明

　　研究生教育是高等教育体系的重要组成部分,承担着我国高层次拔尖创新人才培养的艰巨使命,代表着国家科学研究潜力的发展水平,对于实现创新驱动发展、促进经济提质增效具有重大意义。我国的研究生教育经历了从无到有、从小到大、高速规模化发展的时期,正在逐渐步入"内涵式发展,以提高质量为主线"的全新阶段。为深入贯彻党的二十大精神,落实习近平总书记关于教育的重要论述和研究生教育工作的重要指示精神,充分发挥教材在医药人才培养过程中的载体作用,更好地满足学术与实践创新发展需要,人民卫生出版社和全国药学专业学位研究生教育指导委员会在充分调研和论证的基础上,共同启动了全国高等学校药学类专业研究生规划教材的编写出版工作。

　　针对当前药学类专业研究生教育概况,特别是研究生课程设置与教学情况,本套教材重点突出如下特点:

　　1. 以思政教育为核心,促进人才全面发展　本套教材以习近平新时代中国特色社会主义思想为指导,落实立德树人的根本任务,遵循学位与研究生教育的内在规律与分类发展要求,将专业知识与思政教育有机融合,增强研究生使命感、责任感,全面提升研究生知识创新和实践创新能力,旨在培养国家战略人才和急需紧缺人才。

　　2. 以科学性为基石,引领学科前沿探索　科学性不仅是教材编写的首要原则,更是其作为知识传播与教学实施核心载体的根本要求。因此,本套教材在内容选择上,严格遵循科学严谨的标准,原则上不纳入存在较大学术争议或尚未形成定论的知识点,以确保知识的准确性和可靠性。同时,作为新时代培养高层次药学创新型人才的重要工具,本套教材紧密跟踪学科发展动态,充分吸纳并展现药学领域的最新研究成果与科研进展,旨在通过前沿知识的传递,激发研究生的科研热情,启迪其学术创新思维,为实施高质量的研究性教学提供有力支撑。

　　3. 以问题为导向,合理规划教材内容　相较于本科生教育,研究生阶段更加注重培养学生运用专业知识分析解决实际问题的能力,以及挖掘其职业发展潜力。本套教材在内容组织上,坚持以问题为导向,从实际科研与行业需求出发,围绕关键问题构建知识体系,强调对理论知识的深入剖析与批判性思考。通过引入丰富多样的案例分析,引导学生在解决实际问题中深化理解,培养其分析、综合、概括、质疑、发现与创新的思维模式,从而有效提升学生的问题解决能力和职业发展潜力。

　　4. 以适用性为基准,避免教材"本科化"　本套教材在设计与编写过程中,高度重视其适用性和针对性,确保教材内容符合研究生教育的层次定位。在知识内容的选择与组织上,既注重与本科教材的衔接与过渡，又适当提升理论内容的深度与广度，突出理论前沿性，拓宽学术视野。同时，本套教材还强化了科学方法的训练及学术素养的提升，旨在为学生创新性思维的培养提供坚实的基础知识与基本技能，有效避免"本科化"倾向，确保研究生教育的独特性和高级性。

5. **以实践性为纽带，培养创新型人才**　鉴于药学始终以解决实际健康问题为导向，使其具有极强的实践性和社会服务功能，本套教材在内容设计上，特别注重理论与实践的有机结合。通过强化能力培养类内容，实现从"知识传授为主"向"能力培养为主"的转变，强调基础课程与行业实践课程的深度融合，旨在培养具有较强实践能力和职业素养，能够创造性地从事实际科研与产业工作的创新型人才，满足新时代药学领域对高端人才的需求。

6. **以信息平台为依托，升级教材使用模式**　为适应新时期教学模式数字化、信息化的需要，本套教材倡导以纸质教材内容为核心，借用二维码的方式，突破传统纸质教材的容量限制与内容表现形式的单一，从广度和深度上拓展教材内容，增加相关的数字资源，以满足读者多元化的使用需求。

作为药学类专业研究生规划教材，编写过程中必然会存在诸多难点与困惑，来自全国相关院校、科研院所、企事业单位的众多学术水平一流、教学经验丰富的专家教授，以高度负责的科学精神、开拓进取的创新思维、求真务实的治学态度积极参与了本套教材的编写工作，从而使教材得以高质量地如期付梓，在此对有关单位和专家教授表示诚挚的感谢！教材出版后，各位老师、学生和其他广大读者在使用过程中，如发现问题请反馈给我们（renweiyaoxue2019@163.com），以便及时更正和修订完善。

人民卫生出版社

2024 年 11 月

主编简介

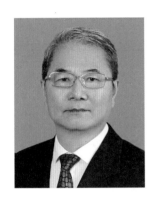

于治国，男，1958 年生，1982 年 1 月本科毕业于沈阳药学院药学专业，2006 年获沈阳药科大学药物分析学博士学位，同年赴德国基尔大学海洋科学研究所（IFM-GEOMAR）天然产物中心作访问学者。现任沈阳药科大学药物分析学教授、博士研究生导师，国家中医药管理局中医药科研（三级）实验室 - 中药分析实验室主任。受聘药物分析国际期刊 *Journal of Pharmaceutical Analysis* 编委，教育部人事司人才计划、教育部学位中心学位论文质量监测等评审专家。

于治国教授多年从事药物分析与体内药物分析的教学与科研工作，主要承担本科生药学概论、药物分析、体内药物分析，研究生体内药物分析、药物分析专论等课程主讲，培养硕博研究生百余名。主编高等学校药学类专业规划教材《药物分析》《体内药物分析》以及《药物分析学习指导与习题集》等辅助教材多部。主要科研方向为药品质量评价与药代动力学研究，主持中药药代动力学以及基于药代动力学的药效物质基础及其配伍规律研究领域的国家自然科学基金面上项目 3 项、教育部博士点基金项目 1 项，以及科技部、药典委员会、国家中医药管理局等省部级科研项目多项，发表学术论文百余篇，获国家发明专利授权 7 项。

前　言

　　药物分析贯穿于药品的全生命周期,体内药物分析是由药物分析与临床药学相关学科交叉融合而派生出的新兴学科,随着体内药物分析学科的兴起和发展,在高等药学教育中也逐渐纳入了有关体内药物分析的内容。如,1980 年南京药学院(现中国药科大学)主编、多所医药院校参编的全国高等学校药学类专业规划教材《药物分析》首版中就收载有"人血清中洋地黄强心苷的放射免疫测定法",其后改版更是增加了"体内药物分析"专章,主要阐述体内药物分析中的样品制备技术与分析方法验证的相关内容。同时,《体内药物分析》(吴如金,1984)、《治疗药物监测理论与实践》(陈刚,1985)、《血药浓度测定与临床应用》(陆明廉,1986)、《生物药物分析》(曾经泽,1990)等专著的出版,标志着该学科的进步和发展。20 世纪 80 年代中期开始,中国药科大学、沈阳药科大学等多所医药院校为本科生、硕士研究生开设了体内药物分析必修和选修课程,编写了各种讲义和教材供教学使用,也大大丰富和更新了教学内容。至 21 世纪初,普通高等教育药学类专业"十一五"国家级规划教材《体内药物分析》(李好枝,2003)的出版,对学科的发展与学术水平的提高起到了积极的推动作用。

　　体内药物分析涉及药品全生命周期的特定环节。在药品的研发环节,通过体内药物分析探索药物在动物体内的动力学行为特征,评价药物的成药性,并为其构效关系研究与剂型设计提供数据支持;在药品临床试验环节,为探索新药的安全性与有效性提供辅助,也为仿制药质量一致性评价提供依据;在临床应用环节,为治疗药物监测以及药物滥用监测提供技术手段。作为普通高等教育药学类专业的一门专业课程,本科药学类专业开设体内药物分析课程,其相关教材主要关注生物样品的特征及其制备方法,以及生物分析方法的建立与验证过程。药学类专业研究生开设体内药物分析课程,其相关教材更加关注生物样品分析方法验证的国际规范,以及体内药物分析在药品全生命周期相关领域研究中的应用。

　　《体内药物分析》为药学类专业研究生教材,主要供药学一级学科及临床药学、药物分析、药剂学、药理学、药物化学等相关二级学科专业研究生使用,也可作为新药研发与临床药学研究机构人员参考用书。本教材系在普通高等教育药学类专业教材《体内药物分析》的基础上,重点介绍人用药品技术要求国际协调理事会(ICH)最新发布的生物分析方法验证的国际协调性指南,以及体内药物分析在以药代动力学参数为终点目标的相关研究工作中的应用。本教材分上、下两篇,即总论与各论,分别为基础篇与应用篇。其中,上篇介绍体内药物分析的基础知识,内容包括生物分析样品的制备、生物样品分析方法开发与验证和生物样品的分析过程管理三章;下篇探讨体内药物分析在相关领域内的应用场景,内容包括新药的临床前药代动力学研究、仿制药一致性评价、治疗药物监测、中药药代动力学研究和中药代谢组学分析及生物药的体内分析共六章。参加本教材编写的有河北医科大学王春英教授(第一章)、华中科技大学同济医学院药学院姜宏梁教授(第三章)、中国药科大学丁黎教授(第四章)、山西医科大学陈安家教授(第五章)、大连医科大学彭金咏教授(第六章)、哈尔滨医科大学李倩教授(第七章与第九章)、中国食品药品检定研究院汤瑶副研究员(第九章),以及沈阳药科大学赵云丽教授(第八章)和于治国教授(绪论和第二章)。

本教材的编写得到了沈阳药科大学校领导的大力支持和教务处领导的鼎力相助,也得到了各位编委所在单位领导的支持和关心,在此也一并表示感谢。

体内药物分析涉及的专业知识与技术领域广泛,鉴于编者水平所限,教材中的不足和欠缺之处在所难免,敬请广大读者提出宝贵意见和建议,为本教材的再版工作提供帮助和支持。

编者

2024 年 7 月

目　录

绪　论

一、体内药物分析学科的发展概况

药品是指用于预防、治疗、诊断人的疾病，有目的地调节人的生理机能并规定有适应证或者功能主治、用法和用量的物质，包括中药、化学药和生物制品等，是一类关系到人类健康与生命安全的特殊商品。为了保证用药安全和有效，要在药品的研发、生产和临床使用的生命全周期进行严格的质量管理。在相当长的时期内，人们对于药品质量的认知和控制注重于药品的鉴别、检查和含量测定等理化指标及其限度与分析手段的研究和探索。随着临床药学领域相关研究的深入和发展，人们对于药物在体内的吸收、分布和代谢、消除过程与临床疗效的关系有了进一步的认识，认识到用药者个体差异造成的血药浓度差异会导致药品的临床疗效显著不同。即，药品存在"化学上等价而生物学上不等价"的问题。药物在生物体内的动力学过程及其行为特征是临床药学领域相关学科所关注和研究的核心内容。然而，药物在体内的动力学行为的研究和探讨依赖于体内药物质和量的准确分析。所以，临床药学相关学科的发展进一步促进了药物分析学科在临床药学领域中的扩展，进而促进了药物分析的分支学科——体内药物分析这一学科的诞生。

20世纪60年代以来，在药学领域中形成和发展了与临床用药直接相关的两门学科，即临床药理学（clinical pharmacology）与生物药剂学（biopharmaceutics）。其中，临床药理学是研究药物与人体之间相互作用及其规律的学科，是指导临床合理用药、药品的安全性与有效性评价，以及新药研发的科学基础，其主要研究内容为药物发现与新药研发、药效与毒性的评价、药物临床试验研究、治疗药物监测、药物不良反应监测、药物警戒、药物相互作用和作用机制的研究等；生物药剂学是研究药物及其制剂在体内的吸收、分布、代谢与排泄过程，阐明剂型因素、生物因素和药效之间的相互关系，并应用动力学原理与数学处理方法，定量描述药物在体内动态变化规律的学科。临床药理学和生物药剂学的研究内容均涉及体内（体液、组织等）药物浓度与机体药理效应的相互关联、药物及其代谢产物的命运与历程。

药物在体内的动态变化规律的定性、定量描述是临床药理学与生物药剂学形成和发展的基础。在这两门学科的研究和实际工作中，首先必须解决的就是建立体内痕量药物及其代谢产物的分离与定性、定量分析问题，并借此手段进行药物不良反应与药效学阐述、药品临床监测、仿制药的生物利用度与生物等效性评价、候选药的成药性评价以及创新药的研制等。可以说，临床药理学和生物药剂学的发展已经在合理用药、正确评价药品质量与研究新剂型、新给药方法等方面发挥越来越大的作用，也给药物分析学科提出了新的要求，而体内药物浓度监测方法的建立与完善是上述学科的实验手段和赖以建立的技术基础。

20世纪70年代，随着临床药学领域相关学科的建立与发展，国际上相应地形成了药物分析的分支学科——体内药物分析，至70年代末，血药浓度监测已广泛用于临床。如：1981年美国俄亥俄州立大学(The Ohio State University)哥伦布儿童医院(Columbus Children's Hospital)创建了治疗药物监测(therapeutic drug monitoring, TDM)实验室，将实验室医学、药学、药理学、临床医学有机结合在一起，为患者提供高质量的医疗服务。进入80年代后，体内药物分析快速发展，学科雏形已基本形成，出版了一些颇有影响的专著，如 *Drug Level Monitoring*(1981)、*Textbook of Biopharmaceutical Analysis*(1981)等。同时，在各种药学杂志上涌现出大量的体内药物分析研究论文，召开专业学术会议，这标志着该学科已日趋成熟。进入90年代后，随着各种痕量、超痕量分离、分析技术的应用，该学科得到了更快的发展，成为一门综合性较强的应用学科。

我国学者对本学科的关注始于20世纪70年代末，1979年《体内药物分析刍议》一文发表，1981年在"中国药学会药物分析第一次学术会议"上，南京药学院吴如金做了大会学术报告，引起了广泛的关注和兴趣。之后，在全国进行技术介绍与推广，对推动当时国内临床药学"剂量个体化方案""治疗药物监测"以及"制剂释放度与生物利用度测定"等工作在医院、药企及科研机构的开展产生了积极的影响，提供了分析方法学(analytical methodology)的支持，比色法、紫外分光光度法、气相色谱法及免疫测定法在血药及尿药浓度的测定工作中也得到了广泛应用。至80年代中期，随着新药开发的需求，药代动力学与药物代谢研究工作的进行以及色谱技术的进步，使高效液相色谱法(high performance liquid chromatography, HPLC)得到广泛的应用。进入21世纪，随着色谱及光谱技术的进一步发展，超高效液相色谱及其串联质谱联用技术更是成为体内药物分析的主流技术。

二、体内药物分析学科的性质与任务

(一) 体内药物分析学科的性质

随着临床药学与近现代分析技术的发展，药物分析的方法和技术在临床药学领域中的应用得到进一步发展，药物分析学科与临床药学得以进一步融合，并逐步形成了药物分析学科的新兴分支——体内药物分析(pharmaceutical analysis in biological sample)。体内药物分析通过分析的手段了解体液及各组织器官中药物及其代谢产物浓度，获取药物在体内的质和量的变化规律，继而获得各种药代动力学的参数和药物代谢方式与途径等信息，为药物研究和临床合理用药提供科学数据，从而有助于在药物的研发与临床应用中对所涉及的药物做出正确估计与评价。简单地说，如果没有体内药物分析提供数据和有关信息，进行临床药学研究是不可想象的。

体内药物分析是一门研究生物机体中药物及其代谢产物和内源性物质的质与量变化规律的分析方法学，它是药物分析在临床药学领域的重要分支学科，是现代药学的延伸和发展。体内药物分析直接关系到药物的研发与临床使用，药物作用机制的探讨与成药性的评价，以及药物临床应用的指导等药品生命全周期各阶段的工作，它在探求科学用药规律，安全、有效、合理用药，开发新药和保障人类健康等方面具有重要作用。

(二) 体内药物分析学科的任务

从药品的研发、生产到临床应用的生命全周期中，药品质量的正确评价尺度是安全性和有效性，即根据药物在体内的表现做出评价。在新药进入临床试验之前，首先要在动物体内完成临床前药代动力学等相关药学研究，以评价候选药物的成药性以及药代动力学特性等。也就是说，体内药物分析的对象不仅是人体，也包括动物。因此，体内药物分析又被称为"生物药物分析"（biomedical analysis; biopharmaceutical analysis）。具体的分析样品可以是生物体的各种器官，即生物体的任何体液和组织均可作为体内药物分析的样品。

已知药物在作用靶点部位的浓度直接与药理作用相关，而药物在体内主要靠血液输送到作用靶点部位。因此，血药浓度可作为药物在作用靶点部位浓度的表观指标，即血液是体内药物分析的主要生物样本。另外，药物在体内的代谢产物通常具有一定的生理特性，搞清楚它们的种类、结构和数量对药物的评价极为重要。因此，除原型药物外，代谢产物也是体内药物分析的重要目标。再者，内源性物质组常受机体病理生理状态影响和外源性药物的干预而发生改变，对内源性物质组的监测对于疾病的诊断和药物治疗具有重要意义。因此，除外源性药物外，内源性物质组也是近年来广为关注的分析目标之一。

体内药物分析学科的主要研究和工作任务体现在以下方面：

1. 生物样品分析方法的研究 体内药物分析的样品来自生物体，具有组成复杂、基质干扰大、药物浓度低的特点，取得准确分析结果的关键是可靠的分析方法。药代动力学（pharmacokinetics, PK）研究时，要求分析方法灵敏、专属、准确、稳定；治疗药物监测（TDM）工作直接服务于临床，这类分析的特点是要求结果及时而且往往样本容量较大。因此，需要简便、准确和高通量的分析方法；内源性物质组的分析则要求分析方法具有高灵敏度、高分辨率和高通量的特点。

体内药物分析的主要任务也是首要任务是进行生物分析方法的开发与验证，提供最佳的分析条件，评估各种分析方法的灵敏度、专属性和准确度，探讨各种方法应用于体内药物分析中的规律性问题。

2. 为新药体内研究提供数据 在新药研究过程中，按照国家药品注册管理的有关规定，要提供药物在实验动物和人体内的药代动力学参数，这些数据的获得首先基于体内药物及其代谢产物浓度的准确测定，这些研究工作的开展依赖于体内药物分析来完成。这也是体内药物分析的主要任务，工作内容如下。

（1）游离和结合药物总浓度的测定：血药浓度，通常是指血清或血浆中的原型药物浓度。除另有说明外，原型药物浓度是指游离型和结合型的原型药物的总浓度。TDM 的理论基础是原型药物浓度与药效和不良反应直接相关，所以 TDM 的首要工作，也是 TDM 的常规工作，是测定血液或其他体液（如尿液）中的原型药物浓度。

原型药物血药浓度的测定，一般以血清或血浆作为分析对象，但有些药物由于其在血液各成分中的分布不同，供监测的血液样品也有特殊要求。例如，免疫抑制剂环孢素对器官（如肾、肝、心脏等脏器和骨髓等）移植的排斥反应有良好抑制效果，由于血药浓度太低会导致移植器官被排斥，而血药浓度过高又引起肝、肾毒性，造成肝、肾损伤。因此，严格监测血药浓度并及时调整剂量非常必要。环孢素的原型药物进入体内后，在血液内 33%~47% 存在于血浆中，4%~9% 存在于淋巴细胞中，5%~12% 存在于粒细胞中，41%~58% 集中在红细胞内。若仅监测血浆中环孢素的浓度，则不能准确反映血中原型环孢素的水平。所以，无论是用色谱法及其联用法还是免疫分析法，均采用全血为监测对象。

（2）游离药物浓度的测定：理论上，只有游离血药浓度才与药理作用强度直接相关。因此，随着

TDM 工作的深入，有关游离血药浓度监测的方法学研究已成为体内药物分析关注的一个重要方面。列为游离血药浓度监测的药物，一般应具备下列特点：①药物的血浆蛋白结合率高(≥80%)；②药物的治疗指数狭窄；③游离血药浓度受生理或病理因素影响较大；④药物的分布容积小于 2L/kg；⑤游离血药浓度与药理作用密切相关。

目前符合以上条件的药物并不多，主要为抗癫痫药物(如苯妥英钠、卡马西平和丙戊酸)和抗心律失常药物(如利多卡因和丙吡胺等)。

游离药物浓度简易测定方法的建立是促进游离药物浓度监测的重要条件，用于 TDM 领域的游离血药浓度测定常用平衡透析法和超滤法。近年来，微透析技术的发展及与多种分析技术(如 HPLC、HPCE 等)的联用，实现了在线游离药物的分析。

(3) 药物活性代谢产物的测定：除前体药物外，一般原型药物的活性代谢物浓度较低，其临床疗效显得并不重要。当活性代谢产物浓度较高、活性较强或患者肾功能有障碍时，对活性代谢产物的监测应引起足够的重视。例如，阿米替林及其活性代谢产物去甲替林均为具有较强镇静、抗胆碱作用的三环类抗抑郁药，由于其有效血药浓度范围窄，体内过程个体差异大，已被列为应当常规监测的原型药物和活性代谢产物。

监测活性代谢产物具有如下临床意义：①有利于深入指导临床合理用药；②有助于解释原型药物血药浓度与药效间的矛盾，如浓度与效应间的不平行现象；③解释和预防治疗期间出现的非原型药物所具有的某些不良反应。

目前国内外已经开展活性代谢产物和原型药物浓度监测的药物有胺碘酮与 *N*- 去乙胺碘酮，奎尼丁与 3- 羟基奎尼丁，扑米酮与苯巴比妥，普鲁卡因胺与 *N*- 乙酰普鲁卡因胺，普萘洛尔与 4- 羟基普萘洛尔等。

(4) 对映异构体药物的测定：对映异构体药物(手性药物)的药代动力学特性和药效学特性均存在差异，这在很大程度上是因为对映异构体药物的体内 ADME 过程存在立体选择性，可以导致对映异构体有不同的药效学和药代动力学特征。在不同给药途径时，对映异构体的比值也不尽相同。例如，维拉帕米(-)/(+)比值，静脉注射时为 0.56 ± 0.10；口服时为 0.23 ± 0.05。因此，药物对映异构体的拆分与测定也受到重视，而且成为药物研究的热点。

3. **为治疗药物监测提供数据**　为保证临床用药安全、有效，体内药物分析应为治疗药物监测提供准确的血药浓度数据，并对血药浓度进行具体分析和合理解释，提供药学情报和信息，参与指导临床合理用药、确定最佳剂量、制订治疗方案。另外，麻醉与精神类药品的滥用问题在世界范围内日益严重，如何确证嫌疑人存在药物滥用(drug abuse)现象已成为一个重要的课题，对于吸毒者体内的毒品(冰毒、海洛因等)和运动员体内的禁药(兴奋剂等)的检测，也必须依据体内药物分析手段和技术才能完成。由于滥用药物监测与前述各类药物的分析测定在方法学上存在共同之处，本书不再分章阐述。

4. **内源性物质监测和代谢组学研究**　随着体内药物分析学科的发展，其分析对象的范围已由关注外来化学物质(如药物)在体液或组织中质与量的变化规律，发展到重视体内有生理活性的化学物质(如内源性激素和某些神经递质)的浓度变化及代谢通路的改变。因为内源性活性物质在机体正常生理条件下均处于一定的浓度范围内，浓度的异常变化或代谢产物谱的异常改变也与某些疾病的发病机制密切相关，所以这些内源性活性物质常作为某些疾病的生物标志物(biomarker)。监测体内内源性物质的浓度变化，即代谢产物谱或代谢轮廓的改变，既可以为疾病的诊断和治疗提供依据，又使 TDM 的内涵得以扩展、深入和更具有临床意义。

5. **中药药代动力学研究**　千百年来，中药在防病治病中发挥了极其重要的作用。然而，一直存在一个关键问题尚未解决：在单味中药与中药方剂的物质群中究竟哪些成分被吸收进入血液循环、真正作为"活性"成分而起到治疗作用？这些物质在体内发生什么变化，其变化与药效又有什么关系？要解决这些问题从而揭开中药体内过程的奥秘，必须进行中药药代动力学研究。近年来，LC-MS^n 等现代联用技术的应用，为中药的药代动力学研究提供了新思路、开辟了新局面，中药药代动力学已成为药学工作者的研究热点。

6. **中药代谢组学的研究**　中药治疗疾病是通过多成分系统调控生命体的代谢网络，使代谢网络中的缺陷部分恢复正常，同时又不干扰其他维持健康所必需代谢途径的调控，中药作用机制的研究就是要阐明中药在这种调控中所起的作用，以及如何起作用。中药代谢组学是利用代谢组学（metabonomics）对中药成分在体内干扰内源性物质谱（指纹谱）的代谢变化情况进行动态跟踪检测、定量和分类，通过阐释体内"代谢指纹谱"变化的原因，分析中药作用的靶点和代谢通路，从而应用于中药药效物质基础及其作用机制的研究。中药代谢组学的研究对中药现代化研究、药物安全评价、新药创制与作用机制、个体化药物治疗等多个研究方向的发展具有重要意义，已成为中药药效物质基础研究的有力工具。

三、体内药物分析学科的相关文献

体内药物分析是一门综合性较强的应用学科，它涉及临床药学和药代动力学知识以及现代分析技术在体内药物分析中的应用等问题。以下是本学科的主要相关期刊和网络检索数据库。

（一）期刊

1. Analytical and Bioanalytical Chemistry（Anal Bioanal Chem）
2. Analytical Biochemistry（Anal Biochem）
3. Analytica Chimica Acta（Anal Chim Acta）
4. Biomedical Chromatography（Biomed Chromatogr）
5. Biochemical Pharmacology（Biochem Pharmacol）
6. Biological & Pharmaceutical Bulletin（Biol Pharm Bull）
7. British Journal of Pharmacology（Brit J Pharmacol）
8. British Journal of Clinical Pharmacology（Brit J Clin Pharmacol）
9. Chromatographia（Chromatographia）
10. Clinical Chemistry（Clin Chem）
11. European Journal of Drug Metabolism and Pharmacokinetics（Eur J Drug Metab Ph）
12. European Journal of Pharmacology（Eur J Pharmacol）
13. Fitoterapia（Fitoterapia）
14. International Journal of Pharmaceutics（Int J Pharm）
15. Journal of Analytical Toxicology（J Anal Toxicol）
16. Journal of Chromatography A（J Chromatogr A，JCA）

17. Journal of Chromatography B（J Chromatogr B，JCB）

18. Journal of Chromatographic Science（J Chromatogr Sci）

19. Journal of Pharmaceutical and Biomedical Analysis（J Pharmaceut Biomed Anal，JPBA）

20. Journal of Pharmaceutical Analysis（J Pharm Anal，JPA）

21. Journal of Pharmacy and Pharmacology（J Pharm Pharmacol）

22. Journal of Separation Science（J Sep Sci）

23. Phytomedicine（Phytomedicine）

24. Planta medica（Planta Med）

25. Talanta（Talanta）

26. Therapeutic Drug Monitoring（Ther Drug Monit）

（二）网络检索工具与数据库

计算机的日益普及和互联网的飞速发展，为文献检索开辟了新途径。与传统的检索途径相比，通过网络检索文献具有快速、查全率高、使用方便等优点。

1. 文摘型检索工具

（1）PubMed：是由美国国家医学图书馆（NLM）下属的国家生物技术信息中心（NCBI）开发研制的文献检索系统。其目前已经成为国内医药卫生工作者使用的主要外文文献检索数据库，部分期刊还可以直接免费获得原文。

（2）SciFinder Scholar：是美国化学学会（ACS）旗下的化学文摘服务社（Chemical Abstract Service，CAS）所出版的化学资料电子数据库学术版，它是全世界资料量最大、最具有权威性的化学数据库，是化学和生命科学研究领域中不可缺少的参考和研究工具。收录的文献类型包括期刊、专利评论、会议录、论文、技术报告和图书中的各种化学研究成果，涵盖的学科包括应用化学、化学工程、普通化学、物理、生物学、生命科学、医学、聚合体学、材料学、地质学、食品科学和农学等。SciFinder Scholar 需要安装 CAS 提供的特定客户端程序后方可使用。

2. 全文型数据库

（1）CNKI：中国期刊全文数据库，收录了 1994 年以来的 6 000 多种期刊。另外，CNKI 还包括中国优秀博士和硕士论文全文数据库、中国重要会议论文全文数据库等多个数据库。

（2）ScienceDirect：侧重于医学、生命科学、医学化学和工程学方面，其中约有 78% 的期刊被 SCI 收录，在快速检索和专家检索上有优势，除了能提供 PDF 全文外，还能提供 HTML 格式的全文。

（3）Wiley InterScience：总体上与 ScienceDirect 相似，在高级检索和限定检索方面只支持跨库检索。

（4）Springer Link：侧重于医学、生命科学和数学方面，大部分期刊为在线优先（online first）期刊。

另外，还有 EBSCOhost 数据库，该数据库涉及的学科综合性较强、检索界面直观，操作方便简单；在二次检索、分类检索方面功能较强；但只能提供 PDF 全文。

3. 免费药学期刊数据库

（1）HighWire Press：是全球最大的提供免费全文的学术文献出版商，该网站的内容涉及生命科学、医学、物理学、社会科学方面的期刊及一些非期刊的网络出版物。其中，生命科学及医学科学的免费全文数量最大。

（2）Free Medical Journal：由 Bernd Sebastian Kamps 建立，该网站提供包括十多个语种的 1 400 多种生物医学期刊，对于部分限制类期刊，列出了限制的时间范围，以方便用户利用。

（3）DOAJ（Directory of Open Access Journal）：是由瑞典的隆德大学图书馆（Lund University Libraries）于 2003 年整理的一份开放获取期刊目录，收录期刊 2 725 种文献 13 万余篇，主要包括农业及食品科学、生物及生命科学、经济学、化学等主题。

四、体内药物分析课程内容

体内药物分析是一门综合性应用学科，本课程体系包括基础知识和专业应用。其中，基础知识涉及生物样品与分析方法，包括：生物样品的采集、分析样品的制备和分析方法验证三部分。专业应用则涵盖药品全生命周期，涉及评价性和探索性两类研究，其中评价性应用研究包括：药代动力学研究、基于药代动力学的生物等效性评价和治疗药物监测等非临床研究与临床评价，以及临床过程管理；探索性应用研究包括：复杂体系的药代动力学研究、内源性生物标志物研究和生物大分子分析。各部分内容既相互独立成章又相互联系，是一个有机整体。

（于治国）

上 篇

总 论

第一章　生物分析样品的制备

第一节　概　述

一、生物基质与生物样品

生物基质系指直接来源于人或动物的各种体液或组织，如：血液、胆汁、尿液、唾液、头发、脏器组织、乳汁、精液、脑脊液、泪液、胃液、胰液、淋巴液和粪便等。进行体内药物分析时，从实验动物或受试者（健康志愿者或临床试验及其他目的用药的患者）体内采集的生物基质为生物样品。根据具体分析目的不同，生物基质可以直接作为生物样品使用，如全血；有时生物基质需经简单预处理后再作为生物样品使用，如血浆和血清。

二、生物样品的种类与应用

（一）血液

1. **血液的性质及组成**　血液由血浆和血细胞组成。血浆为浅黄色半透明液体，其中除含有大量水分以外，还有无机盐、纤维蛋白原、白蛋白、球蛋白、酶、激素、各种营养物质、代谢产物等。1L 血浆中含有 900~910g 水（90%~91%），65~85g 蛋白质（6.5%~8.5%）和 20g 低分子物质（2%）。低分子物质中有多种电解质和小分子有机化合物，如代谢产物和其他某些激素等。

血细胞约占血液容积的 45%，包括红细胞、白细胞和血小板。成熟红细胞无细胞核，也无细胞器，胞质内充满血红蛋白（hemoglobin, Hb）。血红蛋白是含铁的蛋白质，约占红细胞重量的 33%。正常成人每微升血液中红细胞数的平均值，男性为 400 万~500 万个，女性为 350 万~450 万个。每 100ml 血液中血红蛋白含量，男性 12~15g，女性 10.5~13.5g。红细胞的渗透压与血浆相等，使出入红细胞的水分维持平衡。当血浆渗透压降低时，过量水分进入细胞，细胞膨胀成球形，甚至破裂，血红蛋白逸出，称为溶血（hemolysis）。白细胞为无色、有核的球形细胞，体积比红细胞大，能做变形运动，具有防御和免疫功能。成人白细胞的正常值为每微升血液中 4 000~10 000 个，男女无明显差别。血小板是红骨髓巨核细胞的细胞质脱落下来的小块，故无细胞核，表面有完整的细胞膜。正常数值为每微升血液中 10 万~30 万个。血小板体积甚小，直径 2~4μm，呈双凸扁盘状，当受到机械或化学刺激时则伸出突起，呈不规则形。血小板的表面有糖衣，血小板内虽无核，但有小管系、线粒体、微丝和微管等细胞器，以及血小板颗粒和糖原颗粒等。血小板表面的糖衣能吸附血浆蛋白和凝血因子Ⅲ，血小板颗粒内含有与凝血有关的物质。当血管受损害或破裂时，血小板受到刺激，由静止相变为机能相，迅即发生变形，表面黏度增大，凝聚成团；同时在表面第Ⅲ因子的作用下，使血浆内的凝血酶原变为凝血酶，后者又催化纤维蛋白原变成丝状的纤维蛋白，与血细胞共同形成凝血块。血小板颗粒物质的释放，则进一步促进凝血。血液发生凝血之后除去凝血块剩余的液体即为血清。血清中主要的蛋白(如白蛋白、球蛋白)含量及其他成分均与血浆基本相同(表1-1)，只是血浆多含有一种纤维蛋白原。

表 1-1　健康人血清中主要成分

成分	含量	单位	成分	含量	单位
水	900~910	g/L	总胆红素	2.6~14	mg/L
固体物	80	g/L	尿酸	18~76	mg/L
总蛋白质	65~85	g/L	总类脂	3.5~8.5	g/L
白蛋白	40~55	g/L	脂肪酸		
球蛋白	20~40	g/L	总脂肪酸	1~5	g/L
总阳离子	149~159	mmol/L	游离脂肪酸	0.1~0.35	g/L
钠	137~147	mmol/L	胆固醇		
碳酸氢盐	21.3~28.5	mmol/L	总胆固醇	1~3	g/L
氯	99~110	mmol/L	游离胆固醇	0.3~1	g/L
总氮	12~14	g/L	磷脂	1.5~3.5	g/L
非蛋白氮	139~307	mg/L	甘油三酯	0.5~2.2	g/L
尿素	230~426	mg/L	胆汁酸	<10	mg/L
肌酐	6.6~18.2	mg/L	葡萄糖	750~1170	mg/L
游离氨基酸	28~50	mg/L	葡萄糖醛酸	20~44	mg/L
丙氨酸	22~45	mg/L	肝素	1~2.4	mg/L
赖氨酸	13~31	mg/L	糖蛋白质	2.7	g/L
脯氨酸	13~51	mg/L	琥珀酸	5	mg/L
儿茶酚胺类			柠檬酸	17~31	mg/L
去甲肾上腺素	50~475	ng/L	丙酮酸	2.6~10.2	mg/L
肾上腺素	30~95	ng/L	丙酮	2.3~3.5	mg/L
5-羟色胺	39~361	μg/L	维生素类		
组胺	0.31~1	μg/L	维生素C	2~14	mg/L

2. 血液在体内药物分析中的应用　血液样品包括全血、血浆和血清，使用时根据分析目的不同进行选择。

血药浓度(blood concentration)通常是指血浆(plasma)或血清(serum)中的药物总浓度(游离的和与血浆蛋白结合的总浓度)。因为当药物在体内达到稳态血药浓度时，血浆中药物浓度被认为与药物在作用部位的浓度紧密相关，即血浆中的药物浓度可以反映药物在体内(靶器官)的状况。由于血浆纤维蛋白几乎不与药物结合,因此,将血纤维蛋白原以血纤维蛋白形式被除去后所得血清与含有血纤维蛋白原的血浆中的药物浓度通常是相同的($C_{血浆}=C_{血清}$)。作为血药浓度测定的样品,血浆和血清可以任意选用,其中选用最多的是血浆。血浆或血清的化学成分与组织液相近,内含药物直接与组织液接触并达到平衡,测定血浆或血清中的药物浓度比全血更能反映作用部位药物浓度的变化,与药物的临床作用有较好的对应关系。全血含有血细胞,药物在血细胞内、外的浓度比受各种因素的影响;同时,细胞膜及红细胞中的血红蛋白会影响药物浓度的测定,故全血中药物浓度不宜作为药物在作用部位浓度的可靠指标。

需专门测定平均分布于血细胞内、外的药物浓度时,应使用全血样品;某些情况下由于血浆内药物浓度波动太大且又难以控制,或因血浆药物浓度很低而影响测定,也应考虑使用全血样品。如氯噻酮可与红细胞结合,其动力学行为与在血浆中不同,药物在红细胞中的浓度比血浆中大 50~100 倍,因此用全血样品更合适。再如三环类抗抑郁药,在少数患者的血浆和红细胞间的分配比不是一个常数,故宜采用全血样品进行药代动力学研究。

(二) 尿液

1. 尿液的性质及组成　尿液主要成分是水(96%~97%)、含氮化合物(其中大部分是尿素)及盐类(表1-2)。

表 1-2　健康人 24 小时尿液正常组分

成分	平均量(范围)*	成分	平均量(范围)*
水	1 200.0(1 000~2 000)	氨	0.7(0.5~1.2)
固体物	60.0(30~70)	钠	4(3~5)
尿素	30.0(20~35)	钾	2(1~3)
尿酸	0.7(0.5~1.0)	钙	0.2(0.1~0.3)
马尿酸	0.7(0.1~1.0)	镁 /mg	150(50~200)
肌酸酐	1.2(0.1~1.8)	磷酸盐(以 P 计)	1.1(1.0~1.2)
肌酸 /mg	(0~80)	氯化物(以 NaCl 计)	12.0(10~15)
总氨基酸氮	0.7(0.4~1.0)	总硫量(以 S 计)	1.0(0.6~2.0)
β- 吲哚硫酸钾	(40~150)	草酸	20(20~50)
尿囊素	30(25~35)	总酚量	(6~71)
嘌呤	40(16~60)		

注:*等于一日(24 小时)平均排泄量,除特别标明外,均以 g 表示。

健康人排出的尿液是淡黄色或黄褐色的,成人排尿量为 1~5L/d,尿液的相对密度为 1.005~1.020,pH 4.8~8.0,尿液的酸碱度受食物性质的影响。

2. 尿液在体内药物分析中的应用　体内药物的清除主要是通过尿液排出,药物可以原型即母体药物(parent drug)或代谢产物及其缀合物(conjugate)等形式排出。尿液中药物浓度较高,收集量可以很大,因尿液的采集属于非损伤性方法(noninvasive method),所以采集也方便。但由于易受食物种类、饮水量、排汗情况等影响,尿中药物浓度变化较大,一般以某一时间段或单位时间内尿中药物的总量(排泄量或排泄率)表示。

尿液中药物浓度的改变不能直接反映血药浓度,即与血药浓度相关性差。尿样测定主要用于药物的剂量回收、尿清除率研究,并可推断患者是否违反医嘱用药以及违禁药物使用的筛查等。同时,当药物在血中浓度过低而难以准确测定时,尿液测定亦用于药物制剂的生物利用度研究。因为影响因素较多,新药研究开发中很少使用此法,只有当不能用血药浓度法时才采用尿药数据法。根据药物剂量回收研究,可以预测药物的代谢过程及测定药物的代谢类型和代谢速率(metabolic rate,MR)分型等。

(三)唾液

1. **唾液的性质及组成** 正常成年人的唾液组成(与血浆相比)归纳在表 1-3 中。因为不同唾液腺分泌液的组成受时辰、饮食、年龄、性别及分泌速度变化等因素的影响,表 1-3 中提供的是在所注条件下唾液与血浆相对比的均值:唾液分泌量每天约为 1 200ml,与细胞外液所含电解质相同,含有钠、钾、氯化物、碳酸氢盐、蛋白质和少量其他物质,唾液的 pH 为 6.2~7.4,当分泌增加,碳酸氢盐含量增高,pH会更高。唾液中蛋白质的总量接近血浆蛋白质含量的 1/10,但这个值也会发生变化。

表 1-3 健康成人用 2% 柠檬酸刺激后所得的唾液样品与血浆相比的唾液成分均值

成分	腮腺[①]/(mEq/L)	下颌下腺[②]/(mEq/L)	血浆 /(mEq/L)
钾	20.0	17.0	4
钠	23.0	21.0	140
氯化物	23.0	20.0	105
碳酸氢钠	20.0	18.0	27
钙	2.0	3.6	5
镁	0.2	0.3	2
磷酸盐	6.0	4.5	2
尿素	15.0	7.0	25
氨	0.3	0.2	—
尿酸	3.0	2.0	4
葡萄糖	<1.0	<1.0	80
总脂质	2.8	2.0	500
胆固醇	<1.0	—	160
脂肪酸	1.0	—	300
氨基酸	1.5	—	50
蛋白质	250.0	150.0	6 000
pH	6.8~7.2	6.8~7.2	7.35~7.4

注:①流速 0.7ml/min;②流速 0.6ml/min。

2. **唾液在体内药物分析中的应用** 唾液的采集也是无损伤性的,在某些情况下唾液样品比血液和尿液样品更易获得,且样品成分简单,前处理方便。如果药物的唾液浓度(S)与血浆游离浓度(P)呈现密切相关性,则可利用测定 S 代替 P 进行唾液治疗药物监测(salivary therapeutic drug monitoring,STDM)、药代动力学研究、违禁药品尤其是精神药品的监测等。

唾液是一种由腺体分泌的蛋白质含量很低的液体,药物主要以游离状态存在。药物从血液转移到唾液的途径包括被动扩散、主动转运和超滤作用。唾液中药物浓度受多种因素的影响,包括药物的电离常数 pK_a、分子体积、分子与蛋白质的结合程度、亲脂性以及唾液 pH 等。一般来说,药物分子量越小,脂溶性越高,药物跨膜转运的透过率越高。但目前认为分子量和脂溶性是次要影响因素,药物的 pK_a 和蛋白结合率及唾液的流速、pH 是药物唾液浓度与血浆游离浓度的比值(S/P)的重要影响因素。正常人群的唾液 pH 在 6.2~7.4,对碱性药物来说,随着唾液 pH 的降低,更多的碱性化合物离子化,使唾液中的浓度升高;反之亦然。由于唾液 pH 一般低于血液(7.4),因此酸性药物在唾液中浓度比在血液中低,而碱性药物正好相反。

根据 S/P,药物大致可以分成 4 类:第一类,如头孢他啶、地西泮等显酸性的药物,此类药物的 S/P 值远小于 1.0,表明药物在唾液中的浓度很低,很难检测;第二类,如乙醇、丁丙诺啡等,此类药物的 S/P 比值约为 1.0,这是理想的情况,适合药物的临床监测;第三类,如苯巴比妥、普鲁卡因胺等,由于本身结构特点导致其解离程度受唾液 pH 变化的影响,S/P 值不稳定,不适合用唾液进行临床监测;某些药物如乙琥胺、锂盐、甲氨蝶呤等,它们虽然不受唾液 pH 变化的影响,但其 S/P 值不恒定,也不能用作 STDM 药物;第四类,如丙胺卡因、可卡因等碱性药物,此类药物在唾液中的离子化程度很低,导致 S/P 值很大,亦可用于临床监测。

(四) 胆汁

1. 胆汁的性质及组成 胆汁是由肝细胞不断生成的具有苦味的有色液体。成人每日分泌 800~1 000ml 胆汁。胆汁的颜色由所含胆色素的种类和浓度决定,由肝脏直接分泌的肝胆汁呈金黄色或桔棕色,而在胆囊贮存过的胆囊胆汁则因浓缩使颜色变深。肝胆汁呈弱碱性(pH 7.4),胆囊胆汁因碳酸氢盐被吸收而呈弱酸性(pH 6.8)。

胆汁除水分外,还有胆色素、胆盐、胆固醇、卵磷脂、脂肪酸、无机盐等成分。胆汁中没有消化酶,但胆汁对脂肪的消化和吸收具有重要作用。胆汁中的胆色素是血红蛋白的分解产物,主要为胆红素,其氧化物为胆绿素。胆汁中的胆盐为肝脏所分泌的胆汁酸与甘氨酸或牛磺酸结合的钠盐或钾盐。

胆汁的作用主要是胆盐的作用。胆盐、胆固醇和卵磷脂等均可降低脂肪的表面张力,使脂肪乳化成许多微滴,从而增加胰脂肪酶的作用面积,有利于脂肪的消化;胆盐可与脂肪酸甘油一酯等结合,形成水溶性复合物,促进脂肪消化产物的吸收,并能促进脂溶性维生素(维生素 A、D、E、K)的吸收。

2. 胆汁在体内药物分析中的应用 药物及其代谢产物除了主要经尿排泄外,通过胆汁排泄也是主要的消除途径。由于胆汁的收集属于损伤性采样方法,除临床上肝胆外科手术(如胆囊切除、胆总管探查术、肝移植等)时获得外,一般不易从人体获得。对肝胆病患者的胆汁分析主要集中在内源性成分的分析,如胆石病患者胆汁酸成分的分析,胆管癌肿瘤标志物的筛选等。动物胆汁样品分析的目的主要是进行药物体内代谢产物的寻找和药物及其代谢产物的胆汁排泄动力学研究,常用的动物有大鼠、兔、犬等。

(五) 头发

1. 头发的性质及组成 毛发是哺乳动物皮肤器官分化的产物,具有特殊的结构形态,有毛干和毛根两部分,生在皮肤外的毛干包括表皮、皮质和髓质,毛根包于毛囊内,周围有大量皮脂腺。毛根和毛干由排列规则的角化上皮细胞构成,细胞内充满角蛋白并含黑色素。正常人类毛发的 pH 为 4.5~5.5,相对于 pH 约 7.4 的血液酸性更强,弱碱性、非离子化、脂溶性药物在毛发中的浓度要高于在血液中的浓度。

头发生长速度与头发的部位、营养成分的供应、时间、季节等因素有关。头发主要具有如下性质:

(1) 广谱性:头发是药物代谢产物及微量元素的排泄器官之一,含有的氨基酸、蛋白质及脂肪中有氧、氮、硫、磷等配位原子,能结合几乎所有的金属元素,具有明显的广谱性。

(2) 积累性:头发生长速度为 0.2~0.3mm/d,平均寿命为 4 年,通常 1 个月剪发 1 次,每次剪发量 10g。因此,在如此长的时间内头发可以充分富集各种药物及其代谢产物,其浓度明显高于短时间排泄的尿样及其他体液,即有明显的积累性。

(3) 稳定性:头发含水量低,其角蛋白基质的胱氨酸含量达 10%~14%。例如,已发现的众多古尸,大部分器官都腐败甚至消失,而头发却完好无损,表明头发稳定性好。

(4) 依时性:由于过渡金属元素的硫化物溶度积小及巯基络合物的稳定常数大,所以一旦经过毛囊被固定就不易再变。头发样品可以反映微量元素在人体内某个时期积累情况,具有履历性质。如研究发汞随头发生长而变化的动态过程时,可将头发从头皮起按一定长度切段分析,发现发汞含量变化与接触汞的历史同步。

(5) 相关性:头发中某一元素含量与人体内部器官对该元素的富集有关。如印度已婚妇女常在前额点朱红印记,其中的铅通过母体吸收影响胎儿,其胎发铅含量为正常人的数百倍;据报道,贫血者头发中的 Fe、Zn、Cu 水平均低于正常人。

(6) 指纹性:从头发的微量元素含量可以推断出环境污染、食物构成、血型等;结合物理及生物鉴别,可以得到性别、大致年龄、种族、居住地环境、饮食习惯、职业特征乃至遗传基因等信息。

2. 头发在体内药物分析中的应用　基于头发样品的上述诸多性质,且具有取样方便、无伤害、受试者顺应性好,样品可以再次获得等优点,头发在临床检验(如微量元素检测)和药物滥用监测中得到广泛应用。

通过对某些特定代谢产物的测定,能得到数个月甚至数年中用药的情况。尤其是在毒品鉴定中,尿液作为日常监控用生物样品,头发则可作为阶段性监控用的生物样品,通过对头发的分段分析可判断吸毒史的长短。长期吸毒者,越靠近发根毒品含量越高,代谢产物 / 原药比值越高,吸毒程度越严重。通过毛发分段分析,还可追溯吸毒人员吸毒时间段和毒品戒断史。

(六) 组织

1. 组织样品的种类　人体是一个非常复杂的生命体,包括结构、功能各异的组织和器官。体内药物分析中常用的组织样品包括心、肝、脾、肺、肾、胃、肠、脑、膀胱、子宫、睾丸、肌肉等脏器组织,根据研究目的进行选择。

2. 组织样品在体内药物分析中的应用　当药物在体内达到稳定状态时,血浆中药物浓度与药物在作用点的浓度紧密相关,即血浆中的药物浓度反映了药物在体内(靶器官)的状况,因而血浆浓度可作为作用部位药物浓度的可靠指标。一般而言,检测药物在血液中的浓度比检测药物在组织中的浓度要简单,所以一般采用血药浓度代替组织浓度。但是,药物在靶器官中的浓度与药理效应是直接相关的,因此在新药临床前研究中常需采集动物肝、肾、肺、胃、脑等脏器及肌肉等其他组织研究药物的组织分布特征,确定药物作用的靶器官,为药物的安全性评价、寻找新的靶向机制及新的作用途径等提供有用信息,从而可使药物提高疗效、降低毒性、指导制剂设计。在临床上当发生疑似过量服用药物而引起中毒死亡的案例时,常需要采集死者相应的组织器官进行检测。

（七）其他

1. 乳汁 很多药物可随母亲乳汁进入乳儿体内,药物在哺乳期妇女乳汁中的浓度高低,会对乳儿产生不同程度的影响。如治疗哺乳期乳腺炎时,不同抗菌药物在乳汁中的浓度差异较大,可见过敏或毒性反应,可影响乳儿的正常肠道菌群,乳儿反复少量接触抗生素极易导致耐药菌株的产生等;含高浓度抗甲状腺药物的乳汁进入乳儿体内后,可抑制甲状腺合成甲状腺激素,还可促使甲状腺激素继发增高,在应用过程中可引起幼儿甲状腺肿和甲状腺功能减退,严重影响幼儿甲状腺正常发育。因此,为科学指导哺乳期合理用药,对药物在乳汁中的排泄研究很有必要。

2. 精液 精液中药物浓度与血中药物浓度的动力学研究表明,某些药物会经男性精液排泄,因此可能会影响精子的质量,从而影响女性的受孕及胎儿的正常发育。

3. 其他体液 在研究药物的吸收、分布及中毒状态下的药物浓度时,有时采用动物(家兔)的泪液、房水、玻璃体、脑脊液等生物样品进行测定。

第二节 生物样品的采集

一、血液的采集

血样的正确采集是获得准确、可靠实验结果的关键。供测定的血样应代表整个血药浓度水平,因而应待药物在血液中分布均匀后取样。若能直接从动脉或心脏取血最为理想,但这种方式只能用于动物试验,不能用于患者或志愿者。

目前,临床上使用较多的方法是静脉采血,并根据血中药物浓度和分析方法灵敏度的要求,一般每次采血 1~5ml,位于体表的浅静脉几乎均可作为采血部位,通常采用肘部静脉,如肘部静脉不明显时,可改用手背静脉或内踝静脉,必要时也可从股静脉采血;如需要的血量较少,可采用皮肤采血法,此法获得的血液实质是微动脉、微静脉和毛细血管的混合血,也含有细胞间质和细胞内液,主要用于各种微量检查或一般常规检查,多选择手指为采血部位。皮肤采血的主要缺点是易于溶血、凝血和可能混入组织液,测定结果重复性差。

静脉采血时,如采用注射器直接将针头插入静脉血管内抽取,抽取的血液移至试管或其他容器时,注意不要用力压出,最好取下针头后轻轻推出,以防血细胞破裂。现在临床上多采用真空定量贮存抗凝试管进行负压采血。该法采用封闭式采血,血样无须容器之间的转移,减少了溶血现象,能有效保护血液有形成分,保证待验血样原始性状的完整性,使测定结果更接近真实。

对于实验动物,采血量一般不超过动物总血量的 10%,整个实验周期的采血总量不应影响动物的正常生理功能和血流动力学。表 1-4 给出常用动物的循环血容量,根据动物的实际体重可计算出动物的采血极限体积。

表 1-4　实验动物的循环血容量

种属	血容量 /(ml/kg)	
	推荐的平均值 [a]	平均值范围
小鼠	72	63~80
大鼠	64	58~70
家兔	56	44~70
犬（Beagle）	85	79~90

注：[a] 推荐的平均值相当于平均值范围中的中间值。

由表 1-4 可知，小鼠的循环血量大约是 72ml/kg。以 25g 的成年小鼠为例，它的循环血量大约为 1.8ml。大鼠的循环血量大约是 64ml/kg。以 250g 的成年大鼠为例，它的循环血量大约为 16ml。采集 10% 的循环血量之后，大约需要 2 周时间恢复。状况良好的动物一般采血量建议不超过循环血量的 10%。有研究表明，失血超过 15% 以上时实验动物会发生血量减少性休克。表 1-5 列出了不同采血量对应的恢复期。

表 1-5　采血量和恢复期

单次采血		多次采血	
采血量占循环血容量百分比 /%	大致恢复期	24 小时内采血量占循环血容量百分比 /%	大致恢复期
7.5	1 周	7.5	1 周
10	2 周	10~15	2 周
15	4 周	20	3 周

采血时应注意保持血液样品的完整性，防止血细胞破裂使血浆或血清混入血红蛋白而导致血药浓度的变化。

采血部位的选择，主要决定于实验目的所需的血量以及动物种类。用血量较少的微量分析法，可刺破组织取毛细血管的血。当需血量较多时，可经静脉采血。静脉采血时若需反复多次，应自远离心脏端开始，以免发生栓塞而影响整条静脉。采血时要注意：①有充足的光线，室温夏季最好保持在 25~28℃，冬季 15~20℃ 为宜；②采血用的注射器和试管必须保持清洁干燥；③若需抗凝全血，在注射器或试管内需预先加入抗凝剂。现将实验动物常用的不同采血途径介绍如下。

（一）眼眶静脉丛

采血者的左手拇、示两指从背部较紧地握住小鼠或大鼠的颈部（大鼠采血需戴上纱手套），应防止动物窒息。当取血时左手拇指及示指轻轻压迫动物的颈部两侧，使眶后静脉丛充血。右手持续接 7 号针头的 1ml 注射器或长颈（3~4cm）硬质玻璃滴管（毛细管内径 0.5~1.0mm），使采血器与鼠面呈 45° 夹角，由眼内角刺入，针头斜面先向眼球刺入后再转 180° 使斜面对着眼眶后界。刺入深度，小鼠 2~3mm，大鼠 4~5mm。当感到有阻力时即停止推进，同时将针退出 0.1~0.5mm，边退边抽。若穿刺适当血液能自然流入毛细管中，当得到所需的血量后，即除去加于颈部的压力，同时将采血器拔出，以防止术后穿刺孔出血。若技术熟练，用本法短期内可重复采血均无多大困难。左、右两眼可轮换取血。体重 20~25g 的小鼠每次可采血 0.2~0.3ml；体重 200~300g 大鼠每次可采血 0.5~1.0ml。

眼眶静脉丛采血之前必须麻醉动物，通常需要全身麻醉。如果不能全身麻醉，在操作之前可以用丙美卡因或丁卡因对眼部进行局部麻醉。眼眶静脉丛采血法具有采血成功率高，动物死亡率低，血流较快，采血量多，伤口较小的优点。但用这种方法不能采集到无菌的血样，血液中可能混有眼窝内的组织液和腺体分泌物。如果需要多次采血，为保证动物的伤口愈合，两次采血之间应有 10~14 天的间隔。如果操作不当或对同一只眼多次采血，可能引起一些并发症，如眼出血、炎症和失明等。

（二）尾尖切断术（断尾法）

该技术通常用于大鼠和小鼠。固定动物并露出鼠尾；将尾部毛剪去后消毒，然后浸在 45℃左右的温水中数分钟，使尾部血管充盈；再将尾擦干，用锐器（刀或剪刀）割去尾尖 0.3~0.5cm，让血液自由滴入盛器或用吸管吸取；采血结束，伤口消毒并压迫止血。也可在尾部作一横切口，割破尾动脉或静脉，收集血液的方法同上。通过去除血凝块可在短期内重复采血。每只鼠一般可采血 10 余次。小鼠每次可取血 0.1ml，大鼠 0.3~0.5ml。该技术不适合老龄动物。建议对动物进行麻醉。

（三）跗外侧静脉（隐静脉）

该法可用于大鼠、小鼠、仓鼠、沙鼠、豚鼠、雪貂、水貂以及体型较大的动物，可以采集占循环血容量 5% 的血量。该方法不要求麻醉，因此特别适用于重复采血，如药代动力学研究。隐静脉在跗骨关节的旁边，当刮去被毛并用乙醇擦拭后很容易看见。将动物置于合适的固定器上，操作者分开动物的后肢，在关节上轻轻施压则该静脉凸起，然后采用能够满足快速取血而不会引起溶血的最小号针头刺入血管。对少量采血而言，可以采用简单的刺伤从而在刺伤部位快速形成血滴，此时可使用微量血细胞比容试管收集标准体积的血液。采血后，在刺伤部位施加足够的压力以止血。剥去结痂可连续取血。该方法的优势在于无须麻醉，不会严重影响动物的健康。

（四）尾侧静脉

本法主要用于大鼠和小鼠获得较小的采血量（小鼠 0.1~0.15ml；大鼠最高可达 2ml）。先将鼠尾用温水擦拭，再用乙醇消毒和擦拭，使鼠尾充血。用 7 号或 8 号注射针头刺穿尾侧静脉采血。该法不需麻醉，特别适用于重复采血。如果长期反复取血，应先靠近鼠尾末端穿刺，以后再逐渐向近心端穿刺。该方法损伤很小，基本不会影响动物健康。

（五）舌下静脉

适用于大鼠进行较大体积（如 0.2~1ml）的重复性采血。大鼠麻醉后，由一人握住大鼠，使其处于仰卧位，聚拢颈背部松弛皮肤以便静脉血从头部回流。另一名操作者用棉签轻轻拉出舌头，用拇指和示指抓住舌头，用 5 号或 6 号皮下注射针头刺破舌下静脉之一（中线的左右侧各有 1 根舌下静脉），尽可能靠近舌尖。将大鼠翻转以便于血液流入试管中，采集到需要量的血后，松开施加在后颈部的压力，将动物置于仰卧位，用棉签止血。该法比眼眶采血引起的病理变化少，但仍需要麻醉动物。

（六）耳缘静脉／耳中央动脉

本法为最常用的取血法之一，适用于家兔、豚鼠以及小型猪，通常与静脉套管针（静脉留置针）结合使用，可多次反复取血。将兔放入仅露出头部及两耳的固定盒中，或由助手以手扶住。选耳静脉清晰的耳朵，将耳静脉部位的毛拔去，最好在采血前 20~30 分钟进行局部麻醉，防止针头穿透皮肤时动物头部出现摇动。用手指轻轻摩擦兔耳,使静脉扩张,用连有 5(1/2) 号针头的注射器在耳缘静脉末端刺破血管,待血液漏出取血或将针头逆血流方向刺入耳缘静脉取血,取血完毕用棉球压迫止血,此种采血法一次最多可采血 5~10ml。

如果取血量较大,则可通过家兔耳中央动脉取血,但取血后必须按压至少 2 分钟以止血和防止血肿。使用留置套管能够重复从该动脉采血,可用于超过 8 小时的动力学研究。抽血时应注意,由于兔耳中央动脉容易发生痉挛性收缩,因此抽血前必须先让兔耳充分充血,当动脉扩张,未发生痉挛性收缩之前立即进行抽血;如果等待时间过长,动脉经常会发生较长时间的痉挛性收缩。取血用的针头一般用 6 号针头,不宜太细。针刺部位从中央动脉末端开始。不宜在近耳根部取血,因耳根部软组织厚,血管位置略深,易刺透血管造成皮下出血。

（七）心脏穿刺

该方法通常在麻醉条件下进行,在过去由于缺乏替代途径,因此用于对小型啮齿类动物采血。但是现在有其他方法可供利用,并且由于潜在性疼痛和致命性后遗症,如心包出血以及心脏压塞,因此该技术应仅用于末期采血。

除上述采血方式外,还有很多其他方式,表 1-6 列出了不同采血方法的优缺点,在进行选择时可以参考。

表 1-6 不同采血方法的特点

采血途径	普通麻醉	组织损伤[a]	重复采血	体积	种属
颈静脉	否	低	是	+++	大鼠、犬、家兔
头静脉	否	低	是	+++	犬
跗外侧静脉 / 隐静脉	否	低	是	++(+)	小鼠 / 大鼠、犬
耳缘静脉	否(局麻)	低	是	++	家兔
舌下静脉	是	低	是	++(+)	大鼠
尾侧静脉	否	低	是	++(+)	大鼠、小鼠
耳中央动脉	否(局麻)	低	是	+++	家兔
尾尖切断术	是	中度	受限	+	小鼠 / 大鼠
眼眶静脉丛	是	中度 / 高	是	+++	小鼠 / 大鼠
心脏[b]	是	中度	否	+++	小鼠 / 大鼠 / 家兔

注:[a] 组织损伤的可能性基于其可能的发生率以及任何后遗症的严重程度,如炎症反应或组织学损伤;[b] 仅在最终处死动物时于麻醉条件下进行。

实验动物特别是较小的啮齿类动物的采血方式均不止一种,都有一定的替代性方法。因此,从采血时动物应尽量保持正常的生理状态及动物福利方面的考虑,选择采血方法时应尽量遵循如下原则:对于那些需要麻醉或伤害性较强的方法,尽量避免使用;对所有啮齿类动物,推荐使用的采血途径为尾侧静脉、舌下静脉和跗外侧静脉,家兔采用耳缘静脉、耳中央动脉和颈静脉;眼眶采血仅适用于无法采用其他途径时;心脏采血仅作为终末处死动物时在麻醉条件下进行。表 1-7 为常用实验动物推荐的重复采血部位。

表 1-7　推荐的重复采血部位

种属	推荐部位
小鼠	隐静脉、尾侧静脉
大鼠	隐静脉、尾侧静脉、舌下静脉
家兔	耳缘静脉、耳中央动脉、颈静脉
犬	头静脉、颈静脉、隐静脉

二、组织的采集

(一) 实验动物的处死方法

取动物各器官组织之前需处死动物,实验动物的处死方法介绍如下:

1. **大鼠和小鼠的处死方法**　大鼠和小鼠的处死方法相似,主要有如下几种,可根据具体情况进行选择。

(1) 脊椎脱臼法:右手抓住鼠尾用力向后拉,同时左手拇指与示指用力向下按住鼠头。将脊髓与脑髓拉断,小鼠便立刻死亡,这是小鼠最常用的处死方法。

(2) 断头法:用剪刀在鼠颈部将鼠头剪掉,迅速将鼠身倒置放血,由于剪断脑脊髓和大量失血,其会很快死亡。

(3) 击打法:右手抓住鼠尾,提起,用力摔击其头部,鼠痉挛后立即死亡。或用小木锤用力击打鼠头部也可致死。

(4) 急性失血法:可采用鼠眼眶动脉和静脉急性大量失血方法使鼠立即死亡。左手拇指和示指尽量将鼠头部皮肤捏紧,使鼠眼球突出。右手持弯头小镊,在鼠右侧眼球根部将眼球摘去,并将鼠倒置,头向下,此时血液很快从眼眶内流出。

(5) 化学致死法:吸入一氧化碳(CO),大、小鼠在 CO 浓度为 0.2%~0.5% 环境中即可致死。另外,皮下注射士的宁(小鼠 0.76~2.0mg/kg,大鼠 3.0~3.5mg/kg),吸入乙醚、三氯甲烷均可致死。

2. **家兔和犬的处死方法**　对于较大型的动物如家兔和犬,可采用如下方法。

(1) 空气栓塞法:向动物静脉内注入一定量的空气,使动物发生空气栓塞,形成严重的血液循环障碍而死亡。一般家兔注入 20~40ml 空气,犬注入 80~150ml 空气即可致死。本法优点是处死方法简单、迅速,缺点是由于动物死于急性循环,各脏器淤血十分明显。

(2) 急性失血法:先将动物麻醉,暴露股三角区或腹腔,再切断股动脉或腹主动脉,立即喷出血液。用一块湿纱布不断擦去切口周围处的血液和血凝块,同时不断地用自来水冲洗流血,使切口处保持通畅,动物在 3~5 分钟内即可死亡。

另外,对家兔也可用木锤用力锤击其后脑部,损坏延脑,造成死亡。也可注入一定量的化学药物,如氰化钾溶液、甲醛溶液、士的宁等造成死亡。

(二) 各器官组织的分离

动物尸体取仰卧位,将四肢固定,用水浸湿被毛。从下颌中央开始到耻骨联合正中垂直切口,用骨剪把左、右肋骨剪断后,将胸骨向前下方翻开,即可暴露胸、腹腔。先在胸腔入口处切断食管和气管,将心和肺一起取出,再依次摘除腹部脏器脾、肝、肾、胃、肠和盆腔器官。剪开头骨,取出脑组织。根据需要摘取不同部位的肌肉组织。

三、胆汁的采集

在进行药物排泄动力学及代谢研究时,常用的实验动物为大鼠和犬。

(一) 大鼠胆汁的采集

大鼠没有胆囊,几只肝管汇集成肝总管,肝总管和胰管一起汇成胆总管,开口于十二指肠。通常采用引流法采集大鼠胆汁,采集之前需要行胆管插管术,术后引流时可根据需要选择在麻醉或清醒状态下收集胆汁。具体方法如下:

大鼠手术前禁食 12~18 小时,不禁水。腹腔注射麻醉(常用乌拉坦或戊巴比妥钠,根据麻醉时长的需要调整给药剂量)后仰卧固定于手术台上,从背至腹中线去毛、消毒。自剑突下沿腹中线做 2~3cm 切口。肌肉钝性分离,注意勿伤下面组织,切开腹膜暴露腹腔,从幽门向下找到十二指肠乳头部,再追踪胆总管。分离出胆总管,在胆总管靠近十二指肠的膨大后端剪开小切口,用剪成斜口的聚乙烯管尖端由此插入,一直向上插入至肝总管后,结扎固定,此时便可给药,分时间段收集胆汁。为避免大鼠中途醒来,可适时补充麻醉剂使大鼠保持麻醉状态,直至实验结束或动物死亡。其间可每隔 1~2 小时灌胃补充适量糖盐水,且注意保温和覆盖伤口。

上述手术方法使胆汁只能外流而无法回到肠道,若长时间采集会对动物健康造成影响,干扰动物生理状况下的肠胆循环可能会影响胆汁的组成,进一步造成试验结果的偏差。因此,如需在清醒状态下长时间收集胆汁,则需要对上述传统方法进行改进,采用胆总管双向插管建立胆汁回流通路。手术时分别向十二指肠方向及肝方向分别插入取胆汁管路,管身穿过两侧腹壁肌层并在肌层再次固定,用穿引器从动物颈背部穿入,沿皮下于腹部切口处牵引取胆汁管路至动物颈背部,确认管路畅通后关腹并用聚维酮碘等消毒创口部位,受术动物穿戴上马甲,将体外部分取胆汁管路固定在动物颈背部,通过马甲堵头连接管路两端形成回路。采集胆汁时将动物饲养在代谢笼中,打开马甲堵头将取胆汁管路连接 PE 延长管,通过虹吸作用引出胆汁。经过术后 3~5 天恢复期,健康的模型动物均可随时收集胆汁,也可连接回流通路,保证其余时间动物的正常肠胆循环并可采集 2 周以上。胆汁收集袋可固定在马甲上,也可引到代谢笼外便于低温收集,见图 1-1。

上述装置中的转轴可 360° 旋转,能有效解决大鼠正常活动时对管路的影响;细弹簧管能防止动物啃咬其中通过的管路;胆汁收集盒内可放入湿冰等,低温保存胆汁,防止胆汁在收集过程中发生化学变化。

(二) 犬胆汁的采集

对于大型动物犬的胆汁采集,可采用胆囊瘘管法和十二指肠瘘管法。

1. **胆囊瘘管法**　犬麻醉后做腹壁切口,由剑突起沿中线向下切开 8~10cm。结扎胆总管前,须先剥离出约 1.5cm,在剥离段的两极端各用一线结扎,再在两结扎间将胆总管切去约 1cm,以防胆总管再行接通,用纱布剥离法分离胆囊和肝组织,直到胆囊管为止。处理胆囊有 2 种方法,一种是安置一个金属套管于胆囊内,通过腹壁上的切口引至腹壁外;另一种是把胆囊底固定于腹壁筋膜,直接开口于皮外。插一直径约 1cm 的短橡皮管于胆囊腔内,再以两根丝线把橡皮管固定好,此橡皮管为短时间引流用,6~7 天后可取去。最后缝合腹壁中线切口。

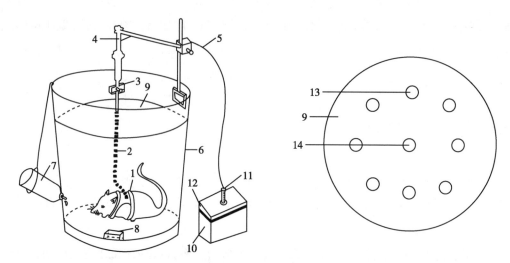

1. 马甲；2. 细弹簧管；3. 转轴；4. 吊杆；5. 胆汁收集管；6. 圆形饲养桶；7. 饮水器；8. 喂食器；
9. 饲养盒盖；10. 胆汁收集盒；11. 收集管；12. 收集盒盖；13. 通气孔；14. 中孔。

图 1-1　胆汁收集示意图

术后应注意引流通畅，收集胆汁时，使犬站立在架上，用 7cm 长的橡皮管插入胆囊，外面罩以玻璃漏斗(漏斗柄内径与橡皮管外径相当)，橡皮管的下端穿过漏斗柄通入试管内。胆瘘管伤口周围的脓样黏液可存积于漏斗上，不混入胆汁中。

2. 十二指肠瘘管法　犬麻醉后，沿中线切开腹壁，由胆总管入十二指肠的开口周围寻出胰腺小导管，结扎并切断。然后在十二指肠上正对着的胆总管开口处做一纵切口，对准该开口安置一相当大小的瘘管套管，套管的直径约 1.7cm，随即在腹壁右侧做一个穿透切口，将套管通到皮外，用套管塞将管口塞紧，最后缝合腹壁切口。收集胆汁时，使犬站在犬架上，将套管塞打开，即开始收集胆汁。

该法对犬采集胆汁时手术较简便，便于采集，受试动物体内的胆汁酸较恒定，胆汁的成分不会发生显著的变化，不会对实验结果造成影响。

四、尿液的采集

因尿液浓度波动较大，所以通常测定一定时间间隔内排入尿中的药物总量，即应测定在规定的时间内采集的尿液体积和尿药浓度。

人尿的采集比较方便，服药之前让患者或健康志愿者排尿并弃去，立即服药，按一定时间段收集排出的尿液至洁净的容器内，用量筒准确测量体积后放入储尿瓶(2L 容量的带盖广口玻璃瓶)，并做好记录。

动物尿液的采集方法较多，一般在实验前需给动物灌服一定量的水，现介绍几种常用方法。

(一) 代谢笼法

此法较常用，适用于大鼠和小鼠。将动物置于代谢笼内，笼子底部配有粪尿分离漏斗，粪尿分离漏斗的侧口接一个集尿容器收集尿液。代谢笼除支架外均用玻璃或有机玻璃制成，便于清洗。一般 5~6 小时内，平均每只小鼠可收集到 0.4~0.5ml 的尿液。如留尿前给予灌胃，每克体重灌液 0.02ml，则可增至 0.7~0.8ml。未经水负荷的正常大鼠，排尿量约为每小时 0.5ml/100g。由于大、小鼠尿量较少，操作中的损失和蒸发，各鼠膀胱排空不一致等原因，均可造成较大的误差，因此一般需收集 5 小时以上的尿液，最后取平均值。

（二）尿道插管法

常用于雄性兔、犬等动物。动物轻度麻醉，取仰卧位固定于手术台上，尿道口常规消毒。以左手充分暴露尿道口且固定之，右手持导尿管(尖端涂有消毒凡士林或液体石蜡)顺尿道轻而慢地插入，家兔插入 8~12cm，一旦进入膀胱腔，即见尿液流出。若无尿液流出，可将导尿管适当上下左右移动，直到尿液流出为止，然后用胶布将导尿管与动物体固定。

（三）输尿管插管法

本法适用于兔、猫、猴和犬。将动物麻醉后仰卧位固定在手术台上，剪毛、消毒，于耻骨联合上缘沿正中线做皮肤切口(长 4~6cm)，沿腹中线切开腹壁及腹膜，找到膀胱翻出腹外。在膀胱底两侧找出左、右两根输尿管，分离后于 2 根输尿管下各穿 2 根线，一根结扎近膀胱端，在结扎线上方向肾脏方向剪一小口插入导管，用另一线结扎。将两根导管的游离端一并放入量筒内收集尿液。实验过程中，应用温生理盐水纱布覆盖手术野，以保持腹腔温度，并经常活动一下输尿管插管，以防阻塞。

（四）压迫膀胱法

本法适用于兔、猫等较大动物。动物轻度麻醉后，助手抱住动物，操作者右手由腹腔向下逐渐用力压迫膀胱，当加的压力足以使动物膀胱括约肌松弛时，尿液会自动从尿道排出。

（五）反射排尿法

本法适用于小鼠。因小鼠被人抓住尾巴提起时排便反射比较明显，故需采取少量尿液时，可提起小鼠，将排出的尿液接到带刻度的容器内。

五、其他生物样品的采集

（一）唾液采集

唾液腺有 3 对，包括腮腺、下颌下腺和舌下腺，开口位置各不相同。采集健康受试者或患者唾液时，若需专门收集某一腺体分泌的唾液，则需特制的器械(如引流腮腺分泌液用吸盘)分别收集。对于大动物，可通过手术放置聚乙烯管于不同唾液腺开口处，当刺激舌神经外周末端时，腺体受到刺激，有唾液流出。采集混合唾液时，若需要短时间内收集大量唾液，健康受试者或患者可采用物理(嚼纱布球)或化学(柠檬酸或维生素 C 置于舌尖上)方法刺激唾液分泌；实验动物可通过食物的颜色、气味等刺激动物的视觉、嗅觉而使分泌增加。

（二）脑脊液的采集

动物脑脊液的采集一般需要麻醉动物。抽取脑脊液的方法很多，可采取划破硬脊膜抽取脑脊液法、微量进样器经硬脊膜穿刺抽取脑脊液法及直接从皮肤穿刺进入延髓池抽取脑脊液法等。相对于其他体液，脑脊液的总体积很少，如体重 300g 的大鼠脑脊液总体积约 0.5ml，一次能抽取的量在 0.1ml 左右，因此技术难度比较大，通常由于定位不准，进针方向不合适，穿刺过浅或过深，抽取过程用力过度等导致失败。犬、兔脑脊液的采集还可采用脊髓穿刺等方法。

（三）头发的采集

头发采取的部位一般为枕部。用梳子充分梳理后，从根部(靠近头皮)剪短，根据分析检测的目的不同，分段截取。

第三节 生物样品的制备与贮存

一、血液样品的制备

(一) 全血

将血液直接采集至含有抗凝剂的试管中,轻摇混匀,即得。此时血细胞处于均匀分散状态,全血样品放置一定时间后可明显分为上、下两层,上层为血浆、下层为血细胞,但轻微摇动即可混匀。全血样品可冷冻、冷藏贮存或直接供分析用。冷冻后解冻或长时间放置的全血样品会发生血细胞破裂而溶血。

最常用的抗凝剂是肝素(heparin)。肝素是一种含硫酸的黏多糖,常用其钠盐或钾盐。肝素能阻止凝血酶原转化为凝血酶,从而抑制纤维蛋白原转化为纤维蛋白。肝素是体内正常生理成分,因此不会改变血样的化学组成或引起药物的变化,一般不会干扰药物的测定。通常 1ml 血液需用肝素 0.1~0.2mg 或 20U 左右(1mg 相当于 126U),实际应用时不必准确控制肝素的加入量,在取血前可取少量肝素钠溶液置试管等容器内,旋转试管,使肝素钠溶液均匀分布在试管壁上,干燥后加入血样后立即轻轻旋摇即可。其他抗凝剂是一些能与血液中的 Ca^{2+} 结合的试剂,如乙二胺四乙酸(EDTA)、柠檬酸盐、氟化钠和草酸等,它们可能引起待测组分发生变化或干扰某些药物的测定,所以不常使用。

(二) 血浆

全血除去血细胞后的液体即为血浆。将采集的血液置含有抗凝剂的试管中,轻轻颠倒混匀,以 $1\,000 \times g$ 离心力离心 5~10 分钟使血细胞沉降,所得淡黄色上清液即为血浆(plasma)。

(三) 血清

将采集的血液置不含抗凝剂的试管中,放置 30~60 分钟。由于采血过程中激活了一系列凝血因子,血中的纤维蛋白原形成纤维蛋白,血液逐渐凝固。然后以 $1\,000 \times g$ 离心力离心 5~10 分钟,上层澄清的淡黄色液体即为血清。

血液采集后应及时分离血浆或血清,一般最迟不超过 2 小时,分离后再保存,否则容易导致溶血,血细胞中的药物释放出来,影响血浆或血清中药物浓度的测定结果。且分离血浆和血清时的离心速度不宜过快,否则分离过程中也容易发生溶血现象。

血浆的获取比血清快,而且制取的量比血清多(血浆的量为全血的 50%~60%,而血清只为全血的 20%~40%),因此,一般多用血浆进行分析测定。当血浆中含有的抗凝剂对药物浓度测定有影响时,则应使用血清样品。

二、组织样品的制备

组织样品的制备系将脏器组织匀浆化预处理制成水性基质样品的过程。为了防止血液中药物对测定的影响,组织样品在进行匀浆化之前要用生理盐水漂洗,必要时肝脏可用生理盐水进行灌注冲洗以除去血液,再用滤纸吸干水分。组织匀浆化的方式分为手动匀浆和机械匀浆。

（一）手动匀浆

称取一定量的组织,用眼科小剪剪碎,倒入玻璃匀浆管中,按一定比例(如1:1)加入适量的匀浆介质,一手持匀浆管,另一只手将捣杆垂直插入套管中,上下转动研磨,充分研碎,使组织匀浆化。此方法的优点是所需设备简单易得,多为玻璃制成,有些产品还带有不锈钢研磨棒;根据样品量的不同,可选择从微量至常量的研磨器;为了防止交叉污染,还可选择一次性研磨器。其缺点是不适合批量处理样品;匀浆后的样品需要转移,回收效率不高;清洗仪器比较费时费力,做微量分析时可选择一次性研磨器,但费用会升高;且只适合于研磨某些容易匀浆化的组织,如脑组织,肝脏组织等。

（二）机械匀浆

可用于组织匀浆的仪器有很多种,如细胞破碎仪、组织研磨机、组织匀浆器等,原理各不相同,可以是高频率超声破碎,不锈钢内切式刀片研磨或研磨珠高频振动研磨等。其中超声波破碎和内切式刀片研磨不能同时进行批量处理。在进行组织分布研究时,由于样品数量大,每个样品需要的组织量少,更适合采用研磨珠研磨。根据选择不同的适配器,可以采用不同型号的一次性离心管,同时进行几十个组织样品的匀浆化处理。

在匀浆的过程中,组织细胞破碎,待测药物释放到匀浆介质中,常用的匀浆介质有生理盐水和缓冲溶液。匀浆液或匀浆液经离心后的上清液作为组织样品。

三、其他生物样品的制备

一般采集后的液体生物基质,如尿液、胆汁、脊髓液等均可作为生物样品直接使用。

唾液采集后应立即测量其除去泡沫部分的体积,并以 $1\,000\times g$ 离心力离心 10 分钟,分取上清液作为药物浓度测定的样品。若分析时无影响,则可用碱处理唾液,以使黏蛋白溶解而降低其黏度。

由于头发表面常有外源性添加物(如染发剂等)和环境尘垢等污染物,采集后的头发应进行洗涤,但应避免头发内药物或微量元素的损失。国际原子能机构(IAEA)推荐使用丙酮 - 水 - 丙酮系统:丙酮浸泡、搅拌 10 分钟,用自来水漂洗 3 次,再用丙酮浸泡、搅拌 10 分钟,再用自来水、蒸馏水各洗 3 次。亦可采用其他方法,但采用任何一种溶剂或洗涤剂都需反复清洗 2~3 次。

四、生物样品的贮存

生物基质采集后应立即采取适当方法处置后测定。但有时受某些条件的限制,生物样品不能随时测定,则要根据样品的稳定性及需要放置的时间,采取适宜的方法进行贮存。

如果生物样品需短期(不超过 3 天)贮存,可在 4℃冷藏保存。为防止含酶生物样品中待测药物的继续代谢转化,应采取一定措施,如加入酶活性阻断剂(氟化钠、四氢尿苷、三氯醋酸等)或抗氧化剂(如维生素 C 等)。尿液冷藏保存时往往需要加入防腐剂以抑制细菌的繁殖,常用的防腐剂有甲苯、二甲苯、三氯甲烷、醋酸和盐酸等。甲苯等有机溶剂可以在尿液的表面形成薄膜,醋酸等可以改变尿液的酸碱性而抑制细菌的生长。

若需长时间保存,则应在 -20℃或 -80℃冰箱内冷冻保存。冷冻保存是最常用的生物样品保存方法。冷冻既可以终止样品中酶的活性,又可以长期贮存样品。冷冻样品测定时需临时解冻,解冻后的样品应一次性测定完毕,而不要反复冻融,以免影响药物浓度。生物样品应以小体积分装冷冻保存,避免反复冻融。解冻后的生物样品需混合均匀后再用，以免因浓度不均匀而产生测定误差。

第四节　分析样品的制备

分析样品的制备是将待测生物样品用物理或化学的方法处理后制成可供分析测定的溶液的过程。除少数情况下，生物样品可不经处理或做简单处理后进行直接测定外，一般在测定之前都要进行分析样品的制备，即采取适当的操作步骤，如分离、净化、浓集和化学衍生化等对生物样品进行处理，从而为药物的测定创造良好条件。

分析样品的制备是体内药物分析中极为重要的环节，方法是否得当直接关系最终的分析结果。由于生物介质组成繁杂，药物在体内的存在形式不同，待测药物类型众多、理化性质各异、浓度高低差异大等原因，对于分析样品的制备很难规定固定的程序和方式，而必须结合测定实际和要求，采取恰当的方法技术去解决面临的问题。

一、分析样品制备前的一般考量

(一) 分析样品制备的目的

1. 使药物从缀合物或结合物中释放　药物进入体内后，经吸收、分布、代谢、排泄等过程，生物样品中除了游离的原型药物外，还有代谢产物、药物或其代谢产物与内源性物质葡萄糖醛酸或硫酸等结合而成的缀合物，以及药物与蛋白质的结合物等多种存在形式。如欲测定药物或代谢产物的总浓度，必须在测定之前进行相应的预处理，使目标药物或代谢产物从结合物或缀合物中释放出来。

2. 使样品纯化与待测组分富集　生物样品基质组成复杂、干扰多，如，血清中既含有高分子的蛋白质和低分子的糖、脂肪、尿素等有机物，也含有 Na^+、K^+、Cl^- 等无机物；尿液中含有尿素、肌酸、尿囊素、氨、Na^+、K^+、Cl^- 等，而待测组分的浓度是痕量的(一般为 μg/ml 或 ng/ml 水平)。因此，必须先将样品进行适当处理，除去干扰组分使样品纯净，同时使待测组分富集。

3. 满足测定方法对分析样品的要求　为满足生物样品中痕量药物测定的需要，要求分析方法具有专属性强、灵敏度高的特点，以避免受样品中内源性物质或药物代谢产物等干扰。如免疫分析法，通常采用微量的样品(血清为 100μl 以下)，生物样品可以不经处理直接进行检测。而光谱分析法由于不具备分离功能，易受分子结构相似化合物的干扰，分析样品的制备就显得十分必要。

4. 保护仪器性能及改善分析条件　生物基质中的脂肪、蛋白质、不溶性颗粒等内源性物质可污染分析仪器，影响测定方法的灵敏度、准确度、精密度和选择性等。如用色谱法进行分析时，分析样品中的蛋白质会沉积在色谱柱上，从而使柱压升高，柱效降低，分析结果的重现性下降，蛋白质必须除去。分析样品的制备是色谱分析法必不可少的操作步骤。其可以改善分析结果的准确度与精密度；延长色谱柱的寿命(去除颗粒性不溶物)；改善分析方法的选择性(排除生物介质的干扰)；改善组分的可测性(待测组分的富集、化学衍生化)；改善组分的色谱行为(待测组分的衍生化)等。

(二) 分析样品制备应考虑的问题

在设计分析样品的制备方法时应考虑下列问题：待测组分的理化性质、体内存在形式；生物样品中待测组分的浓度范围；测定目的；生物样品种类和介质干扰类型；药物的蛋白结合率；待测组分在样品制备过程中的稳定性；所选分析方法的专属性及灵敏度的要求；样品制备过程尽量简单，可重复，最后步骤可使待测组分浓集或富集。上述所涉及的问题是相互依存的，在样品制备过程中要综合考察才能得到满意的效果。

1. **药物的理化性质与存在形式**　药物的酸碱性（pK_a）、未电离分子的亲脂性、挥发性等物理参数涉及药物的分离纯化条件及能否采用气相色谱法分析测定；药物的光谱特性及官能团性质涉及分析仪器的选择以及是否需要进行化学衍生化和应用特殊检测器的可能性；药物的化学稳定性也涉及样品制备条件的选择；同时应注意药物在体内的存在形式及血浆蛋白结合率数据，以便采取适宜的制备方法。

2. **待测药物的浓度范围**　在体内药物分析中，待测药物在样品中的浓度极为悬殊，如地高辛的治疗血药浓度为 1~2ng/ml，而水杨酸盐的治疗血药浓度为 20~100μg/ml。显然浓度大的样品，容易达到测定方法检测灵敏度的要求，样品制备要求稍低，浓度越低则样品制备的要求越高。

3. **药物测定的目的**　药物的测定目的不同，分析样品制备的要求也不同。对急性中毒病例，要求快速鉴定所怀疑的药物，应在尽可能短的时间内获得其浓度数据，对分析样品制备的要求可以粗放些；如果是药物体内过程研究，需测定生物样品中药物及其代谢产物的浓度，则要从药物及其不同代谢产物的极性、酸碱性以及缀合物中释放等方面综合考虑，对分析样品制备的要求很严格。

4. **生物样品的类型**　不同的生物样品类型影响测定的因素不同，分析样品制备时应采取针对性的处理方法。如血浆、血清样品中的蛋白质是必须要除去的；而唾液样品则需要离心除去黏蛋白沉淀；当测定尿液中药物总浓度时，则常需采用酸或酶法使缀合物水解；若要测定头发中微量元素时，则需要将头发进行有机破坏或水解使微量元素释放，然后萃取、浓集等。

5. **分析样品制备与分析方法的关系**　分析样品需要净化的程度与所用分析方法分离能力（选择性或专属性）、检测系统对杂质污染的耐受程度等有关；样品的浓集程度与所用分析方法灵敏度密切相关。因此，必须要在充分了解所用分析方法特点的基础上建立分析样品的制备方法。

二、常用分析样品制备方法

（一）有机破坏法

测定生物样品中的金属和非金属元素时，通常都要将其大量的有机物基质分解，使预测组分转变成简单的无机化合物或单质，然后进行测定。分解有机物的方式有湿法消解和干法灰化。

1. **湿法消解**　湿法消解系指在氧化性酸（或非氧化性酸）存在的条件下（必要时加入一些氧化剂或催化剂），在一定温度和压力下，借助化学反应分解试样，使待测组分以液态形式存在于溶液中，又称湿消化法。消解液与生物样品共热，生物介质被氧化破坏游离出待测组分。本法适用于血、尿和组织等各种生物样品的破坏。常用的消化液有硝酸 - 高氯酸、硝酸 - 硫酸、硝酸 - 过氧化氢等试剂体系。

硝酸 - 高氯酸消解生物样品是破坏有机物比较有效的方法，但要严格按照操作程序，防止发生爆炸。

硝酸 - 硫酸消解法能分解各种有机物，但对某些物质如吡啶及其衍生物（如烟碱）、毒杀芬等分解不完全。样品中的卤素在消解过程中可完全损失，汞、砷、硒等有一定程度的损失。

硝酸 - 过氧化氢消解法应用比较普遍，有人用该方法消解生物样品测定氮、磷、钾、硼、砷、氟等元素。

高锰酸钾是一种强氧化剂,在中性、碱性和酸性条件下都可以分解有机物,可用于测定生物样品中的汞。

测定动物组织中的汞,使用加五氧化二钒的浓硝酸和浓硫酸混合液催化氧化,温度可达190℃,能破坏甲基汞,使汞全部转化为无机汞。

对于脂肪含量高的生物样品,加热消解时易产生大量泡沫,容易造成被测组分损失,可采用先加浓硝酸在常温下放置24小时再消解的方法,也可以用加入适宜防起泡剂的方法减少泡沫的产生,如用硝酸-硫酸消解生物样品时加入辛醇,用盐酸-高锰酸钾消解生物体液时加入硅油等。

湿法消解可分为常压消解和高压消解。

(1)常压消解:常压消解可分为电炉消解法、平板消解法、浴式消解法和石墨消解法。

1)电炉消解法和平板消解法:用具最简单,费用最低。安全性无法保障;无法精确控制温度,也不能获得均匀加热,因此回收率和精密度难以保证;无法避免样品和用具、样品和样品之间的交叉污染。

2)浴式消解法:使用导热媒质间接加热,样品容器浸入或者插入导热媒质中,实现均匀加热。导热媒质可以是水(水浴法)、矿物油(油浴法)或者沙子(沙浴法)。因为样品容器插入导热媒质中,温度均匀性得以提高,温度精度也相应提高。但是没有解决样品和用具之间的交叉污染问题。温度范围因为媒质的物理特性而受到限制。

3)石墨消解法:石墨的特点为耐高温、耐酸碱及有机溶剂腐蚀、不易变形、稳定性好,温度均匀性好。石墨消解仪的样品处理量大;耐腐蚀;操作简单,易用性和板式加热法相同;温度精度及加热均匀性与浴式加热法接近;自动化程度高。

(2)高压消解:高压消解是在常压消解法的基础上密封加压,将样品与酸放在密闭的特制压力消解器中,在一定压力及适当的温度下使样品分解。它是为克服常压消解法中消解剂和挥发性元素的挥发损失以及易污染而发展起来的一种密闭消化法。高压消解器一般由反应器、保护外套、密封盖组成(如高压釜)。高压消解的主要优点是:样品分解能力得到增强;可有效防止样品挥发,适宜于易挥发元素的测定;减少污染,降低空白值;酸的用量减少;对试样的粒度要求不严,一般 <1mm 即可。此法的主要缺点是不宜分解数量大的样品,一般小于0.5g;高压会带来一定的安全隐患。

微波消解法(microwave digestion method)是近年来出现的一种崭新的生物样品处理技术,它结合了高压消解和微波快速加热两方面的性能。该法的优点是:①被加热物质里外一起加热,加热均匀,瞬间可达高温,热能损耗少,利用率高;②微波消解能力强,特别是对一些难溶样品或生物样品,传统的消解方式需要数小时甚至数天,而微波消解只需要几分钟至十几分钟;③所用试剂量少,空白值显著降低,且避免了痕量元素的挥发损失及样品的污染,提高了分析的准确性;④操作人员避免接触酸雾和有害的气体,如氢氟酸等;⑤容易实现自动化控制。其主要不足为仪器成本高。

几种常用湿法消解方法的比较见表1-8。

表1-8 几种常用湿法消解方法的比较

技术指标	电炉消解法	平板消解法	浴式消解法	石墨消解法	微波消解法
技术归属	常压湿法消解	常压湿法消解	常压湿法消解	常压湿法消解	高压湿法消解
加热均匀性	差	稍好	好	好	好

技术指标	电炉消解法	平板消解法	浴式消解法	石墨消解法	微波消解法
温度精度	差	差	好	好	较好
工作温度范围	无法控制	较宽	窄	宽	较宽
样品吞吐量	小	较大	小	大	小
多步处理	复杂	复杂	不能	容易	不能
交叉污染	大	大	大	小	小
抗腐蚀	差	差	一般	好	好
成本	低	较低	较低	较高	高

2. 干法灰化　干法灰化是在高温条件下分解生物样品,一般先是在200~250℃低温炭化处理(电热板),此过程要防止冒泡、冒火和喷溅;然后在450~850℃高温灼烧至完全灰化(马弗炉),灼烧时间依据样品种类而定,一般3~6小时。此方法的优点是不使用或少使用化学试剂,并可处理较大量的样品;有机物得到彻底破坏。缺点是处理样品所需要的时间较长,且灰化温度较高,某些挥发性元素如Hg、As、Se、Ge、Sb等易损失;盛装样品的坩埚对被测元素有一定的吸留作用,滞留量随灰化温度增高而增加,如650℃灰化时有22%的Pb被器皿滞留,而550℃则只有3%。

根据样品种类和待测组分的性质不同,选用不同材料的坩埚和灰化温度。常用的有石英、铂、银、镍、铁、瓷、聚四氟乙烯等材质的坩埚。为促进分解或抑制某些元素挥发损失,常加入适量辅助灰化剂,如加入硝酸和硝酸盐,可加速样品氧化,疏松灰分,利于空气流通;加入硫酸和硫酸盐,可减少氯化物的挥发损失;加入碱金属或碱土金属的氧化物、氢氧化物或碳酸盐、乙酸盐,可防止氟、氯、砷等的挥发损失;加入镁盐,可防止某些待测组分和坩埚材料发生化学反应,抑制磷酸盐形成玻璃状熔融物包裹未灰化的样品颗粒等。但是,用碳酸盐作辅助灰化剂时,会造成汞和铊的全部损失,硒、砷和碘有相当程度的损失,氟化物、氯化物、溴化物有少量损失。

样品灰化完全后,经稀硝酸或盐酸溶解供分析测定。如酸溶液不能将其完全溶解,则需要将残渣加稀盐酸煮沸,过滤,然后再将残渣用碱熔法灰化。也可以将残渣用氢氟酸处理,蒸干后用稀硝酸或盐酸溶解供测定。

测定生物样品中的砷、汞、硒、氟、硫等挥发性元素,可采用低温灰化技术,如高频感应激发氧灰化法和氧瓶燃烧法。

(二) 去除蛋白质法

在测定血样时,首先应去除蛋白质。去除蛋白质可使结合型的药物释放出来,以便测定药物的总浓度;去除蛋白质也可预防提取过程中蛋白质发泡,减少乳化的形成,还可保护仪器性能(如保护HPLC柱不被沾污),延长使用期限。

目前已有很多去除蛋白质方法可供使用,但使用各种方法之前应了解该方法是否会导致生物样品中的药物发生分解或影响药物的提取等。常用去除蛋白质的方法如下。

1. 蛋白质沉淀法　通常除蛋白质的方法是在含蛋白样品中加入适当的沉淀剂或变性剂,使蛋白质脱水而沉淀(如有机溶剂、中性盐),有的是由于蛋白质形成不溶性盐而析出(如高氯酸),离心后取上清液用于直接分析或进一步纯化浓集。

（1）溶剂沉淀法：加入与水相混溶的有机溶剂（亲水性有机溶剂），溶液的介电常数下降，蛋白质分子间的静电引力增加而聚集；同时亲水性有机溶剂的水合作用使蛋白质水化膜脱水而析出沉淀，并使与蛋白质结合的药物释放出来。

常用的水溶性有机溶剂有：乙腈、甲醇、乙醇、丙酮、四氢呋喃等。水溶性有机溶剂的种类不同时，析出的蛋白质形状亦不同。甲醇与蛋白形成絮状沉淀，乙腈与蛋白形成致密沉淀，沉淀率较高（见表1-9）。操作时，将水溶性有机溶剂与血浆或血清按一定比例混合后离心分离，取上清液作为样品。通常用于分离血浆或血清的离心机（离心力≤1 000×g）不能将蛋白质沉淀完全，而采用高速离心机（离心力15 000×g）离心1~2分钟即可将析出的蛋白质完全沉淀。离心时间不宜过长，否则样品溶液温度升高，蛋白质的溶解度增加。离心时应用高速离心机专用的尖底EP管，可使析出的蛋白质牢固地粘在管底，便于上清液的吸取。

（2）中性盐析法：加入中性盐使溶液的离子强度发生变化，部分蛋白质的电性被中和，蛋白质因分子间电排斥作用减弱而凝聚；同时中性盐的亲水性使蛋白质水化膜脱水而析出沉淀。常用的中性盐有：饱和硫酸铵、硫酸钠、硫酸镁、氯化钠、磷酸钠等。

（3）强酸沉淀法：当溶液pH低于蛋白质的等电点时，蛋白质以阳离子形式存在，可与酸根阴离子形成不溶性盐而沉淀。常用的强酸有：10%三氯醋酸、6%高氯酸。因加入了强酸，上清液呈强酸性（pH 0~4），在酸性下分解的药物不宜用本法除蛋白。过量的三氯醋酸可经煮沸分解为三氯甲烷和二氧化碳而被除去，或用乙醚提取的方法除去；过量的高氯酸可用碳酸钾、醋酸钾、氢氧化钠等中和后加乙醇，使产生的高氯酸钾（钠）沉淀而被除去。

（4）锌盐及铜盐沉淀法：当pH高于蛋白质的等电点时，蛋白质分子中带阴电荷的羧基与金属阳离子形成不溶性盐而沉淀。常用的沉淀剂有：硫酸铜-钨酸钠（$CuSO_4$-Na_2WO_4）、硫酸锌-氢氧化钠（$ZnSO_4$-NaOH）等。

（5）热沉淀法：当待测组分对热稳定时，可采用加热的方法将一些对热易变性的蛋白质沉淀除去。加热温度视待测组分的热稳定性而定，通常可加热至90℃，蛋白质沉淀后可用离心或过滤法除去。这种方法最简单，但只能除去对热变性的蛋白质。

无机盐沉淀蛋白是可逆的，即将蛋白稀释后仍具有生理活性，而有机溶剂、酸类沉淀的蛋白以及热变性后的蛋白均是不可逆的。表1-9列出了常用蛋白质沉淀剂去除95%以上蛋白需要的体积数及上清液的pH。可根据生物基质及药物的实际情况进行选择使用。

表1-9 常用蛋白质沉淀剂的蛋白质沉淀效率

沉淀剂	上清液pH	沉淀0.5ml血浆中95%以上蛋白时所需沉淀剂体积/ml
三氯醋酸（0.1g/ml）	1.4~2.0	0.2
高氯酸（0.06g/ml）	<1.5	0.4
钨酸	2.2~3.9	0.6
焦磷酸（0.05g/ml）	1.6~2.7	0.4
硫酸铜-钨酸钠	5.7~7.3	1.0
氢氧化锌	6.5~7.5	1.5

续表

沉淀剂	上清液 pH	沉淀 0.5ml 血浆中 95% 以上蛋白时所需沉淀剂体积 /ml
硫酸铵	7.0~7.7	2.0
乙腈	8.5~9.5	1.0
丙酮	9~10	1.0
乙醇	9~10	1.5
甲醇	8.5~9.5	1.5

2. 酶水解法　本法主要用于组织匀浆、头发等生物样品的处理。在生物样品中加入一定量酶和缓冲液，一定温度下水解一定时间，待蛋白质被酶水解后，过滤或离心，取上清液供进一步纯化浓集。

最常用的水解酶是蛋白水解酶中的枯草菌溶素，它不仅可使组织溶解，还可使药物释出。枯草菌溶素是一种细菌性碱性蛋白分解酶，可在较宽的 pH 范围（pH 7.0~11.0）内使蛋白质的肽键降解，在50~60℃具有最大活力。

酶解法的优点：可避免某些药物在酸及高温下降解；对与蛋白质结合紧密的药物（如保泰松、苯妥英钠），可显著改善回收率；可用有机溶剂直接提取酶解液而无乳化现象；当采用 HPLC 法检测时，无须再进行过多的净化操作。酶解法的主要问题是不适用于在碱性条件下易水解的药物。

3. 超滤法及透析法　超滤法透和析法去除蛋白质的基本原理相同，均属于膜分离技术，利用具有一定分子量的生物大分子不能透过半透膜而被截留的特性进行的，在此过程中与蛋白质结合的药物不会释放出来，因此这两种方法不能用于测定生物样品中药物的总浓度，常用来测定游离药物的浓度。

（三）纯化与浓集法

分析方法的专属性不但取决于分析方法的特点，在很大程度上还取决于分析样品的制备方法。分析样品的制备通常包括待测组分的释放和样品的纯化与浓集两个环节。样品的纯化是为了除去生物基质中的内源性及外源性干扰物质，或同时加以浓集，使待测组分的浓度在所用分析方法的检测范围之内。

若生物样品中待测组分的浓度足够高，样品在经有机破坏或去除蛋白质后，待测组分被释放，基质中内源性物质对组分测定的干扰可被所选用的分析方法（如 HPLC、LC-MS、ICP-MS 等）有效排除，则可作为分析样品直接进行分析测定；若待测组分的浓度较低或干扰物质较多，则样品尚需进一步纯化与浓集。

另外，生物样品也可不经去除蛋白质步骤，直接进行样品的纯化与浓集处理，但此类制备方法通常仅适用于血浆蛋白结合率不高，亲和力不强的药物的处理，或尿样、唾液等蛋白质含量较低的样品制备。

传统的浓集方法主要有两种：一种方法是在萃取时加入尽量少的有机溶剂，使待测组分萃取到小体积溶剂中。另一种方法是挥去萃取溶剂，残渣复溶于小体积的溶剂。挥去溶剂时应避免直接加热，防止待测组分破坏或挥发损失。挥去萃取溶剂的常用方法是直接通入氮气流吹干；对于易随气流挥发或遇热不稳定的药物，可采用减压法挥去溶剂。溶剂蒸发所用的试管，底部应为尖锥形，这样可使最后数微升溶剂集中在管尖，便于待测组分的复溶及复溶样品溶液的量取。

现将传统的样品纯化和浓集方法——液-液萃取和固相萃取介绍如下。

1. 液 - 液萃取　液 - 液萃取（liquid-liquid extraction，LLE）是利用待测药物与内源性干扰物的油 - 水分配系数不同而进行的液相分离技术。多数药物是亲脂性的，在适当的有机溶剂中的溶解度大于在水相中的溶解度，而血样或尿样中含有的大多数内源性干扰物质是强极性的水溶性物质。因而，用有机溶剂萃取一次即可除去大部分内源性干扰物质，从大量的样品中萃取足量药物，经浓集后作为分析用样品。

液 - 液萃取时要考虑所选有机溶剂的特性、有机溶剂和水相的体积及水相的 pH 等。

（1）溶剂的选择与纯度要求：选择合适的溶剂是萃取成功的主要条件，一方面涉及萃取效率和选择性，另一方面也涉及操作是否方便。

选择萃取溶剂时应注意以下几点：①要了解药物与溶剂的化学结构及其性质，根据相似相溶的原则进行选用；②要求对药物的未电离分子可溶，而对电离形式的分子不溶；③沸点低，易挥发；④与水不相混溶。有的溶剂如乙醚萃取能力强，又易于挥发，是常用的萃取溶剂，但乙醚萃取后可混入约 1.2% 的水分，因此会带入一些水溶性干扰物质。可在提取前于生物样品（水相）中加入适量固体氯化钠（中性盐，提高溶液离子强度）以减少乙醚中水的溶解度，或在乙醚萃取液中加无水碳酸钠脱水，减少混入的水溶性干扰物质；⑤无毒，不易燃烧；⑥不易形成乳化；⑦具有较高的化学稳定性和惰性；⑧不影响紫外检测。

液 - 液萃取常用的有机溶剂见表 1-10。

表 1-10　液 - 液萃取常用的有机溶剂

	溶剂	紫外截止波长 /nm	沸点 /℃	备注
极性增加	正己烷	210	69	
	环己烷	210	81	
	四氯化碳	265	77	有肝脏毒性
	苯	280	80	有致癌性
	甲苯	285	111	
	异丙醚	220	68	含过氧化物
	乙醚	220	35	含过氧化物
	醋酸戊酯	285	149	
	三氯甲烷	245	61	有肝脏毒性和致癌作用
	1,2- 二氯乙烷	230	83	
	甲基异丁基酮	330	116	
	乙酸乙酯	260	7	
	正丁醇	215	118	

（2）有机溶剂相和水相的体积：萃取所用有机溶剂的量要适当。一般有机相与水相（生物样品）容积比为 1:1 或 2:1。根据待测药物的性质及分析方法需要，可在方法建立过程中考察其用量与测定响应值之间的关系来确定有机溶剂的最佳用量。

（3）水相的 pH：采用 LLE 时，水相 pH 的选择主要由药物的 pK_a 确定。当 pH 与 pK_a 相等时，50% 的药物以非电离形式存在。对于碱性药物，水相最佳 pH 要高于其 pK_a 1~2 个 pH 单位，对于酸性药物则要低于其 pK_a 1~2 个 pH 单位,这样就可使 90% 以上的药物以非电离形式存而更易溶于有机溶剂中。作为一般规则,碱性药物在碱性 pH、酸性药物在酸性 pH 介质中萃取。因为多数药物是亲脂性的碱性物质,而生物样品中的内源性物质多是酸性的,所以在碱性条件下用有机溶剂萃取可减少内源性物质的干扰。当一些碱性药物在碱性 pH 条件下不稳定时,则可在近中性萃取。

上述通过调节水相 pH 抑制药物电离而达到萃取目的的方法又称为离子抑制萃取法。一些酸性或碱性的有机药物在体液中呈解离状态,变成亲水性极强的带电荷离子,即使控制 pH 也不能抑制它们的电离,因而无法用有机溶剂从体液中萃取出来。对于呈解离状态的药物,当添加与药物离子呈相反电荷的反离子(counter ion)物质时,即可生成具有一定脂溶性的离子对,用有机溶剂将其从水相中萃取分离。此种萃取方法可称为离子对萃取法(ion-pair extraction method)。测定碱性药物时,一般用烷基磺酸类(RSO_3H)作为反离子,如戊烷磺酸、己烷磺酸、庚烷磺酸、辛烷磺酸、月桂磺酸等;测定酸性药物时,一般用烷基季铵类化合物($R_4N^+ \cdot X^-$)作为反离子,如四丁基铵、四乙基铵、四辛基铵等。常用的萃取溶剂为三氯甲烷、二氯甲烷等。采用离子对萃取法时,水相的 pH 是影响成败的关键因素,不能过高或过低,必须根据药物和离子对试剂的具体情况通过实验确定最佳 pH。

(4)萃取次数:一般只萃取 1 次,当萃取率过低时,可萃取 2~3 次;个别情况下(如干扰物质不易除去),也可将有机溶剂萃取液再用一定 pH 的水溶液反萃取(back extraction),以进一步纯化样品。

(5)液 - 液萃取法的特点:液 - 液萃取法的优点在于其具有一定的选择性,药物能与多数内源性物质分离;缺点在于乳化现象的产生,乳化作用可引起药物的损失,从而导致较低的回收率。通常在萃取前于水相中加入适量固体氯化钠,可减轻乳化程度。已发生轻微乳化时,可经适当转速离心,使水相和有机相完全分开;已发生严重乳化时,可置低温冰箱中使水相快速冻凝,破坏乳化层,再融化后离心。另外,液 - 液萃取法不能实现自动化也是该法的不足之处。

2. **固相萃取法**　固相萃取(solid phase extraction, SPE)是由液固萃取和液相色谱技术相结合发展而来,采用装有不同填料的小柱进行分析样品的制备。SPE 用于样品的分离、净化和富集,具有降低样品基质干扰,提高检测灵敏度,缩短样品的制备时间,减少所需样品量,避免乳化现象,便于自动化操作等优点。

(1)基本原理:将不同填料作为固定相装入微型小柱,当含有药物的生物样品溶液通过小柱时,由于受到"吸附""分配""离子交换"或其他亲和力作用,药物或干扰物质被保留在固定相上,用适当溶剂洗除干扰物质,再用适当溶剂洗脱药物。其保留或洗脱的机制取决于药物与固定相表面的活性基团,以及药物与溶剂之间的分子间作用力。

SPE 有两种洗脱方式,一种是药物与固定相之间的亲和力比干扰物质与固定相之间的亲和力强,因而在用冲洗溶剂洗去干扰物质时药物被保留,然后用一种对药物亲和力更强的溶剂洗脱药物;另一种是干扰物质与固定相之间亲和力较药物与固定相之间的亲和力强,则药物被直接洗脱,干扰物质被保留在萃取柱上。通常使用更多的是前一种洗脱模式。

从市场上可得到含有不同填料、不同型号及形状的商品化的固相萃取小柱。不同形状固相萃取小柱示意图见图 1-2。

固相萃取加样及洗脱过程中,可采用柱前加压、柱后加负压抽吸或离心的方式,使样品溶液或洗脱液通过固相萃取柱。

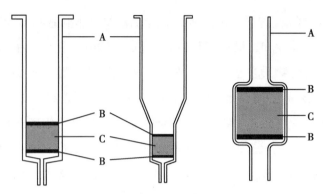

A. 柱管；B. 筛板；C. 固相吸附剂。

图 1-2　固相萃取小柱示意图

（2）SPE 固相的选择：选择固相（吸附剂）的原则与应用条件同 HPLC，一般是固相与待测组分应具有相似的极性（或其分离机制符合待测组分的特性），含有待测组分的样品应使用极性相反的溶剂稀释后上柱，并用极性相反或相近的溶剂冲洗干扰物质，最后用极性相似的溶剂洗脱待测组分。吸附剂用量的增加会导致洗脱液体积的增大，在达到有效吸附的前提下，应尽量减小吸附剂的用量。

SPE 的填料种类繁多，可分成亲脂型（亲脂性键合硅胶、大孔吸附树脂）、亲水型（硅胶、硅藻土、棉纤维）和离子交换型 3 类，其中亲脂型用得最多。

1）亲脂性键合硅胶：烷基、苯基、氰基键合硅胶都可用作固相萃取吸附剂，其中十八烷基硅烷键合硅胶（简称 C_{18}）最常用。亲脂性键合硅胶容易吸附水中的非极性物质，易用有机溶剂洗脱，适用于萃取、纯化水基质体液中疏水性药物的萃取。有些亲水性药物可以通过调节 pH、形成离子对等方法达到有效的萃取。

使用亲脂性键合硅胶 SPE 柱的一般操作步骤如下：

第一步：使用甲醇润湿小柱，活化填料，以使固相表面易于和待测组分发生分子间相互作用，同时可以除去填料中可能存在的干扰物质。柱的湿润程度对多种药物的吸附有影响，C_{18} 柱在甲醇含量 >8% 的水溶液中才能保持湿润而有利于药物的吸附，否则将导致回收率降低。

第二步：用水或适当的缓冲液冲洗小柱，去除过多的甲醇，以便样品与固相表面发生作用，但冲洗不宜过度，否则会使甲醇含量过低，从而导致湿润度不足，回收率降低。

第三步：加样，使样品经过小柱，弃去废液。

第四步：用水或适当的缓冲液冲洗小柱，去除样品中的内源性物质和其他相关干扰物质。

第五步：选择适当的洗脱溶剂洗脱待测组分，收集洗脱液，挥干溶剂，以备后用或直接进行在线分析。

使用亲脂性键合硅胶 SPE 柱时，需注意如下几点：①体液样品（如血浆等）可直接上柱，样品体积多在 0.1~2ml，萃取的流速控制在 1~2ml/min。萃取介质中含有一定量的甲醇可提高萃取率。冲洗液和洗脱剂的强度、用量都要适当，否则会导致药物的损失或洗脱选择性下降。通常选用可与水混溶的洗脱剂。②萃取碱性药物时，由于键合硅胶表面残存的硅醇基与药物之间的静电作用，很难用甲醇、乙腈等洗脱，常需加酸、有机胺或氨水、醋酸铵或离子对试剂。③苯基、氰基柱有一定的极性，可用于正相吸附模式。极性药物的弱极性萃取液可用稍有极性的萃取柱（如氰基柱）萃取，用极性溶剂（如丙酮）洗脱。在反相吸附模式中,柱子吸附容量随柱填料极性下降而增大,例如烷基柱比氰基柱有更大的吸附容量,对一些亲脂的内源性干扰物有更强的保留,从而可选择性地洗脱药物,氰基柱则不然。

用亲脂性键合硅胶 SPE 方便、省时,通常可以用小体积的甲醇、乙腈等洗脱剂(200~300μl)完全洗脱药物,净化并浓集样品,不需蒸干即可直接进样。采用多根柱子同时萃取,一次处理多个样品。

2) 大孔吸附树脂:大孔吸附树脂具有极大的表面积,适于吸附较大的分子,具有高的传质速率,并可具有不同的极性。由苯乙烯与二乙烯苯共聚而成的非极性型最常用,商品名为 XAD-2、GDX、X-5 等即属此类,其吸附性质与烷基键合硅胶相似。树脂在使用前需用甲醇等有机溶剂清除杂质,有时还需用酸、碱清洗。干树脂很难用水直接湿润,须先用有机溶剂湿润,使干树脂溶胀而呈现出活性,并洗去氯化钠等保存剂和过细的干树脂粉末,然后再用水除去有机溶剂后才能使用。

大孔吸附树脂的萃取程序与烷基键合硅胶相似。萃取过程中树脂要保持湿润,否则萃取容量下降。吸附介质中盐浓度 >0.1mol/L 时明显有利于吸附。吸附主要发生于树脂的外表面,进入内部空隙的很少,因此较易洗脱。大孔吸附树脂不会对碱性药物产生强吸附以致难以洗脱。随着表面积的增加,树脂的吸附容量增大,但对于大分子量的有机物,树脂孔径对吸附容量的影响有时要比表面积的影响大,可能是产生了排阻作用。树脂孔径越大,亲水性越强,颗粒越小,越易达到吸附平衡。洗脱速度则随树脂表面积的增加而下降。

总的来说,在体内药物分析中,大孔吸附树脂的应用不如亲脂性键合硅胶广泛。

3) 离子交换树脂:对于弱酸性的药物,可在中性或碱性条件下用阴离子交换方法萃取,用水及有机溶剂(大多数用甲醇)清洗后,用酸性溶液洗脱;碱性药物则相反,憎水基质的离子交换树脂兼具离子交换树脂及大孔吸附树脂的一些性质,所以对于在水中溶解度不大的药物,洗脱剂中要含有一定量的有机溶剂。离子交换树脂的强弱、颗粒大小等对萃取回收率都有影响。尿样中的电解质有时会影响回收率,常需稀释后上柱。用离子交换法萃取回收率经常可达到 90% 以上,而且有较高的选择性,但较麻烦、费时。离子交换柱适用于高极性、可电离的药物。

4) 亲水型填料:用作 SPE 的亲水型填料有硅藻土、硅胶、棉纤维等,其原理为分配作用,填料为支持物,水基质样品分布于填料表面为固定相,流动相为与水不混溶的有机溶剂,较亲脂的药物从固定相转移到流动相,从而达到了萃取的目的。从本质上看,亲水型填料 SPE 与 LLE 无大差别,样品分布在表面积很大的 SPE 支持物表面,使有机溶剂与水相充分接触,比 LLE 更易达到平衡。萃取程序为:样品加到柱子上分布在支持物表面后,用与水不混溶的有机溶剂洗脱较亲脂的药物,而亲水的蛋白质等内源性干扰物质仍留在柱上。

对于硅胶柱,常先用甲醇、水处理再上样。常见的商品硅胶柱为 Sep-Pak Silica。硅藻土柱则可直接上样,无须预先清洗,柱可再生使用,常见的牌号如 Extrelut。棉纤维柱的使用与硅藻土柱相似。总的来说,亲水型填料 SPE 有较高的萃取回收率(一般 >80%),萃取液较纯净。但洗脱剂用量比较大(一般 >5ml),无浓集作用。

(3) 不同填料 SPE 方法之间的比较:根据前述各节的内容,可将各种 SPE 方法总结于表 1-11。

由表 1-11 可见,离子交换 SPE 具有高回收率和高选择性等特点,对于要求样品纯净及无法用内标法定量的光度测定等是一种好方法。但目前由于色谱法等先进测试手段的普及,样品的纯度及萃取回收率要求不是很高,以快速、简便为主,因此亲脂性键合硅胶成为 SPE 法中最常用的填料。

表 1-11 各种 SPE 法比较

类别	固体萃取剂	萃取机制	被萃取物	回收率	选择性	适应性
亲脂型	亲脂性键合硅胶	憎水吸附	较亲脂或具有较大	中	中	很好
	大孔吸附树脂		亲脂部分结构	中	中	好
离子交换型	离子交换树脂	离子交换及憎水吸附	可成为带电形式	中	好	差
亲水型	硅胶	分配作用	较亲脂	好	中	中
	硅藻土	(硅胶兼有吸附作用)				
	棉纤维					

(4) SPE 的特点

1) 优点：①引入干扰物质少；②完全避免乳化的形成；③在优化条件下有较高的萃取率，重现性也较好；④可以用较少量的样品；⑤萃取柱可弃，无污染；⑥使用的溶剂大多可与水混溶，易于自动化在线分析(on-line analysis)。

2) 缺点：① SPE 小柱一般不能重复使用，价格较贵；②技术要求高；③批与批之间有差异；④萃取柱易阻塞，影响分离效果，样品需经预处理。

(5) SPE 与 LLE 及蛋白质沉淀法的比较：SPE 中萃取剂与样品有很大的接触面，因此可以在短时间内达到有效的萃取，可以采用动态的柱操作，可自动化；LLE 则是两相间的分配过程，为达到平衡要花较长的时间，还要通过振摇等加快传质的进行。至于萃取的回收率及选择性，不仅因药物而异，而且还随萃取条件而变，两者无定论。蛋白质沉淀法快速简便，回收率常较好，但待测物含量低时不适用。

(6) 萃取方法的选择：对于给定药物采用的萃取方法，可根据药物的性质概括为：①亲脂的药物可用溶剂萃取，也可以用烷基键合硅胶、大孔吸附树脂及亲水型填料 SPE 等方法。从方便、省时考虑，最好采用烷基键合硅胶，但对于碱性药物，因会产生强保留作用，故以大孔吸附树脂为佳。②亲水且具有酸碱性、可解离的药物，可采用离子交换、形成离子对络合物等方法。③亲水但又不能解离的药物则不易萃取，可用沉淀蛋白质后直接进样法。

(7) SPE 方法的发展：磁性固相萃取(magnetic solid phase extraction, MSPE)是以磁性或可磁化的材料作为吸附剂的一种分散固相萃取技术。在 MSPE 过程中，磁性吸附剂不直接填充到吸附柱中，而是被添加到样品的溶液或者悬浮液中，将目标分析物吸附到分散的磁性吸附剂表面，在外部磁场作用下，目标分析物随吸附剂一起迁移，最终通过合适的溶剂洗脱被测物质，从而与样品的基质分离开来。与传统的 SPE 技术不同，这种微纳米颗粒可以完全暴露于待测体系，并与之充分接触，因此能够在短时间内从大体积的待测体系中吸附和萃取待测物质。此外，磁性颗粒可以很容易地通过外加磁场从待测体系中分离和收集，避免了烦琐的过滤或离心过程。

分子印迹固相萃取(molecularly imprinted solid phase extraction, MISPE)是以特定的分子印迹聚合物作为填料的 SPE 技术。由于新型高选择性识别能力填料的使用，摒弃了传统 SPE 的目标物与吸附剂之间作用力的非特异性缺点，保留了 SPE 高萃取效率的优点，因而 MISPE 充分发挥了两者的优势，具有高度选择性和高效分离富集的双重特点。现已有商品化的分子印迹固相小柱供选择使用。

(四) 缀合物水解法

药物或其代谢产物与体内的内源性物质结合生成的产物称为缀合物(conjugate)。内源性物质有葡萄糖醛酸(glucuronic acid)、硫酸、甘氨酸、谷胱甘肽和醋酸等,特别是前两种为最重要的内源性物质。含羟基、羧基、氨基和巯基的药物,可与内源性物质葡萄糖醛酸形成葡萄糖醛酸苷缀合物;含酚羟基、芳胺及醇类的药物与内源性物质硫酸形成硫酸酯缀合物。尿中药物多数呈缀合状态。如:非那西汀在体内受肝微粒体酶的作用,脱烷基氧化成对乙酰氨基酚,后者与内源性葡萄糖醛酸或硫酸结合,生成缀合物——对乙酰氨基酚葡萄糖醛酸苷和对乙酰氨基酚硫酸酯。

缀合物比原型药物具有较强的极性,不易被有机溶剂提取。为了测定尿液中药物总量,无论是直接测定或萃取分离之前,都需将样品进行水解,使药物从缀合物中释放出来。

另外,药物在组织或头发中与蛋白质结合,难以用有机溶剂直接萃取,亦难以通过蛋白质沉淀法释放药物,同样可采用水解法处理样品,以使药物从蛋白结合物中释放出来。

1. **酸水解法** 酸水解时,可加入适量的盐酸溶液。至于酸的用量和浓度、反应时间及温度等条件,随药物的不同而异,可通过实验加以确定。该法比较简便、快速,但有些药物在水解过程中会发生分解。与酶水解法相比,其专一性较差。

2. **碱水解法** 仅适用于在热碱条件下稳定的少数药物的测定。

3. **酶水解法** 遇酸及受热不稳定的药物可以采用酶水解法。常用葡萄糖醛酸糖苷酶(glucuronidase)或硫酸酯酶(sulfatase)。前者可专一水解药物的葡萄糖醛酸苷缀合物,后者水解药物的硫酸酯缀合物。而实际应用中最常用的是葡萄糖醛酸苷酶 - 硫酸酯酶的混合酶。一般控制 pH 为 4.5~5.5,37℃培育数小时进行水解。

酶水解比酸水解温和,一般不会引起待测物分解,且酶水解专属性强。缺点是酶水解时间长、实验费用高及酶制剂可能带入的黏蛋白导致乳化或色谱柱阻塞。尽管如此,酶水解仍被优先选用。

在尿液中采用酶水解,应事先除去尿中能抑制酶活性的阳离子。

值得注意的是,目前对缀合物的分析逐渐趋向于直接测定缀合物的含量(如采用 HPLC 和 RIA 法),以获得在体内以缀合物形式存在的量,以及当药物排出体外时,缀合物占所有排出药物总量的比率,从而为了解药物代谢情况提供更多的信息。

(五) 化学衍生化法

在体内药物分析中,化学衍生化法主要应用于光谱分析法(如紫外分光光度法和荧光分光光度法)和色谱分析法(如 GC 和 HPLC)的样品制备。目前光谱分析法在体内药物分析中的应用仅限于 HPLC 的光谱检测。以下主要介绍化学衍生化法在色谱分析法中的应用。

色谱分析 - 化学衍生化法系指在色谱过程中使用特殊的化学试剂(称为衍生化试剂),借助于化学反应使样品中的待测化合物接上某个特殊基团,使其转化为相应的衍生物之后进行分离检测的方法。

分子中含有活泼氢的药物均可被化学衍生化,如含有 R-COOH、R-OH、$R-NH_2$、R-NH-R′ 等官能团的药物都可进行衍生化。

1. **气相色谱 - 化学衍生化法** 在 GC 法中化学衍生化的目的是:①使极性药物变成非极性的、易于挥发的药物,使具有能被分离的性质;②增加药物的稳定性;③提高对光学异构体的分离能力。衍生化反应主要有硅烷化(silylation)、酰化(acylation)、烷基化(alkylation)及生成非对映衍生化等方法。其中以硅烷化法应用最多。

(1) 硅烷化:本法常用于具有 R-OH、R-COOH、R-NH-R′ 等极性基团药物的衍生化。常用硅烷化试剂有三甲基氯硅烷(TMCS)、*N,O*- 双(三甲基硅烷基)乙酰胺(BSA)、*N,O*- 双(三甲基硅烷基)三氟乙酰胺(BSTFA)和三甲基硅咪唑(TMSI)等三甲基硅烷化试剂。

所用的三甲基硅烷化试剂可以取代药物分子中极性基团上的活泼氢原子,而使药物生成三甲基硅烷化衍生物。

$$\underset{\text{（三甲基硅烷化试剂）}}{\overset{\overset{\displaystyle CH_3}{|}}{\underset{\underset{\displaystyle CH_3}{|}}{CH_3-Si-X}} + HY\text{（药物）}} \longrightarrow \underset{\text{（药物的三甲基硅烷化衍生物）}}{\overset{\overset{\displaystyle CH_3}{|}}{\underset{\underset{\displaystyle CH_3}{|}}{CH_3-Si-Y}} + HX}$$

（2）酰化：本法常用于具有 R-OH、R-NH$_2$、R-NH-R′ 等极性基团药物的衍生化。常用酰化试剂有三氟乙酸酐(TFAA)、五氟丙酸酐(PFPA)和五氟苯甲酰氯(PFBC)等。

（3）烷基化：本法常用于具有 R-OH、R-COOH、R-NH-R′ 等极性基团药物的衍生化。常用烷基化试剂有碘庚烷(C$_7$H$_{15}$I)、叠氮甲烷(CH$_2$N$_2$)和三甲基苯基氢氧化胺(TMAH)等。

（4）非对映衍生化：具有光学异构体的药物,由于 $R(-)$ 与 $S(+)$ 构型不同,使之具有不同的药效学和药代动力学特性。因此,异构体的分离也是十分重要的。分离光学异构体的方法之一,就是采用不对称试剂,使其生成非对映异构体衍生物,然后采用 GC 法进行分析测定。常用的不对称试剂有 (S)-*N*- 三氟乙酰脯氨酰氯和 (S)-*N*- 五氟乙酰脯氨酰氯等。

含氟原子的衍生化试剂不仅可以提高药物的挥发性,而且由于衍生化之后使药物含有电负性强的氟原子,因此提高了对 GC 电子捕获检测器的灵敏度。

2. 高效液相色谱－化学衍生化法 HPLC 常用的检测器是紫外检测器和荧光检测器,近年来电化学检测器也得到了较快的发展,但它们均属于选择性检测器,只能检测某些结构的化合物。为了扩大高效液相色谱法的应用范围,提高检测灵敏度和改善分离效果,采用化学衍生法是一个行之有效的途径。

液相色谱中的化学衍生化法主要有以下目的：①提高对样品的检测灵敏度；②改善样品混合物的分离度；③适应于进一步做结构鉴定,如质谱、红外光谱、核磁共振等。

进行化学衍生化反应应满足如下要求：①对反应条件要求不苛刻,且能迅速定量地进行；②对某个样品只生成一种衍生物,反应副产物(包括过量的衍生试剂)不干扰待测组分的分离和检测；③化学衍生化试剂方便易得、通用性好。

根据是否与 HPLC 系统联机来划分,化学衍生法可分为在线与离线两种。以衍生化反应与色谱分离的时间先后区分,又可分为柱前衍生化法与柱后衍生化法两种。

柱前衍生化法是在色谱分离前,预先将样品制成适当的衍生物,然后进样分离和检测。柱前衍生的优点是衍生化试剂、反应条件和反应时间的选择不受色谱系统的限制,衍生产物易进一步纯化,不需要附加的仪器设备；缺点是操作过程较烦琐,容易影响定量的准确性。

柱后衍生化法是在色谱分离后,于色谱系统中加入衍生化试剂及辅助反应液,与色谱流出组分直接在系统中进行反应,然后检测衍生化产物。柱后衍生化的优点是操作简便,可连续反应以实现自动化分析；缺点是由于在色谱系统中反应,对衍生试剂、反应时间和反应条件均有很多限制,而且还需要附加的仪器设备,如输液泵、混合室和加热器等,还会导致色谱峰展宽。

柱前衍生化法和柱后衍生化法两者的主要差别在于前者是根据衍生物的性质不同而进行色谱分离的,后者则将样品混合物先行分离,然后再进行衍生化,选用方式需视不同情况而定。为保持较高的反应产率和重现性结果,一般要求加过量的衍生试剂,这可能会干扰测定,对采用柱后衍生化的方式不利。若对大量样品做常规分析,则柱后衍生化更适合于连续的自动化操作。有时还可利用离子对、配位体交换和络合等反应,生成特殊的衍生化产物以满足分离或检测的需要。下面介绍四种衍生化法。

(1)紫外衍生化法:很多化合物在紫外光区无吸收或摩尔吸收系数很小而不能被检测,将它们与具有紫外吸收基团的衍生化试剂在一定条件下反应,使生成具有紫外吸收的衍生物,从而可以被紫外检测器检测。如采用对溴甲基苯甲酰溴为衍生化试剂,以柱切换 RP-HPLC、紫外检测(258nm)血浆中的卡托普利。此外,利用新型衍生化试剂对甲氧基苯磺酰氟(MOBS-F)与井冈霉醇胺(维列胺)的衍生反应,在 240nm 波长下采用 RP-HPLC 定量测定生物样品中的井冈霉醇胺。常用紫外衍生化试剂见表 1-12。

表 1-12 HPLC - 紫外衍生化试剂

试剂名称与结构	适用官能团	衍生化反应产物
1-benzyl-3-*p*-tolyltriazene	R-COOH 脂肪酸	R—COOCH₂⟨C₆H₅⟩
2,4'-dibromoacetophenone	R-COOH 脂肪酸	
9-chloromethylanthracene	R-COOH 脂肪酸	
N-chloromethyl-4-nitrophthalimide	R-COOH 脂肪酸	
N-chloromethylphthalimide	R-COOH 脂肪酸	
m-methoxyphenacyl bromide	R-COOH 脂肪酸	

续表

试剂名称与结构	适用官能团	衍生化反应产物
1-fluoro-2,4-dinitrobenzene（FDNB）	R-NH$_2$	NO_2
O-（p-nitrobenzyl）-N,N'-diisopropylisourea	R—COOH 脂肪酸	O_2N-C$_6$H$_4$-CH$_2$O-CO-R
1-p-nitrobenzyl-3-p-tolyltriazene	R-COOH 脂肪酸	R-CO-OCH$_2$-C$_6$H$_4$-NO$_2$
phenacyl bromide	R-COOH 脂肪酸	C$_6$H$_5$-COCH$_2$OOC—R
benzoyl chloride	R-OH R-H$_2$ 甾体化合物	C$_6$H$_5$-CO-O-R
3,5-dinitrobenzoyl chloride	R-OH R-NH$_2$ R-NH-R' 乙醇，乙二醇，丙三醇，聚乙二醇	(NO$_2$)$_2$C$_6$H$_3$-CO-O-R
p-nitrobenzoyl chloride	R-OH R-NH$_2$ 甾体化合物	NO$_2$-C$_6$H$_4$-CO-O-R
salicylaldehyde	R-NH$_2$	CH=N—N=CH（salicylaldehyde azine，带 OH）
N-succinimidyl-p-nitrophenylacetate	R-NH$_2$ R-NH-R' 胺类	NO$_2$-C$_6$H$_4$-CH$_2$-CO-N(R)(R')

试剂名称与结构	适用官能团	衍生化反应产物
2,4-dinitrophenylhydrazine	R-CO-R′	
4-nitrobenzamide hydrochloride	R-CO-R′	
isothiocyanic acid methyl ester CH₃—N=C=S	R-NH₂ R-NH-R′ 氨基酸,肽	
isothiocyanic acid phenyl ester	R-NH₂ R-NH-R′ 氨基酸,肽	

（2）荧光衍生化法：荧光检测器是一种高灵敏度、高选择性的检测器，比紫外检测的灵敏度高 10~100 倍，适用于痕量分析。多柔比星、普萘洛尔和奎尼丁等少数药物具有荧光，在 HPLC 条件下可以被检测。而脂肪酸、氨基酸、胺类、生物碱、甾体类药物等本身不具荧光，必须与荧光衍生化试剂反应，生成具有强荧光的衍生物才能达到痕量检测的目的。如利用柱后衍生 -HPLC 测定血清中链霉素，即采用在流动相中加入荧光衍生化试剂茚三酮，使其与链霉素反应生成缩合物，经色谱柱分离后，遇碱生成荧光衍生物测定血清中的链霉素浓度。利用衍生化试剂丹磺酰氯建立 RP-HPLC- 荧光检测法，测定高血压患者尿液中 22 种氨基酸的浓度，并对尿液中的氨基酸进行了主成分分析。常用荧光衍生化试剂见表 1-13。

表 1-13 HPLC-荧光衍生化试剂

试剂名称与结构	适用官能团	衍生化反应
7-chloro-4-nitrobenzo-2-oxa-1,3-diazole	R-NH₂, -R-NH-R′ R-OH, R-SH 烷基胺（烃胺）	
dansyl chloride	R-NH₂, R-NH-R′ R-OH, R-CO-R′ 氨基酸,肽,胺类,含酚羟基的 雌激素	

续表

试剂名称与结构	适用官能团	衍生化反应
fluorescamine	R-NH$_2$，氨基酸，肽，脂肪二胺，儿茶酚胺(邻苯二酚胺)，聚胺	
2-methoxy-2,4-diphenyl-3(2H)-furanone	R-NH$_2$，肽	
o-phthalaldehyde(OPA)	R-NH$_2$，氨基酸，肽	
o-aminothiphenol	R-CO-R′，芳(香)醛	

（3）电化学衍生化法：电化学检测器灵敏度高、选择性好，但只能检测具有电化学活性的化合物。电化学衍生化是指药物与某些试剂反应，生成具有电化学活性的衍生物，以便在电化学检测器上被检测。由于硝基具有电化学活性，一系列带有硝基的衍生化试剂与羟基、氨基、羧基和羰基化合物反应，可生成电化学活性衍生物。尽管这些衍生物都可用紫外吸收检测器检测，但电化学检测的灵敏度高、选择性更好，为临床、生化和食品等样品的分析提供了新的途径。

许多电化学衍生化试剂是从荧光衍生化试剂中发展而来，如用于标记羰基的肼类化合物等。2,4-二硝基苯肼可以与醛、酮反应，衍生物的还原电势为 -750~-1 100mV。如柱前衍生化人血浆(0.1ml)中的 17-酮甾类硫酸酯，先用乙腈(2ml)萃取，离心，上清液中加入内标、挥干，残渣中加入 p-硝基苯肼(50μg/μl)10μl 和三氯乙酸-苯(30mg/10ml)混合液 100μl，60℃加热 20 分钟后，衍生物用 C$_{18}$ 柱分离，以甲醇-磷酸缓冲液(pH 3.0)(80∶20)为流动相，检测限约为 80ng/ml。表 1-14 列出了一些带硝基的电化学衍生化试剂。

（4）非对映衍生化法：采用手性衍生化试剂将药物对映异构体转变为相应的非对映异构体，用常规非手性 HPLC 法进行分离分析。选用该法分离通常基于以下原因：①不宜直接拆分，如游离胺类在手性固定相上一般呈很弱的色谱性质，生成中性化合物则显著改善；②添加某些基团，以增加色谱系统的对映异构选择性；③提高紫外或荧光检测的效果。

表 1-14 带硝基的电化学衍生化试剂

试剂名称与结构	适用官能团
3,5-dinitrobenzoylchloride(DNBC)	ROH, $R-NH-R'$
2,4-dinitrofluorobenzene(DNFB)	$R-CH(NH_2)-COOH$, $R-NH-R'$
O-p-nitrobenzyl-N-N'-diisopropylisourea(PNBDI)	RCOOH
dinitrophenylhydrazone(DNPH)	$R-CO-R'$, RCHO
N-succinimidyl-p-nitrophenylacetate(SNPA)	$R-NH-R'$

非对映衍生化反应一般需要满足以下条件：①溶质分子至少须有一个官能团供衍生；②手性衍生化试剂尽可能达到对映体的纯度，并且没有选择性地与两种溶质对映体反应；③反应条件须温和、简便、完全，在溶质与衍生化试剂间无消旋化发生；④生成的非对映异构体应当容易被裂解为原来的对映异构体；⑤衍生化试剂的结构特点要利于衍生物非对映体的分离。衍生物非对映体之间的构象差异越大，分离效果越好。

手性衍生化试剂分为三类：第一类是伯胺和仲胺的手性衍生化试剂。如邻甲基苯乙酰胺等；第二类是伯醇和仲醇的手性衍生试剂，如 L- 脯氨酸苄酯等；第三类是羧基的手性衍生试剂，如 R-(−)/S-(−)-α- 甲基 - 对硝基苯胺等。

三、新兴分析样品制备技术及其应用

近年来，随着药物分析技术水平的不断提高，分析样品制备技术得到迅速发展，新兴的样品制备技术也不断涌现，尤其是以采样、萃取、分离、浓缩为一体的分析样品制备技术成为现代样品分析技术发展的新趋向。微透析技术，各种微萃取技术等均在分析样品的制备方面得以应用。下面对一些新兴样品制备技术做一简要介绍。

（一）微透析技术

微透析（microdailysis，MD）技术是一种微创的连续性在线检测生物活体内细胞间液物质的实验技术方法，是灌流采样与膜透析相结合的新型生物样品采集技术。微透析技术自 20 世纪 70 年代诞生后不断完善，尤其是配合现代分析仪器（高效液相色谱仪、毛细管电泳仪及液相色谱 - 质谱联用仪等）可以实现微量样品的定性和定量分析，广泛应用于各学科尤其是神经生物学和药理学（药效动力学和药代动力学）方面。

1. **微透析原理**　微透析系统一般由微量注射泵、连接管、微透析探针和透析液收集器组成（图 1-3）。

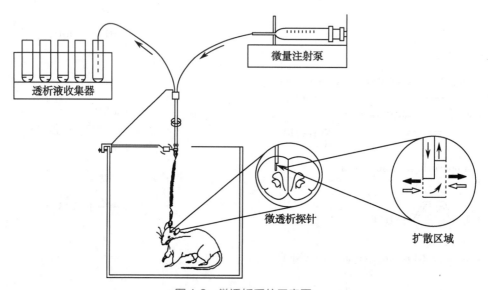

图 1-3　微透析系统示意图

其中微透析探针是核心部件，是最关键部分，其通常是由一管式透析膜装于由钢、石英毛细管或塑料制成的双层套管构成。透析膜是一种可对具有一定分子量的物质进行截留的膜，一般由聚丙烯腈、氨基纤维素、纤维素等制成，这些物质有较好的生物相容性和稳定性，不与体内成分发生反应；其截留物质分子质量为 5 000~10 000Da。

常用的探针类型主要有以下几种（图 1-4）：

（1）同心圆探针：主要是一个同心套管，透析膜在套管的顶端。灌流液在里面的管里流动，通过透析膜达到采样点。主要用于脑部取样，也有报道用于眼部取样。

（2）柔性探针：弥补了探针的刚性问题。这种探针由覆盖半透膜的熔融硅管组成，主要用于血液取样。

（3）线性探针：主要用于对肌肉、皮肤、肝脏和肿瘤等外周组织中的药物取样。线性探针对于研究经皮给药，比通过采血测定简单、直接、准确。

（4）分流探针：分流探针是将一个线性探针装入一段塑料管而制得，可用于流体的不间断取样，主要用于胆汁取样。

探针上接两根连接管，一根进液管，一根出液管，进液管一端连接一部非常精细的微量灌流泵以一定的速度推送灌流液流经探针，组织细胞外液中的小分子游离药物会沿浓度梯度扩散进入探针，而与大分子蛋白质结合后的药物及其他大分子化合物因受到膜屏障的阻碍作用不能通过透析膜，药物被管内连续流动的灌流液不断带出，出液管的另一端连接一个收集装置，设定后可收集一定时间段内的透

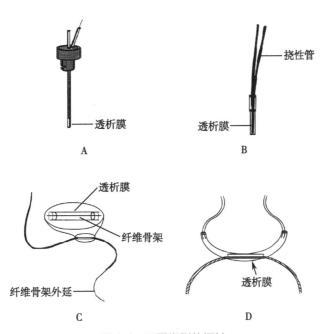

图 1-4 不同类型的探针

A. 同心圆探针；B. 柔性探针；C. 线性探针；D. 分流探针。

析液,从而达到从活体组织中取样的目的。且采集到的透析液中由于膜的屏障作用,只含有游离药物,可直接用 HPLC 进样分析,避免了匀浆、除蛋白、萃取等处理,既简化了实验步骤,也降低了实验误差。

2. 探针回收率 探针回收率是指从灌流液中流出的待测组分与标准浓度之比的百分数。探针回收率是影响微透析结果的重要因素,取决于取样部位的生物学性质、透析膜的物理性质(材料、孔径、长度及几何形状等)、待测物质的分子量、灌流速度、压力、生物体本身的健康条件和生物节律等。目前测定探针回收率的方法很多,主要有以下几种:

(1) 体外校正法:将探针放入已知浓度的标准溶液中,用与体内实验相同的流速灌流探针,达到稳定状态后收集灌流液并进行检测。测定浓度与标准溶液浓度之比即为体外回收率。计算被测物质相对浓度的变化时,可简单地采用体外回收率法。此法虽简单易行,但没有考虑体内的生理因素对回收率的影响,检测结果不能严格地等同于实际的回收率。

(2) 体内校正法:在血液或胆汁微透析实验中,因为药物在其中扩散速度快,不影响探针的回收率,所以只进行体外校正即可。而在一些实体组织中,如脑、肝、肌肉等,通常由于取样部位的曲度增加导致扩散距离变长,扩散空间变小,使得药物在其中的扩散比通过半透膜慢,回收率下降,因此必须进行体内校正。一般体内校正的方法有如下几种:

1) 内标法:在灌流液中加入一已知浓度且性质与被分析物质相似的另一种物质(一般为结构类似的化合物)做内标物,通过体外实验求得药物和内标的回收率比,并且假设体内实验中两者的回收率比不发生变化,通过测定内标在体内的回收率来计算药物的回收率。

灌流液中内标物的已知浓度(C_{ic}),透析液中内标物的浓度(C_{ec}),内标物的体内回收率($R_{in,viv}$)可用式(1-1)计算:

$$R_{in,viv} = (1 - C_{ec}/C_{ic}) \times 100\% \qquad 式(1-1)$$

此方法的前提是假设被测物从两个方向通过半透膜是同等的。除内标物与药物的结构必须相似外,两者在血液及组织中的扩散和消除速度也要一致,且内标不影响所研究药物在生物体中的活性。由于内标的选择具有这些局限性,因此该法的应用受到了很大限制。

2) 低灌流流速法:将灌流速度尽量降低,当灌流速度<50nl/min、相对分子质量<500时,相对回收率将>95%,此时,引入的回收率误差可以忽略。此法取样体积很少(一般在5μl以下),不但对仪器的检测灵敏度要求极高,而且取样时间长易造成样品的挥发或氧化。

3) 外推至零流速法:通过测定在不同灌流流速条件下微透析液中待测化合物的浓度,用所测得浓度对相应灌流流速进行非线性回归,通过外推至零流速获得探针周围样品基质中待测化合物浓度的估计值。当假定样品基质中待测化合物浓度与探针膜内浓度处于平衡状态时,所测得微透析液中待测化合物的浓度即为取样部位样品基质中的浓度。

4) 零净通量法:配制一系列不同浓度药物的灌流液进行微透析实验,如果细胞外液中的药物浓度大于灌流液中的浓度,药物会沿浓度梯度进入探针;反之,药物会沿浓度梯度进入组织。当两者浓度相等时,就没有药物的净扩散。当以药物在灌流液中的浓度为横坐标,测得的药物浓度变化值为纵坐标作图,结果应为一条直线,该直线与横轴的交点(即浓度变化值为0时)所对应的灌流液中的药物浓度即为组织中的药物浓度,斜率为相对回收率。该方法的准确性依赖于所测定具体浓度的准确性和所用不同灌流液浓度的数目。

除上述方法外,还有反透析法、释放量法、内源性参照物法及数学模型法等。每种方法都有其不尽人意之处,因此在选用时应视具体情况而定,使所测定的结果尽可能准确可靠。

3. 微透析技术的优点　与传统的体内药物分析取样方法(如取血或组织匀浆法等)相比,微透析取样技术具有以下显著优势:①直接在作用部位取样,提供作用部位的药物浓度及其代谢变化等信息;②根据待测物质的相对分子质量选择不同规格的透析膜,从而使样品不含蛋白质、酶等大分子物质,只含游离的药物,样品不需要复杂的分离净化处理;③无体液损失,组织损伤小,不破坏机体完整性;④可进行持续取样,在单个动物中研究药物的整个经时代谢变化过程,既能减少动物使用量,又能减少由于动物个体差异而引入的误差;⑤可在同一脏器的不同区域或多个脏器同时取样,同时研究药物在同个脏器中不同区域或不同脏器的分布和代谢;⑥可从清醒、自由活动的动物个体上取样,在接近正常生理条件下得到实验结果,更有科学性和实际意义;⑦微透析技术除了可以为色谱分析(如HPCE、HPLC等)进行采样和制备样品外,还能与多种分析仪器联用,实现在线持续分析。

4. 微透析技术的不足之处　虽然微透析技术有以上众多优点,但它的不足也是易见的:①由于该技术存在回收率测定的问题,影响了对实际浓度的测知;②因采集样本量极少,对检测手段的要求极高;③由于必须采集足够的透析样品,使得透析结果不能反映机体相关物质的瞬时变化;④目前市售微透析产品多为进口,价格昂贵。

5. 微透析技术在药代动力学方面的应用　在体微透析技术在药代动力学研究中,尤其是研究观察药物转运、分布、游离药物浓度方面具有独特的优点。药物在体内的药代动力学过程是通过研究体液中药物浓度与时间的变化进行的,其中采样环节是药代动力学研究中的关键环节。目前,常规的采样方法是由动物血管抽取全血处理后进行样品分析或处死动物取组织匀浆后处理分析,而微透析则是新兴的用于药代动力学研究的采样技术。

微透析技术克服了药代动力学传统采样方法中的种种弊端。

第一，传统采样方法是抽取拟定时间点动物的全血或其他体液，势必会影响实验动物的体液，进而影响药物在体内的药代动力学行为；而微透析技术是以透析原理为基础，收集拟定时间段内的透析液进行分析，不影响实验动物的体液，使测定的药代动力学参数更加准确、客观。

第二，传统的采样方法是在一定时间点处死一批实验动物，取血或脏器进行分析，造成实验动物的大量浪费，而且由于实验动物的个体差异，使实验中的误差过大；而微透析技术可以在同一只动物身上连续动态采样，而且可以在同一只动物的不同组织中植入探针，从而在同一只动物身上同时测定不同的药代动力学指标，既减少实验动物的用量，节省经费，又使实验中的误差减小。

第三，传统的采样技术所得到的样品如血液及匀浆液等需要除蛋白、萃取等处理，在除蛋白的过程中势必会使检测成分有所损失，使实验误差增大；而微透析技术所采得的透析液均为可透过透析膜的小分子物质，可直接用 HPLC 进样分析，从而减少了实验步骤及其所引入的误差。

第四，由于只有游离态的药物才能发挥药效，传统采样方法所采得的样品多是测定总药物浓度，不能准确反映发挥药效的药物浓度；而微透析技术采得的样品测定的是游离态药物浓度，更能准确反映发挥药效的药物浓度。

（二）微萃取技术

微萃取是近代发展起来的一种新型的萃取技术，包括固相微萃取和液相微萃取。两种微萃取技术和常规萃取方法相比具有很多优点，液相微萃取技术简单、经济、清洁，所需溶剂极少，浓集倍数大，效率高，操作简便，易于自动化；固相微萃取技术可集采样、萃取、浓缩和进样为一体，简便、快速、经济、安全、无溶剂、选择性好且灵敏度高。下面对液相微萃取和固相微萃取分别进行简单介绍。

1. 液相微萃取技术　液相微萃取（liquid-phase microextraction，LPME）技术是 20 世纪 90 年代由 Jeannot 和 Cantwell 等在液 - 液萃取的基础上提出来的一种新型的样品前处理技术，其基本原理是目标分析物在样品与微升级的萃取溶剂之间达到分配平衡，从而实现溶质的微萃取。LPME 克服了传统液 - 液萃取技术烦琐、浪费、污染等缺点，具有消耗溶剂少（仅需微升级），富集倍数大，萃取效率高，操作更简便，便于实现分析的自动化等优点。

近年来，LPME 已经广泛应用于环境、生物、食品、药物等领域，并发展出数种不同的萃取模型，从最初的单滴微萃取的模式逐渐发展到现在的分散液 - 液微萃取、中空纤维膜液相微萃取、溶剂棒微萃取等模型，都得到了广泛的应用。

（1）单滴微萃取：单滴微萃取（single drop microextraction，SDME）是最早被人们所应用的一种技术，它是将样品中疏水性有机化合物转移到一滴有机溶剂中，进行富集之后再通过气相色谱或者液相色谱进行分析。最初使用聚四氟乙烯棒来固定有机萃取剂液滴，效果不是很理想，之后将有机萃取剂液滴悬挂于微量进样器的针尖，萃取后用微量进样器将有机溶剂抽回，直接进入色谱分析。

如果目标分析物不容易挥发，且有机萃取剂对其溶解性好时，可以将有机萃取剂悬挂于微量进样器的针尖，将针尖浸入样品溶液中进行搅拌萃取，称为浸入式单滴微萃取模式（图 1-5）。当目标分析物的沸点较低、容易挥发时，可以将有机萃取剂固定在微量进样器的针

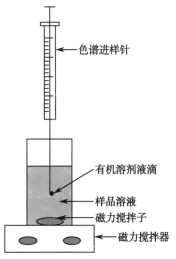

色谱进样针

有机溶剂液滴

样品溶液

磁力搅拌子

磁力搅拌器

图 1-5　浸入式单滴微萃取示意图

尖并悬于样品溶液的上方,在密闭的容器中进行萃取富集,这种方法称为顶空萃取模式。

单滴微萃取只需要一滴有机溶剂,由于溶剂用量极少,所以富集倍数很高,可以大大提高检测的灵敏度。但是同时也有一些缺点,例如有机溶剂的挥发性,无法保证萃取的稳定性和重现性,在浸入式液相微萃取过程中由于有机溶剂和样品直接接触,当样品溶液情况复杂或者存在一些干扰因素时,难免会影响和污染有机溶剂液滴,而无法使用单滴微萃取进行处理。

(2) 分散液相微萃取:分散液相微萃取(dispersive liquid-liquid microextraction, DLLME)是 2006 年由 Rezaee 等首次提出的液相微萃取技术。分散液相微萃取过程主要是向样品溶液中注入萃取剂和分散剂,形成浑浊的溶液,通过离心分离最终达到对痕量目标物质进行富集的效果。分散液相微萃取的过程比较容易进行,它对装置的要求较低,实验成本低且富集效率高,溶剂用量较少,在痕量分析中得到了广泛的应用。

(3) 中空纤维液相微萃取:在单滴微萃取过程中,由于液滴和样品溶液接触,对待测样品的要求较高,而且在高速搅拌的情况下液滴容易受到水相的影响,因此容易出现不稳定和重现性差的问题。

近年来由于材料领域的发展,人们提出了多孔性中空纤维液相微萃取(hollow fiber liquid-phase microextraction, HF-LPME)这种新型的液相微萃取技术。该方法克服单滴微萃取的一些缺点,将类似单滴的有机萃取剂包围在多孔的中空纤维壁孔中,微萃取过程中通过这种方式保护有机相,同时由于中空纤维的多孔性结构,一定程度上增加了萃取剂和样品溶液的接触面积,减小了有机溶剂的损失,提高了萃取效率,降低了对样品溶液的要求,可以适用于一些复杂基质中目标化合物的萃取;而且一般中空纤维只使用一次,避免了可能重复使用造成的相互污染。

1) 两相液相微萃取:中空纤维两相液相微萃取的原理为"相似相溶"原理,由于萃取剂对目标化合物的溶解度较大,将给出相中的目标化合物萃取富集到有机相中。对于两相中空纤维液相微萃取,有机相和接收相为同一种有机溶剂。

对于一些有机溶剂无法直接萃取和富集的亲水性较强的目标化合物,可以通过向样品溶液中添加某些表面活性剂离子对试剂与待测目标化合物,形成易溶于有机溶剂的疏水性物质,进而被萃取到有机相中;对于一些容易挥发的目标化合物,可以对密闭的样品溶液进行加热或搅拌,使目标化合物扩散到样品溶液上方空气中,通过顶空液相微萃取的方法进入到悬于样品溶液上方中空纤维壁孔中的有机相中,实现对目标化合物的溶解和富集。

目前已经有多种研究证明该方法的重现性、回收率以及精确度令人满意。

2) 三相液相微萃取:三相液相微萃取是指中空纤维壁孔中的有机相与其空腔中的接收相不是同一种溶剂,即为三相液相微萃取体系。其主要原理是利用质子化和去质子化、络合作用和离子对作用,首先将样品溶液中的目标化合物通过质子化作用被提取到有机相中,再经过去质子化作用被反萃取到接收相中,对接收相中的目标化合物进行含量测定。因此三相液相微萃取一般用来分析可质子化或可离子化的目标物,通过调节接收和给出相的 pH,将目标化合物首先以分子状态供给相转移至有机相中,然后以离子状态从有机相转移至接收相中,最后可以对接收相中富集的目标化合物进行测定(图 1-6)。

3) 溶剂棒微萃取:将有机相和接收相分别固定于中空纤维的壁孔和空腔中制成所需的溶剂棒,直接将溶剂棒放置入水性样品中,溶剂棒随着溶液的搅动而转动,这样就不需要使用微量进样器,简化了实验装置,同时由于溶剂棒不需要液相进样器固定,简化了萃取装置,加强了传质速率,提高了萃取效率。

4) 电膜微萃取:在中空纤维液相微萃取的基础上,应用电场力驱动离子被测物,通过中空纤维支持液膜进入接收相。这种技术应用电势差作为强驱动力,与传统的中空纤维液相微萃取技术相比,显著提高了萃取效率。该方法将电压加在液膜两侧,促进了被测离子的迁移,萃取时间显著缩短。

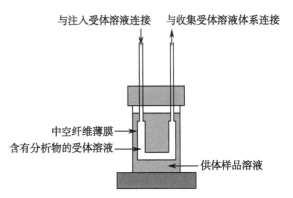

图 1-6 三相中空纤维液相微萃取示意图

(4) 动态液相微萃取:静态液相微萃取(static liquid-phase microextraction, S-LPME)指将萃取剂或中空纤维装置放置于样品溶液中,进行一段时间的静置,该过程需要较长时间才可以达到平衡,于是有人提出动态液相微萃取(dynamic liquid-phase microextraction, D-LPME),即将微量进样器抽取一定量的萃取剂之后浸入到水样中,然后抽取水相进入微量进样器中停留片刻,使水样中的目标化合物被萃取到针头内壁的萃取剂中,反复多次进行推出水样但不推出有机溶剂的操作,然后将样品进行色谱分析(图 1-7)。该技术用于自动化仪器之后可良好地避免手动过程的烦琐和精密度差的问题,具有较好的应用前景。

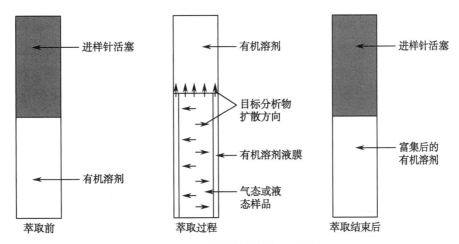

图 1-7 动态液相微萃取示意图

(5) 微流控芯片液相微萃取:利用液体在微观尺度下表现出的特殊的表面物理性质,将液相微萃取技术移植到微流控芯片上,可以实现小体积样品中低含量目标分析物的萃取。该技术以分析化学理论为基础,结合多种微加工方法,如微机电系统(micro electro mechanical system, MEMS)加工等技术建设芯片结构,使以微型通道结构为主的芯片结构中增加微阀、微泵、微膜等结构单元。微流控芯片技术具有分离效率高,分析速度极快,样品试剂消耗极少,易于集成化、微型化、自动化等优点。因此,微流控技术为液 - 液萃取的微型化提供了新的技术平台,微流控芯片液相微萃取技术得到了快速发展。

由于芯片材料需耐有机溶剂,微流控芯片液相微萃取通常在玻璃或石英材质的芯片上进行。在微流控芯片中,通道的宽度及厚度均在微米级,溶液在此微观尺度下所表现出的物理化学性质与宏观尺度有明显的差别,例如溶液的比表面积比宏观体系中要大 $10\sim10^3$ 倍,而流体的表面张力、黏度及流速等会对流体的流动造成较大影响。根据微通道结构中形成液流模式的不同,在微流控芯片上通过压力驱动实现的液相微萃取主要有层流(laminar flow)和液滴(fluidic drop)两种。

1) 微流控层流液相微萃取:在微流控芯片内,通道尺寸处于微米级,低流速的稀溶液雷诺数远小于1,故流体能表现稳定的层流状态。此时,多相流动的液体在通道内可以平行同向流动,形成不相混合的多相,通过对溶液流速的调节,可以在相间形成稳定的液膜,且在芯片的微米级通道内,两相间比表面积很大,可获得很高的萃取效率。

微流控层流液相微萃取通常在具有 Y 形(图 1-8A)、Ψ 形(图 1-8B)等通道构型的微流控芯片上进行。试样溶液和萃取剂分别由不同支通道入口处引入,进而在主通道中汇合形成两相平行层流或三相平行层流(水相 / 油相 / 水相模式)的微液液界面。样品组分首先通过扩散到达形成的微液液界面,然后穿过这一微界面到达另一相中实现萃取分离。

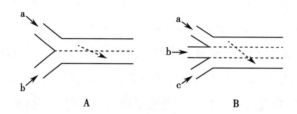

图 1-8 微流控层流液相微萃取常用的液流模式图
A. Y 形通道;B. Ψ 形通道
(实线箭头和虚线箭头分别代表进液方向和样品组分转移方向)

图 1-8A 表示的是两相层流萃取,a、b 分别代表样品溶液(水相)和萃取剂(有机相),当两相溶液在主通道中汇合形成平行层流时,水相中的待测组分被萃取到有机相。除图 1-8A 给出的同向平行层流模式外,还可进行反相平行层流模式萃取,萃取效率更高。

采用具有 Ψ 形通道结构的微流控芯片,可以形成水相 / 油相 / 水相模式的三相平行层流(图 1-8B)。这种三相平行层流模式包括萃取和反萃取两个过程:分析物首先从试样水溶液(供体相 a)中转移到有机相萃取剂(b)中完成萃取过程,然后再从有机相溶液中转移到水相萃取剂(接收相 c)中完成反萃取过程。

把不同类型的通道结构进行串联或并联,可实现更为复杂的实验过程。

萃取完成后,待测物浓度的检测方式可分为原位检测(图 1-9)和分流后检测(图 1-10)两种。

图 1-9 是在 Y 形通道上进行离子对萃取后用共聚焦热透显微镜进行原位在线检测的示意图。原位检测限制了体内药物分析常用的色谱分析方法的使用,而图 1-10 利用双 Y 形结构很好地解决了这个问题,将萃取液接出后与 GC、HPLC 和 MS 等联用,对目标分析物进行检测。

2) 微流控液滴液相微萃取:微流控液滴液相微萃取主要包括两种模式:捕陷液滴和流动液滴。在捕陷液滴模式中,通过主通道侧壁加工的单个或系列槽结构来捕陷萃取剂溶液形成油相液滴,试样溶液连续流经捕陷液滴表面,样品组分就会富集在微液滴中(图 1-11A)。在流动液滴模式中,液滴通过 T型通道结构或十字聚焦型通道结构形成。在 T 型通道结构中,连续相在直通道中流动,分散相从与直通道一侧垂直的通道中引入并在连续相剪切力作用下形成液滴,样品组分伴随着液滴的流动实现相转移(图 1-11B)。在十字聚焦型通道结构中,分散相在直通道中流动,连续相从与直通道两侧垂直的通道中引入，分散相进入出口通道的限制小孔中，并在连续相剪切力作用下形成液滴，样品组分在液滴流动过程中实现萃取(图1-11C)。

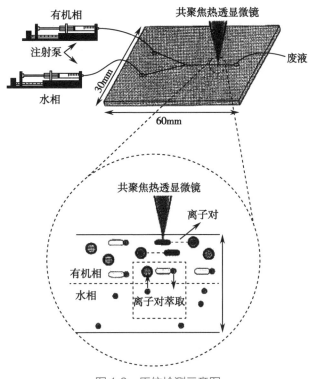

图 1-9　原位检测示意图

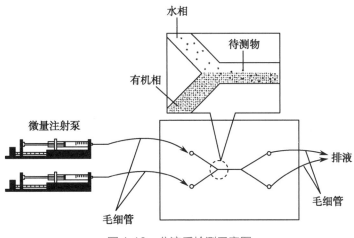

图 1-10　分流后检测示意图

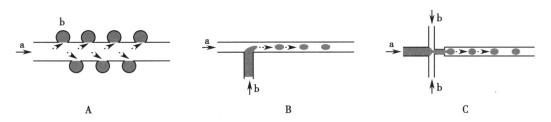

图 1-11　不同通道构型中的微流控液滴液相微萃取示意图

A. 凹槽结构；B. T 型通道结构；C. 十字聚焦型通道结构。

图 1-11 中 a 和 b 分别为试样溶液和萃取剂,实线箭头和虚线箭头分别代表溶液引入方向和样品组分转移方向。

在捕陷液滴萃取实验中,首先让有机萃取剂进入并充满通道及凹槽结构,然后向通道内通入水相样品溶液,样品溶液就会将通道中的有机相冲出,而槽结构中的有机相保留,即形成了捕陷液滴。随着样品溶液连续流经有机相液滴,分析物就会从水相扩散到有机相液滴中实现萃取,凹槽内的溶液可直接利用毛细管取样探针取样后分析;为提高微量成分的检测灵敏度,可通过顺序引入其他反应试剂,与有机相中的待测物发生化学发光反应,等衍生化后再取样测定。

在流动液滴萃取中,也可将水相作为分散相,有机相为连续相进行萃取。

3) 应用前景:自从 1997 年 Manz 提出微流控芯片以来,微流控芯片以其自身的优势在液相微萃取领域吸引了众多学者的目光,因而其方法的改进和发展非常迅速。经过十余年的发展,微流控芯片由最初的层流发展为多层层流、液滴和捕陷液滴等多种模式,分析工作者还致力于新型萃取模式和联用技术的研究。这些进展提高了萃取效率,改进了方法的灵敏度,适用的分析对象范围也由简单体系中的小分子拓宽至复杂基质中不同极性、不同黏度的痕量元素以及痕量有机物。应用领域的扩大也表明微流控芯片优于其他的液相微萃取方法。作为一类高效率、低消耗、低成本及方便与各类仪器联用的样品前处理技术,微流控芯片的发展前景极为广阔。

2. 固相微萃取技术 固相微萃取(solid-phase microextraction, SPME)是在固相萃取基础上发展起来的一种新的萃取分离技术,自 1990 年提出以来,发展非常迅速,目前广泛应用于各领域。

(1) 固相微萃取装置:固相微萃取装置外形如一支微量注射器,由手柄和萃取头组成,萃取头是一根 1cm 长的涂有不同色谱固定相或吸附剂的熔融石英纤维接在不锈钢丝上,外套细不锈钢管(保护石英纤维不被折断),纤维头在钢管内可伸缩,细不锈钢管可穿透橡胶或塑料垫片取样或进样。固相微萃取装置示意图见图 1-12。

(2) 操作过程:①样品萃取:将 SPME 针管刺透样品瓶隔垫,插入样品瓶中,推出萃取头,将萃取头浸入样品(浸入方式)或置于样品上部空间(顶空方式)进行萃取。萃取 2~30 分钟,使分析物达到吸附平衡,缩回萃取头,拔出针管。②进样:用于

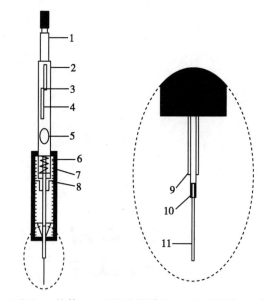

1. 压杆;2. 筒体;3. 压杆支撑旋钮;4. "Z"形槽;5. 筒体视窗;6. 调节针头长度的定位器;7. 拉伸弹簧;8. 密封隔膜;9. 注射外管;10. 不锈钢针管;11. 熔融石英纤维。

图 1-12 固相微萃取装置示意图

气相色谱时,将 SPME 针管插入气相色谱仪的进样器,推手柄杆,伸出纤维头,热脱附样品进入色谱柱;用于液相色谱时,将 SPME 针管插入 SPME/HPLC 接口解吸池,流动相通过解吸池洗脱分析物,将分析物带入色谱柱。

(3) 固相微萃取方法的特点:固相微萃取方法具有以下特点:①无溶剂萃取、成本低、装置简单、操作简便、快速、高效、灵敏;②取样、富集同步进行,与气相色谱联用时可使取样、富集和进样一步到位,

减少样品流失；③能与气相色谱、高效液相色谱、高效毛细管电泳、质谱、电感耦合等离子光谱和离子色谱等多种现代分析仪器联用,实现在线自动化操作。

又由于它应用了针形的采样头,萃取的量很小,不会影响样品的原始平衡,可以用于化学和生物反应过程中目标物的实时在线分析,还可直接用于生物活体采样,是研究药物疗效和毒副作用、环境污染物的变迁等的有效手段。

(4) 固相微萃取影响因素:影响固相微萃取效率的因素很多,主要有如下几方面。

1) 萃取头的种类和膜厚:固定相可以键合型、非键合型和部分交联的形式涂附在石英纤维上。涂层在有机溶剂中的稳定性按以下顺序减小:键合型 > 部分交联 > 非键合型。涂层的极性对待测物的选择萃取有很大影响,根据"相似相溶"原理,非极性涂层有利于对非极性或极性小的有机物的分离;极性涂层对极性有机物的分离效果较好。

除此之外,涂层的厚度对于分析物的吸附量和平衡时间也有影响,厚的涂层适于挥发性的化合物,而薄涂层在萃取大分子或半挥发性的化合物时更显优势,涂层越厚,吸附量越大,有利于扩大方法的线性范围和提高方法的灵敏度,但是达到平衡则需要更长的时间。但是,萃取涂层的厚度和长度受到萃取纤维支持材料的限制,如常用的石英纤维材料质地较脆,能在其表面涂渍高分子固定相薄膜的种类及数量有限。具体来说,高分子固定相涂层对有机物的萃取和富集是一种动态平衡过程,涂层要对有机分子有较强的选择。

2) 萃取温度:萃取温度对固相微萃取存在着双重作用,温度升高,可以加快待测物的分子扩散速度,有利于尽快达到平衡;但是温度的升高又使得平衡分配系数 K 减小、涂层对待测物的吸附量减少,降低了灵敏度,对于顶空固相微萃取(HS-SPME)来说,还有液上温度,一般来讲,液上温度低有利于吸附。

3) 萃取时间:萃取时间由多方面影响,包括萃取头的种类和膜厚、吸附能力、待测物的在基质与涂层之间的分配系数、扩散速度、基质的多少等。一般说来,分配系数小的物质需要的萃取时间长。为了提高实验的重现性,一般实验时要选择相同的萃取时间。

4) 盐效应和 pH:两者在实质上是一样的,都是影响了基质的离子强度,从而影响了待测物在基质和涂层之间的分配系数。盐效应分为"盐溶"和"盐析"两种。"盐溶"是由于离子强度的增加增大了待测物在基质中的溶解量,不利于萃取的进行;"盐析"是由于离子强度的增加减少了待测物在基质中的溶解,使 K 值增大,从而提高了萃取效率。pH 的影响是通过调节酸碱度而影响了溶液中的离子强度,从而改变了待测物在基质中的溶解性。

5) 搅拌:搅拌可以加快基质的传递,从而缩短萃取时间,特别是对于高分子量和高扩散系数的组分。常用的搅拌方式有:超声波搅拌、电磁搅拌、高速匀浆,采取搅拌方式时一定要注意搅拌的均匀性,不均匀的搅拌比没有搅拌的测定精度更差。

6) 解吸温度:解吸温度是影响固相微萃取的另一个因素。在一定的温度条件下,解吸的时间越长,解吸越充分。若解吸不充分,可能对下一次的萃取造成污染。在一定的时间下,温度越高越利于解吸,但是温度过高会缩短萃取纤维的寿命,一般常选择萃取头的老化温度作为解吸温度。

(5) 固相微萃取技术的发展:搅拌棒吸附萃取(stir bar sorptive extraction, SBSE)是在固相微萃取技术基础上发展而来的、相对较新的固相微萃取技术。将萃取搅拌棒作为带有萃取涂层的搅拌子放入待测样品中搅拌一段时间,使待分析组分在样品基质和吸附层之间的分配达到一个平衡,目标化合物就被吸附在萃取涂层上,不需要其他的样品制备过程。取出搅拌棒,利用热脱附质谱法(thermal desorption spectrometry,TDS)或热脱附仪(thermal desorption unit,TDU)进行热脱附分析或使用少量溶剂超声脱附。其原理与固相微萃取探针相似,灵敏度可以比固相微萃取探针高 100~1 000 倍,是用来分析痕量有机组分的很有优势的一种技术。

吸附萃取搅拌棒是由内封磁芯石英棒和萃取层两部分组成,是将萃取层套在内封磁芯石英棒外面,与磁力搅拌器搭配使用,使得萃取层随着内封磁芯石英棒旋转搅拌,从而达到吸附富集目标化合物的目的。内封磁芯石英棒可永久使用,萃取层根据材质不同,使用寿命不同。SBSE 具有固定相体积大,萃取容量高,无须外加搅拌子,可避免竞争性吸附,能在自身搅拌的同时实现萃取富集等优点,在分析样品制备中具有广阔的应用前景。

思考题

1. 血浆和血清样品有什么异同点? 在制备和储存中应注意哪些问题?

2. 当进行药代动力学研究时,适合选用什么生物样品? 在什么情况下适合选用尿样?

3. 当测定血浆样品中的具有高血浆蛋白结合率(如 99%)的生物碱类药物时,应如何提取血浆样品中的待测药物?

（王春英）

参考文献

［1］赵云丽. 体内药物分析. 4 版. 北京：中国医药科技出版社,2019.

［2］马文涛,乐健,洪战英,等. 液相微萃取技术在药物分析中的应用及研究进展. 中国药学杂志,2010,45(6):404-408.

［3］杨翠,汪浩,阎雪,等. 液相微萃取技术及其发展. 延边大学学报(自然科学版),2012,38(3):208-215.

［4］傅若农. 固相微萃取(SPME)近几年的发展. 分析试验室,2015,34(5):602-620.

［5］易兵,谢晓婕,岑小波. 胆汁排泄试验中大鼠胆管插管手术方法探讨. 2015 年(第五届)药物毒理学年会论文集,2015,285-286.

［6］魏欣,李青莲. 电膜微萃取在样品前处理中的研究进展. 药物分析杂志,2017,37(12):2133-2138.

［7］王泽岚,周艳芬,孟哲,等. 核壳聚苯胺选择性磁性固相萃取 - 高效液相色谱 - 质谱法测定牛奶中痕量磺胺类药物. 分析化学,2019,47(1):119-128.

［8］吴哲宽,覃光炯. 基于微流控芯片的液相微萃取的研究进展. 广州化工,2015,43(13):58-61.

［9］AFSHIN R, MOHAMMAD A Z, SADJAD B, et al. Selective determination of caffeine in foods with 3D-graphene basedultrasound-assisted magnetic solid phase extraction. Food Chemistry, 2018, 262(2): 206-214.

［10］PRIYANKA A S, PRANAV S. Lon-pair solid phase extraction for the simultaneous separation and quantitation of metformin and canagliflozin in human plasma by LC-MS/MS. Microchemical Journal, 2018, 143(4): 181-189.

第二章　生物样品分析方法开发与验证

第一节　概　　述

在关键的非临床毒代动力学 / 药代动力学(TK/PK)研究以及包括生物利用度比较 / 生物等效性研究(BA/BE)等的临床试验中，在为临床合理用药的治疗药物监测(TDM)中，以及为药品的安全性和有效性评价中，揭示药物在人或动物体内的动态变化规律，阐明机体对药物的吸收、分布、代谢(生物转化)和排泄的处置过程与特点是其首要目标，这有赖于准确、可靠的生物样品中药物及其活性代谢产物的浓度数据。因此，建立可靠、稳定的生物样品(受试者或动物的生物体液或组织)中痕量化学药物或其活性代谢产物以及生物药物或其类似物的定量分析方法，是药品研发和注册申请或临床监护与评价中保证数据的质量和一致性的基础。而生物样品定量分析方法验证旨在证明所采用的生物分析方法适用于预期目的，是提高支持注册申请的结果可靠的关键。本章将就生物样品分析方法开发和方法验证的基本内容与要求进行论述。

第二节　生物样品分析方法开发

生物样品分析方法开发的目的是确定方法的设计、操作条件、局限性和适用性以达到预期目的，并确保分析方法已被优化，可用于验证。方法开发一旦完成，需经过方法验证证明该优化的方法适用于试验样品分析。

一、生物样品分析方法设计

设计适用于预期目的的生物样品分析方法，应充分利用现代科学技术的成就和前人的研究成果。在系统检索国内外相关文献的基础上，对待测药物或其特定代谢产物(以下统称待测物)在生物体内的存在状况、药代动力学参数以及检测技术的应用等相关资料或数据进行分析和研究，以供借鉴。

(一)生物样品分析方法的选择

生物样品分析方法的选择受多种因素的影响。一般而言，生物样品中待测物的预期浓度范围是决定生物样品分析方法的首要因素。从动物或人体内获得的生物样品所含待测物的浓度大多较低

$(10^{-10}\sim10^{-6}\text{g/ml})$，而且样品的量常常很少，并且难以通过增加生物样品的量提高方法的检测水平。因此，在设计生物样品分析方法时，首先考虑的问题是选择适宜的检测方法。

目前，在生物样品分析中常用的检测方法主要是色谱分析法和配体结合分析法。各方法的特点及适用范围如下。

1. **色谱分析法**　色谱分析法主要包括气相色谱法（GC）、高效液相色谱（HPLC）或超高效液相色谱法（ultra high performance liquid chromatography，UHPLC）、色谱 - 质谱联用法（LC-MS、LC-MS/MS、GC-MS、GC-MS/MS）等。可用于大多数小分子化合物的药代动力学及代谢产物研究，或基于药代动力学原理的生物利用度 / 生物等效性（BE/BA）或治疗药物监测（TDM）等临床药学研究。近年来，随着液相色谱 - 高分辨质谱（HRMS）联用技术，如液相色谱 - 飞行时间质谱联用（LC-TOF/MS）技术与设备的普及，色谱分析法已逐步应用于蛋白质、多肽等生物大分子类分析物（包括生物制品或内源性物质）的检测与分析。

2. **配体结合分析法**　配体结合分析法（ligand binding assay，LBA）主要有免疫分析法，如放射免疫分析法（RIA）、酶免疫分析法（EIA）、化学发光免疫分析法（CLIA）和荧光免疫分析法（FIA），多用于蛋白质、多肽等生物大分子类物质的检测。本法具有一定的特异性、灵敏度高，但原型药物与其代谢产物或内源性物质之间常有交叉免疫反应，故本法不适用于小分子药物代谢研究或特定代谢产物的测定，主要应用于临床TDM及生物大分子类物质的药代动力学及其相关研究。

综上，由于色谱分析法具有较高的灵敏度、特异性和准确性，能适应大多数药物的检测需要。同时，随着色谱联用技术的完善与仪器的普及，目前色谱分析法，尤其是UHPLC及其联用技术、LC-MS与LC-MS/MS已经成为生物样品中药物及其代谢产物分析检测的首选方法。

（二）生物样品分析方法的设计

在生物样品分析方法开发之前，方法设计应充分了解目标待测物，例如确定药物的理化性质、体外和体内代谢以及蛋白结合，并考虑可能适用的先前分析方法的各方面。

1. **药物的理化性质**　药物的极性、酸碱性、亲脂性和油 / 水分配系数等特性决定生物样品的制备方法和条件。例如，强极性或亲水性药物常难以采用溶剂萃取，可采用蛋白质沉淀法、固相萃取（极性载体）或衍生化后萃取等技术。再如，某些有机碱性药物遇高氯酸可生成不溶性高氯酸盐，则不宜使用高氯酸沉淀蛋白质后直接进行 HPLC 测定，但可在适当的 pH 条件下用溶剂萃取法处理。再者，药物的光谱学或电化学特性则决定了在线检测方法的应用。另外，药物的稳定性亦影响生物样品的处理方法，对酸、碱不稳定的药物，在沉淀蛋白或溶剂萃取中应注意避免使用强酸或强碱性溶剂；对热不稳定的药物，则在萃取液浓缩过程中应注意避免高温蒸发。

2. **药物的蛋白结合与预期浓度**　待测药物在生物样品中的蛋白结合与预期浓度，对生物样品的分离纯化方法和样品分析的检测技术选用起着非常重要的作用。例如，对于与血浆蛋白亲和力强、结合率高的待测药物，不宜直接使用溶剂萃取法处理样品，甚至可能需要使用酶分解法使蛋白质分解而释出药物；再如，待测药物浓度较高时，可以考虑采用相对简便的样品处理方法，如蛋白质沉淀法；而当待测药物浓度较低尤其是有代谢产物共存时，常需考虑代谢产物的干扰或原型药物与特定代谢产物的同时测定，宜采用萃取 - 浓缩的样品处理模式和高灵敏度、高特异性的分析检测技术，如LC-MS/MS。

3. **药物的体内外代谢**　待测药物在基质中的存在形式，也直接影响生物样品处理方法的选择。例如，当待测药物与代谢产物共存时，需要考虑代谢产物的干扰，甚至需要考虑不稳定代谢产物（如不稳

定的 *N*- 氧化物或葡萄糖苷酸代谢产物)的回复转化对分析结果的影响,选择样品处理方法时应考虑避免能造成其水解的步骤;当进行生物样品中特定药物代谢产物分析时,常因待测物多以缀合物形式存在而需对生物样品进行酸水解或酶水解处理使之游离;而在测定发样中的金属元素时,宜选用强酸有机破坏法或氧瓶燃烧法制备分析样品。

4. **分析目的与检测技术**　生物样品中待测药物分析的目的也间接影响分析方法的应用。例如,药代动力学以及以药代动力学参数为终点评价指标的生物利用度比较/生物等效性(BA/BE)研究中常需同时测定原型药物和代谢产物,要求方法具有较高的专属性和灵敏度(LLOQ 在 10^{-9}g/ml 以下),同时还要考虑待测物的预期浓度范围(C_{max}~C_{max} 的 1/20)较大的特点,要求检测方法具有较宽的定量范围,大多采用色谱联用技术,如 LC-MS 或 LC-MS/MS 等。而治疗药物监测(TDM)通常只测定原型药物,且待测药物的预期浓度在有效治疗浓度范围内,所以分析方法宜选用简便易行的配体结合分析法(LBA),以适用于长期、批量样品的测定。另外,在药物滥用或中毒患者的临床抢救中,通常药物浓度极高、且需快速确证中毒药物。因而,应特别强调方法的特异性和分析速度,如 GC-MS 等。

在设计生物样品分析方法时,还应充分考虑所采用的分析检测技术的特点及对试样的要求。例如,使用 LC-MS 检测要求测试样品"清洁",可采用蛋白质沉淀 - 溶剂萃取的生物样品处理方法;而采用 LBA 时,生物样品的处理方法可相对粗放,如经过简单的蛋白质沉淀或溶剂萃取,甚至可不经过任何预处理而直接测定。

二、生物样品分析方法优化

生物样品分析方法初步拟定后,需进行一系列的试验工作,以优化待测物提取与检测的相关过程和条件,包括优化标准品/对照品、关键试剂、校准曲线、选择性/特异性、质控样品、灵敏度、准确度和精密度、回收率、待测物基质稳定性及 LBA 的最低稀释度(minimum required dilution, MRD)等参数,以确保该方法适合于验证。虽然生物分析方法开发不需要保存大量的记录或注释,但应记录操作过程的变更以及任何问题及其解决方案,以便为已验证的方法在正式用于试验样品分析之前或期间发生的变更提供依据。下面以色谱分析法为例。

(一)色谱条件的优化

取待测物、内标(必要时)的标准物质(质量应满足分析方法验证指导原则要求)的非生物基质溶液(通常为甲醇溶液),在选定色谱技术(HPLC 或 UHPLC)与检测器类型(UV 或 MS)的基础上,通过调整色谱条件(如色谱柱型号或尺寸、流动相组分及其配比与流速、柱温等)与检测条件(如紫外检测波长或质谱检测参数等),使待测物与内标具有良好的响应与适当的保留时间,足够的线性范围和灵敏度,以及系统的适用性。

(二)提取条件的优化

1. **溶剂与试剂优化**　取待测物、内标(必要时)的非生物基质溶液(通常为水溶液),按照拟定的生物样品提取(如蛋白质沉淀、溶剂萃取等)或其他方法(如衍生化法)处理后,在优化后的色谱图条件下进样分析。通过调整样品预处理条件与主要试剂,例如:蛋白质沉淀剂、提取溶剂、衍生化试剂与溶剂及衍生产物的萃取溶剂等,优化样品预处理方法。

本步骤主要优化需经化学反应的预处理过程,若预处理过程仅为生物样品的提取分离,则也可不进行本步骤,直接进行生物基质试验。

2. **生物基质试验** 取生物基质(如空白血浆)与加标样品(如空白血浆加入试验样品预期浓度范围的下限与上限的待测物),按照拟定或经优化的样品预处理制成空白样品与加标样品,按照经优化的色谱条件分析,评估分析方法的选择性(特异性)、灵敏度、残留、基质效应等效能。空白样品色谱图中,在待测物、内标的"信号窗"(色谱峰附近的有限范围)内不应出现内源性物质(endogenous substance)或特定物质的干扰信号,或其干扰应能满足方法验证要求;低浓度加标样品应有足够而稳定的信号强度;随高浓度加标样品后的空白样品色谱图中,不应出现待测物信号,或其信号强度应能满足方法验证要求;加标样品和加有同浓度标准溶液的空白样品,二者的待测物信号强度(或与内标的比值)之比,应能满足方法验证要求。

3. **校正标样与质控样品试验** 取生物基质,按照试验样品中待测物的预期浓度范围,加入待测物的标准物质制成校正标样(calibration standard)和质控(quality control, QC)样品,照"生物基质试验"项下方法试验,建立分析方法的定量范围与标准曲线,并进行方法的准确度、精密度、稀释可靠性以及样品与溶液的稳定性等各项参数的验证和提取回收率与基质效应的评估。

第三节 生物样品分析方法验证

准确测定生物基质(如全血、血清、血浆、尿液)中的药物浓度,对于药物和制剂研发非常重要。这些数据可被用于支持药品的安全性和有效性,或根据毒代动力学、药代动力学和生物等效性试验的结果做出关键性决定。因此,必须验证和记录应用的生物分析方法,以证明其应用于某种生物基质中药物浓度测定的可靠性。

一、生物样品分析方法验证分类

《中国药典》(2020年版)四部通用技术要求的指导原则项下收载了《9012生物样品定量分析方法验证指导原则》。本指导原则提供生物分析方法验证的要求,也涉及非临床或临床试验样品实际分析的基本要求,以及何时可以使用部分验证或交叉验证来替代完整验证。

生物样品分析方法验证分为完整验证(full validation)、部分验证(partial validation)和交叉验证(cross validation)三种情况。

(一) 完整验证

分析方法验证的主要目的是,证明特定方法对于测定在某种生物基质中分析物浓度的可靠性。一般对于每种新的分析方法(新开发的分析方法)和已被验证的分析方法应用于新分析物(新的药物或新增代谢产物)的定量分析时,应进行完整验证。有时可能需要测定多个分析物,这可能涉及两种不同的药物,也可能涉及一个母体药物及其代谢产物,或一个药物的对映体或异构体。在这些情况下,验证和分析的原则适用于所有涉及的分析物。

方法验证应采用与试验样品相同的基质与抗凝剂。当难以获得相同的基质时,可以采用适当基质替代,但要说明理由。

此外,色谱方法通常使用适当的内标。应该从可追溯的来源获得对照标准物质。应该科学论证对照标准物质的适用性。分析证书应该确认对照标准物质的纯度,并提供储存条件、失效日期和批号。对于内标,只要能证明其适用性即可,例如显示该物质本身或其相关的任何杂质不产生干扰。

当在生物分析方法中使用质谱检测时,推荐尽可能使用稳定同位素标记的内标。它们必须具有足够高的同位素纯度,并且不发生同位素交换反应,以避免结果的偏差。

(二) 部分验证

在对已被验证的分析方法进行小幅改变情况下,根据改变的实质内容,可能需要部分验证。可能的改变包括:生物分析方法在实验室之间的转移(使用的生物分析方法来自另一个实验室),改变仪器、校正浓度范围、样品体积,使用其他基质或物种,改变抗凝剂、样品处理步骤、贮存条件等。应报告所有的改变,并对重新验证或部分验证的范围说明理由。

(三) 交叉验证

应用不同方法从一项或多项试验中获得数据,或者应用同一方法从不同试验地点获得数据时,需要互相比较这些数据时,需要进行分析方法的交叉验证。交叉验证的结果对确定获得的数据是否可靠以及它们是否具有可比性非常关键。如果可能,应在试验样品被分析之前进行交叉验证。同一系列质控样品或试验样品应用两种分析方法测定。对于质控样品,不同方法获得的平均准确度应在 ±15% 范围内,如果放宽,应该说明理由。对于试验样品,至少 67%(2/3)的样品测得的 2 组数值差异应在两者均值的 ±20% 范围内。

二、生物样品分析方法验证国际规范

(一) 概述

美国药学科学家协会(American Association of Pharmaceutical Scientists, AAPS)、美国食品药品管理局(Food and Drug Administration, FDA)、国际药学联合会(International Pharmaceutical Federation, FIP)、加拿大健康保护处(Health Protection Branch, HPB)和美国分析化学家协会(Association of Official Analytical Chemist, AOAC)共同主办,于 1990 年召开了第一届生物分析方法验证研讨会(The First Bioanalytical Method Validation Workshop),生物样品分析方法验证逐渐规范化。经过 10 年验证经验的积累和整理,FDA 于 2001 年首次发布了《生物分析方法验证指导原则》(Guidance for Industry: Bioanalytical Method Validation, BMV),于 2013 年发布了修订版(草案),并于 2018 年批准生效。在 FDA 发布 BMV 指导原则之后,世界各国相继发布了在各自管辖区域的 BMV 指导原则。其中,最具影响力的是欧洲药品管理局(European Medicines Agency, EMA)于 2011 年发布、2012 生效的人用药品委员会(CHMP)制定的《生物分析方法验证指导原则》(Guideline on Bioanalytical Method Validation)。《中国药典》2015 年版首次在四部通则收载了《9012 生物样品定量分析方法验证指导原则》。各国 BMV 指导原则中,主要验证指标基本相同,细节略有差异,参见表 2-1。

由于世界各国发布的 BMV 指导原则存在一定的差异,ICH 于 2019 年 2 月发布了 ICH 协调指导原则 M10《生物分析方法验证》(草案)[ICH Harmonised Guideline: Bioanalytical Method Validation M10(draft version)]。M10 于 2022 年 5 月获得 ICH 监管成员认可,发布了定稿(终版),并将 "Bioanalytical Method Validation" 修订为 "Bioanalytical Method Validation and Study Sample Analysis"。由于该指导原则系最新

发布，其相关表述更为全面和详尽，而且我国国家药品监督管理局（NMPA，原国家食品药品监督管理总局）已于 2017 年正式成为 ICH 监管机构成员，并于 2018 年当选为 ICH 管理委员会成员。关于药品注册申请相关研究均将遵循 ICH 原则。故此，本节将介绍 ICH 的指导原则，尽管 ICH 指导原则的相关规定与《中国药典》（2020 年版）收载的 BMV 指导原则存在共同之处，但为保持论述的连续性与可读性，以下将完整介绍 ICH 的"Harmonised Guideline：Bioanalytical Method Validation and Study Sample Analysis M10（Final version）"。

表 2-1　生物分析方法完整验证指标比较

方法类型	验证指标	ICH/M10 (2022)	FDA/BMV (2018)	EMA/BMV (2012)	ChP/9012 (2020)
色谱法	选择性	+	+	+	+
	特异性	+	+	—	—
	回收率	<+>	<+>	—	—
	基质效应	+	(+)	+	+
	标准曲线和范围	+	+	+	+
	定量下限	—	—	+	+
	准确度和精密度	+	+	+	+
	残留效应	+	+	+	+
	稀释可靠性	+	+	+	+
	稳定性	+	+	+	+
	重进样重现性	+	—	—	+
配体结合法	特异性	+	+	+	+
	选择性	+	+	+	+
	标准曲线和范围	+	+	+	+
	准确度和精密度	+	+	+	+
	残留效应	必要时	必要时	必要时	—
	稀释线性	+	+	+	+
	平行性	必要时	—	+	+
	稳定性	+	+	+	+
	灵敏度	—	+	—	—
	MRD	(+)	—	+	必要时

注：+，需进行该项考察并设立接受标准；(+)，只提及，未明确评估方法和接受标准；<+>，提及评估方法，未明确接受标准；—，未提及。

（二）ICH《生物分析方法验证和研究样品分析》

生物基质中化学药物和生物药物及其代谢产物的浓度测定是药物研发过程中的重要内容，其研究结果有助于支持药品安全性和有效性相关监管决策。因此，所使用的生物分析方法必须经过充分表征、适当验证和记录，以确保获得可靠的数据以支持监管决策。

某些情况下，本指导原则还可促进药物研发过程中依据 3R 原则，即减少、优化和替代（Reduce，Refine，Replace）原则进行动物研究。

1. **目的**　本指导原则旨在为化学药物和生物药物定量生物分析方法验证及其在研究样品分析中的应用提供建议,以确保用于支持化学药物和生物药物研发和注册申请中生物分析结果的质量和一致性。

生物分析方法验证旨在证明所采用的生物分析方法适用于预期目的。也可采用本指导原则建议以外的方法进行验证,但需要提供适当的科学依据。采用或拟采用不同方法验证时,建议申请人就验证方法的重大变更咨询监管机构。

2. **范围**　本指导原则描述了用于支持监管决策的生物样品(例如血液、血浆、血清、其他体液或组织)生物分析方法验证和研究样品分析。本指导原则适用于测定生物样品(如全血、血浆、血清、其他体液或组织)中化学药物和生物药物及其代谢产物浓度的方法,上述生物样品来自于:根据《药物非临床研究质量管理规范》(GLP)原则进行的非临床毒代动力学(TK)研究、为替代临床试验而开展的非临床药代动力学(PK)研究(例如采用非临床 PK 数据支持治疗急性放射综合征或炭疽等抢救药物的人体给药剂量的研究)以及各期临床试验,包括向监管机构提交的生物利用度比较和生物等效性(BA/BE)研究。对拟提交的注册申请研究中涉及的主要基质,应进行完整的方法验证。必要时,还应对其他基质进行部分验证。

对不用于注册申请、药品安全有效性评估或说明书内容研究(如探索性研究),申请人可根据其支持内部决策的强度水平自行决定分析方法验证的程度。

本指导原则适用于配体结合分析法(LBA)和色谱分析法[例如,通常与质谱(MS)检测器联用的液相色谱(LC)或气相色谱(GC)]的定量分析方法。

对于必须遵循《药物非临床研究质量管理规范》(GLP)或《药物临床试验质量管理规范》(GCP)的研究,研究样品的生物分析方法也应符合其相关要求。

本指导原则不适用于生物标志物和免疫原性分析方法。

3. **一般原则**

(1) 方法开发:生物分析方法开发的目的是确定方法的设计、操作条件、局限性和适用性以达到预期目的,并确保分析方法可用于验证。

在生物分析方法开发之前或开发过程中,如果可行,申请人应充分了解目标待测物(例如,确定药物的理化性质、体内外代谢,红细胞/血浆分布,以及蛋白结合情况),并考虑可能适用的任何现有分析方法的各方面。

方法开发涉及明确待测物定量检测相关的过程和条件,包括以下要素的充分表征:对照品/标准品、关键试剂、校准曲线、质控样品、选择性和特异性、灵敏度、准确度、精密度、回收率、待测物稳定性、最低稀释度(MRD)。

生物分析方法开发不需要保存大量的记录或注释。方法开发一旦完成,需经过方法验证,证明该方法适用于研究样品的分析。

如果在分析非临床和临床研究样品期间遇到需要停止分析的问题,则应记录检测方法的任何变更。

(2) 方法验证

1) 完整验证:为确保分析性能的可接受性和分析结果的可靠性,必须对生物分析方法进行验证。生物分析方法是用于测定生物样品中待测物浓度的一系列操作步骤。在建立用于临床和关键非临床研究中待测物定量分析方法时,应对其进行完整验证。药物研发过程中采用文献报道的分析方法和商业试剂盒用于生物样品分析时，也应进行完整验证。通常情况下仅需测定一个待测物，但有时需检测多个待测物，可能涉及：两种或两种以上不同的药物，或原型药物与其代谢产物，或药物的对映体或异构体。此时，所有目标待测物的方法学验证和样品分析均应符合本指导原则。除另有说明外，色谱分析法的完整方法验证应包括以下内容：选择性、特异性、基质效应、校准曲线（响应函数）、范围［定量下限（LLOQ）至定量上限（ULOQ）］、准确度、精密度、残留效应、稀释可靠性、稳定性和重进样重现性。

除另有说明外，LBA 的方法验证应包括以下内容：特异性、选择性、校准曲线（响应函数）、范围（定量下限至定量上限）、准确度、精密度、残留效应、稀释线性和稳定性。必要时，如可获得合适的研究样品，还应进行平行性考察。

方法验证期间开展的各项评估应与研究样品的分析工作流程相同。用于分析方法验证的基质（包括抗凝剂和添加剂）应与研究样品相同。在难以获得与研究样品相同基质（例如，组织、脑脊液、胆汁等稀有基质）或测定游离药物的情况下，可使用替代基质开展分析方法验证。

替代基质的选择应科学合理。通常认为，同一物种内不同基质间的差异（例如，年龄、种族、性别）不会影响方法验证。在无可用基质的情况下（例如短缺、3R 原则），也可以使用类似的替代基质（例如人血浆）稀释样品，但需要充分论证理由，证明替代基质的使用符合指导原则的建议，包括准确度和精密度、无干扰等，并以相同的方式处理稀释质控样品。

应事先建立详细具体描述生物分析方法及其验证过程的书面文件，可以采用研究方案、研究计划、报告、记录或标准操作规程（SOP）的形式。

2）部分验证：对经完整验证的分析方法的修改可以通过部分验证进行评估。部分验证的内容应根据方法变更的范围和性质来确定，验证内容可从仅一项准确度和精密度验证到几乎完整验证。具体验证方法与要求见后续相关条目。

3）交叉验证：当涉及多种分析方法和／或多个生物分析实验室时，需采用交叉验证来评估报告数据间的相关性。具体验证方法与要求见后续相关条目。

4. 色谱法

（1）对照标准品：在进行方法验证和研究样品分析时，需将含有目标待测物对照标准品的溶液加入空白基质中，以制备校正标样和质控样品。校正标样和质控样品应采用不同的储备液制备。但是，如果储备液的准确度和稳定性已得到验证，校正标样和质控样品可采用相同的储备液制备。

应在所有校正标样、质控样品和研究样品处理过程中加入适宜的内标（IS）。若不添加内标，应提供相应的支持性证据。

对照标准品具有良好的性质至关重要，其质量会影响分析结果，从而影响研究数据，因此要确保其质量（纯度、规格、鉴别）和内标的适用性。方法验证和研究样品分析过程中使用的对照标准品的来源应可靠并可追溯，并且其化学形式应与待测物相同。如果无法获得与待测物相同的对照标准品，也可以使用质量可控的其他化学形式的物质（例如，盐或水合物）。

适宜的对照标准品包括药典标准品、商业化标准品或经充分验证的内部或外部组织制备的标准品。应提供分析证书（CoA）或同等的其他材料来证明对照标准品的质量，应包含有关纯度、储存条件、重新标定／失效日期和批号的相关信息。

内标不需要提供分析证书，只要证明其适用性即可。例如，能够证明该物质本身或其相关的任何杂质对于待测物的检测不会产生干扰。

使用质谱检测时,建议尽可能使用稳定同位素标记的待测物作为内标。同位素内标必须具有足够高的同位素纯度,并且不会发生同位素交换反应。应检测是否存在未标记待测物,如果检测到未标记待测物,则应在方法验证期间评估其潜在影响。

储备液和工作液应当使用分析证书所标明的稳定期内(即有效期或重新标定日期)的对照标准品制备。

(2)方法验证

1)选择性:选择性是分析方法在空白生物基质中存在潜在干扰物质的情况下区分和测定待测物的能力。

应使用至少6个不同个体来源/批次(非溶血和非高脂)的空白基质(不含待测物或内标的基质样品)证明选择性。在不同来源的基质难以获得的情况下,可以使用更少来源的基质。还应评估内标的选择性。

选择性的评估应证明空白样品中待测物或内标的保留时间处没有干扰组分引起的显著响应。每个基质中,干扰组分的响应应不高于待测物定量下限响应的20%,并且不高于定量下限样品中内标响应的5%。

高脂基质选择性的评价应使用至少一种来源的高脂基质。为保证科学合理性,用于验证的基质应尽可能代表预期的研究样品,应尽量从甘油三酯水平异常高的受试者中获得。如果难以获得,也可以使用加入甘油三酯的基质,虽然其不能完全代表研究样品。如果药物影响脂质代谢或预期的患者是高脂血症群体,则不建议使用加入甘油三酯制备的高脂基质。高脂基质的选择性验证对于临床前研究来说不是必需的,除非药物影响脂质代谢或者在特定的高脂血症动物中应用。

溶血基质选择性的评价应使用至少一种来源的溶血基质,可通过向基质中加入溶血全血(至少2% v/v)获得,以形成明显可检测的溶血样品。

2)特异性:特异性是生物分析方法检测和区分待测物与其他物质的能力,包括相关物质(例如,与待测物结构相似的物质、代谢产物、异构体、杂质、样品制备过程中形成的降解产物,或预期目标适应证患者的合并用药)。

如果生物基质中预计存在相关物质,则应在方法验证期间或者在给药前的研究样品中评估其影响。当采用 LC-MS 方法时,特异性的考察包括比较待测物与潜在干扰相关物质的分子量,以及将相关物质与待测物色谱分离。

干扰组分的响应不应超过待测物定量下限响应的20%,并不高于定量下限样品内标响应的5%。

在分析检测过程中(包括提取过程或进入离子源以后),还应评估代谢产物回复转化为母体待测物的可能性(即潜在不稳定的代谢产物,如酯待测物到醇/酸代谢物、不稳定的 N- 氧化物或葡萄糖苷酸代谢产物、内酯环结构)。在新化学实体药物研发的早期阶段,尚未对新的代谢产物进行研究时,这种评估通常无法实现。但建议考虑以上情形,并在必要时进行部分验证。如存在上述情况,则应该在生物样品分析报告中评估回复转化程度,并讨论对研究结果的影响。

3)基质效应:基质效应是指由于生物基质中的干扰物质和通常未识别的成分引起的待测物响应的改变。在方法验证过程中,需要考察不同来源/批次间的基质效应。

基质效应应通过分析至少3个重复的低和高浓度质控样品进行评估,每个重复使用至少6个不同来源/批次的基质制备。对于每一个来源/批次基质,准确度应在标示浓度的±15%以内,并且精密度(变异系数百分比,%CV)应不大于15%。如果基质难以获得,可以允许使用更少来源/批次的基质。

如果可能,基质效应也应在相关的患者群体或特殊人群(例如肝功能不全或肾功能不全患者)中评估。当预计研究中会出现溶血或高脂基质时,建议在方法验证期间根据具体情况使用溶血或高脂基质进行额外的基质效应考察。

4)校准曲线和范围:校准曲线用于描述待测物的标示浓度与分析响应之间的关系。通过在基质中加入已知浓度待测物制备校正标样,涵盖相应的浓度范围并组成校准曲线。配制校正标样的基质应与研究样品基质相同。校准曲线的浓度范围由定量下限(LLOQ,校正标样的最低浓度)和定量上限(ULOQ,校正标样的最高浓度)来决定。在方法验证和每一分析批中,每个待测物都应随行一条校准曲线。

校准曲线应包括空白样品、零浓度样品(仅加入内标的空白样品)和至少 6 个浓度水平的校正标样(包括 LLOQ 和 ULOQ)。

应使用简单的回归模型来充分描述浓度 - 响应关系。回归模型的选择应该有书面的操作规程指导。应在方法验证期间确定回归模型、数据加权或转换方案。空白样品和零浓度样品不应该包含在校准曲线回归方程当中。校正标样可以重复分析,在这种情况下,所有可接受的重复数据都应纳入校准曲线回归分析。

报告中应包括校准曲线参数(例如,线性拟合时的斜率和截距)、校正标样的回算浓度和计算的平均准确度和精密度。应提交在验证过程中所有可接受的校准曲线,其中包括数天内考察的至少 3 个独立分析批的校准曲线。在 LLOQ 水平,校正标样回算浓度的准确度应在标示浓度的 ±20% 以内,其他水平应在标示值的 ±15% 以内。至少有 75% 的校正标样且至少 6 个浓度水平应符合上述标准。

在使用重复测定的情况下,对于每个浓度水平,至少 50% 的校正标样应满足接受标准(LLOQ ±20% 以内,其他浓度在 ±15% 以内)。如果不符合接受标准,则应拒绝该校正标样,并重新拟合去除该校正标样后的校准曲线,包括回归分析。对于准确度和精密度考察的批次,如果分析批 LLOQ 或 ULOQ 校正标样的所有重复数据都不合格,则应拒绝该批次结果,确定分析批失败的可能原因,并在必要时修改方法。如果下一个验证批次也失败,则应在重新启动验证之前修改该方法。

应至少在一次评估中采用新鲜配制的校正标样制备校准曲线。随后,可在规定的稳定期内使用冷冻的校正标样。

5)准确度和精密度

①质控样品制备:质控样品旨在模拟研究样品,通过将已知量的待测物加入到空白基质中制备,并在与研究样品相同预期条件下储存和检测,以评估分析方法的有效性。

校正标样和质控样品应采用不同的储备液制备,以避免出现与方法分析性能无关的偏差。如果储备液的准确度和稳定性已得到验证,则可使用相同的储备液制备校正标样和质控样品。如果不存在干扰或基质效应,也可以使用单一来源的空白基质。

在方法验证过程中,应制备在校准曲线范围内至少 4 个浓度水平的质控样品:LLOQ、在 LLOQ 浓度三倍以内(低浓度 QC)、约为校准曲线范围的 30%~50%(中浓度 QC)和至少 ULOQ 的 75%(高浓度 QC)。

对于非准确度与精密度验证的分析批,可重复分析低、中和高浓度质控样品。这些质控样品,连同校正标样将作为接受或拒绝分析批的依据。

②准确度和精密度评估:准确度和精密度应通过分析每一个分析批(批内)和不同分析批间(批间)的质控样品来确定。应使用相同批次的数据评估准确度和精密度。

批内准确度和精密度应通过在每一分析批内,对每个浓度水平的质控样品进行至少5个样品分析来评估。批间准确度和精密度需要通过对每个浓度水平的质控样品在至少两天内考察的至少3个分析批结果进行评价。为了能够评估一个分析批内随时间变化的任何趋势,建议至少在一个分析批中证明质控样品的准确度和精密度,该分析批的大小应与研究样品预期分析批大小相当。报告的方法验证数据以及准确度和精密度应包括所有获得的结果,包括不符合接受标准的单个质控样品,已被记录的明显错误情况除外。同时,还要提交每个分析批的批内准确度和精密度数据。如果,不是所有分析批的批内准确度和精密度均满足标准,则应计算每个浓度水平质控样品的批内准确度和精密度的总体估计值。批间精密度和准确度应合并所有批次的数据进行计算。

用于这些考察的分析批中,至少一个分析批的校准曲线应采用新鲜配制的校正标样制备。如果其他分析批未使用新鲜配制的校准曲线,则需证明冻存校正标样的稳定性。

除LLOQ外,每个浓度水平质控样品的准确度均应在标示值的±15%以内,LLOQ的准确度应在标示值的±20%以内。除LLOQ外,每个浓度水平质控样品的精密度(%CV)不应超过15%,LLOQ的精密度不应超过20%。

对于非准确度与精密度验证的分析批,至少2/3的质控样品、每个浓度水平质控样品至少50%的应在标示值的±15%范围内。

6) 残留效应:残留效应是指前一个样品保留在分析仪器上的残余物引起的测定浓度变化。

在方法开发过程中应当评估并尽量减少残留。在验证期间,通过在ULOQ标样之后分析空白样品来考察残留效应。在ULOQ标样之后的空白样品中,残留应不超过LLOQ标样中待测物响应的20%和内标响应的5%。如果残留不可避免,则研究样品不能随机进样,应考虑具体措施,在方法验证时检验并在研究样品分析时应用这些措施,以确保残留不影响准确度和精密度。包括在分析预期高浓度样品之后,下一个研究样品之前,进样空白样品。

7) 稀释可靠性:稀释可靠性是在必要时对样品稀释过程的评估,以确保不会对待测物浓度的准确度和精密度造成影响,应使用与制备质控样品相同物种来源的空白基质进行样品稀释。

稀释质控样品中待测物的浓度应大于ULOQ,采用空白基质进行稀释,稀释后的浓度应在经验证的校准曲线范围内。每个稀释因子至少5个测定值,并在同一批次内进行分析,以确定检测浓度能在校准曲线范围内被准确、精密地测量。在研究样品分析期间应用的稀释因子和浓度应在验证期间评价的稀释因子和浓度的范围内。稀释质控样品的平均准确度应在标示值的±15%之内,精密度(%CV)应不超过15%。

当试验基质难以获得时,在证明其不影响精密度和准确度的情况下,可以使用替代基质进行稀释。

8) 稳定性:应进行稳定性考察,以确保样品在制备、处理和分析过程中采取的每一步操作以及使用的储存条件都不会影响待测物的浓度。

用于稳定性试验的储存和分析条件,如样品储存时间和温度、样品基质、抗凝剂和容器材料等,都应与实际研究样品相同。文献报道的数据不足以证明稳定性结果。稳定性考察中的质控样品储存时间不能比研究样品储存时间短。

采用低浓度和高浓度稳定性质控样品考察基质中待测物的稳定性。低浓度和高浓度稳定性质控样品应分别在零时和考察条件下储存后进行评价(其中,零时浓度与标示浓度比较,以确认质控样品制备正确）。应在每个浓度水平下制备一批质控样品，对于每个浓度水平，应将这批质控样品分为至少 3 等份，以进行储存、处理和分析。

根据校准曲线分析稳定性质控样品。校准曲线由新鲜制备的校正标样获得，同批次随行检测新鲜制备的质控样品或稳定性已被证明的质控样品。每一浓度的均值应在标示浓度的 ±15% 范围内。如果研究样品的浓度持续高于校准曲线的 ULOQ，则应调整高浓度稳定性质控样品的浓度，以反映这些较高浓度样品的稳定性结果。由于溶解度的限制，这种情况在非临床研究中很难出现。

对于固定剂量的复方制剂或特定的药物治疗方案的相关研究，应使用加入了所有给药化合物（API）的基质进行各待测物在基质中冻融、前处理过程中和长期稳定性的考察。

通常应进行下列稳定性考察：

①基质中待测物的稳定性

Ⅰ. 冻融稳定性：为了评估从冷冻储存条件中反复取出样品的影响，应采用与研究样品相同的处理过程，对低和高浓度稳定性质控样品进行解冻和分析。稳定性质控样品应在解冻循环之间保持至少 12 小时的冷冻。用于冻融稳定性考察的质控样品应使用新制备的校准曲线和质控样品或已证明稳定的质控样品进行评估。经验证的冷冻 - 解冻循环次数应不少于研究样品所经历的冻融循环次数，但至少应进行三次循环。

Ⅱ. 前处理稳定性（短期稳定性）：应设计考察基质中待测物在前处理过程中的稳定性试验，以模拟研究样品的实验室处理条件。

● 低浓度和高浓度稳定性质控样品应采用与研究样品相同的方式解冻，并在前处理过程中保持与研究样品相同的温度和至少相同的持续时间。

● 前处理过程中的总时间应该是一致的；不接受额外暴露于前处理条件下的时间累加（即不包括每次冻融考察时间的累加）。

Ⅲ. 长期稳定性：应考察基质中的待测物在冰箱中储存的长期稳定性。低浓度和高浓度稳定性质控样品应在与研究样品相同的冰箱储存条件下保存至少相同的持续时间。

● 对于化学药物，可以接受将一个温度（例如，-20℃）的稳定性外推到较低温度（例如，-70/-80℃）。

● 对于生物药物，可以采用括号法。例如，在 -70/-80℃ 和 -20℃ 条件下的稳定性已经被证明的情况下，若研究样品储存温度在此范围之间（-70/-80~-20℃），则不必额外考察研究样品储存温度下的长期稳定性。

②处理后样品中待测物的稳定性：应考察处理后样品稳定性，包括分析完成前（在自动进样器 / 仪器中）的时间。如：

● 处理后样品（干提取物或在进样阶段）在研究样品分析过程储存条件下的稳定性。

● 处理后样品在仪器或自动进样器温度下的稳定性。

处理后样品总储存时间应该是同期的（即，自动进样器存储时间和其他存储时间不得相加）。

③储备液和工作液中待测物和内标的稳定性：应根据分析研究样品期间使用的储存条件，确定待测物和内标储备液和工作液的稳定性，采用溶液的最低和最高浓度进行考察。考虑到检测器的线性和测量范围，应通过适当稀释，通过检测器的响应来考察储备液和工作液的稳定性。如果稳定性随浓度而变化，则需要考察所有浓度储备液和工作液的稳定性。如果稳定同位素标记的内标在与待测物相同

的储存条件下不发生同位素交换,则内标不需要进行额外的稳定性考察。如果对照标准品过期或已超过重新标定日期,之前使用该批对照标准品配制的储备液的稳定性由储备液的有效期或重新标定日期决定。仅为了延长对照标准品的使用效期而将其配制成储备液或工作液的做法是不被接受的。

此外,如果适用,也应该进行下列考察:

④全血中待测物的稳定性:样品从受试者采集之后到储存之前,应该充分关注样品基质(全血)中待测物的稳定性,以确保通过分析方法获得的浓度能够反映样品采集时受试者血液中待测物的浓度。

如果使用的基质是血浆或血清,则应在方法开发(例如,在全血中使用探索性方法)或方法验证期间考察全血中待测物的稳定性。结果应在方法验证报告中提供。

9) 进样重现性:方法的重现性通过重复测定质控样品来考察,通常包含在精密度和准确度考察中。但是,如果样品可能重新进样(例如,在仪器中断或其他原因,如设备故障的情况下),应评估重新进样的重现性,以确定处理后样品重新进样的可行性,并支持在它们重新进样之前的存储。

重新进样的重现性通过由储存后的校正标样和至少 5 个低浓度和高浓度的质控样品组成的分析批重新进样来评估,以重新进样的质控样品的精密度和准确度确定处理后样品重新进样的可行性。

应当考察并将所得结果纳入方法验证报告,或在生物样品分析报告中提交。

(3) 研究样品分析:方法验证完成进样重现性之后可进行研究样品分析,然而部分验证内容(例如,长期稳定性)可以在后续阶段完成。提交注册申请时生物分析方法验证应已全部完成。根据已验证的分析方法处理研究样品、质控样品和校正标样。如果考察系统适用性,则应参照预先规定的具体研究计划、方案或 SOP 进行。系统适用性包括设备适应和仪器性能,采用独立于当前批次校正标样和质控样品进行考察,受试者样品不能用于考察系统适用性。同时应监测研究样品中内标的响应,以确定是否存在系统性内标变异。有关内容请参考表 2-2。

1) 分析批:一个分析批由 1 个空白样品(不含待测物和内标的处理后基质样品)、1 个零浓度样品(含内标的处理后基质)、至少 6 个浓度水平的校正标样和至少 3 个浓度水平质控样品(低、中、高浓度双样品,或至少研究样品总数的 5%,两者中取数目更多者)以及待分析的研究样品组成。质控样品应该分散到整个分析批中,而且与研究样品同样处理,以保证整个分析批的准确度和精密度。

校正标样和质控样品应分别使用独立制备的储备液配制,除非储备液的准确度和稳定性已得到验证(即,在此情况下可以使用同一储备液分别配制)。所有样品(校正标样、质控样品和研究样品)应按照拟分析顺序在同一处理批中处理和提取。应避免同一分析批检测的样品在多个单独处理批中处理。以上情况无法避免时,例如由于前处理稳定性限制,则每个处理批应包括低、中、高浓度质控样品。

对于比较 BA/BE 研究,建议每例受试者的全部样品在同一分析批中检测,以减少结果的变异。

应评估和报告研究样品分析过程中发生的任何残留影响。如检测到残留,则应减轻其对测定浓度的影响(例如,研究样品的非随机化、在预期高浓度样品后进空白样品)或在生物样品分析报告中证明报告的浓度的有效性。

2) 分析批接受标准:应在方案、研究计划或 SOP 中规定接受或拒绝分析批的标准。若一个分析批包含多个处理批,则整个分析批及单独处理批均应满足接受标准。即使分析批中一个处理批因不满足接受标准被拒绝,分析批也存在满足接受标准的可能。失败处理批中的校正标样不能用于支持分析批中其他处理批。

除 LLOQ 外，校正标样的回算浓度应在标示值的 ±15% 以内，LLOQ 应在 ±20% 范围内。至少 75% 且不少于 6 个浓度水平的校正标样应满足该标准。如果采用的校正标样浓度超过 6 个且其中一个不满足标准，则应该拒绝该校正标样，重新计算不含该点的校准曲线并进行新的回归分析。

如果拒绝的校正标样是 LLOQ，则该分析批新的 LLOQ 是校准曲线下一个可接受的最低浓度校正标样；新的 LLOQ 校正标样应满足其原来的接受标准（即 ±15%）。如果最高浓度校正标样被拒绝，则该分析批的 ULOQ 是校准曲线下一个可接受的最高浓度校正标样。重新拟合后的校准范围应覆盖至少 3 个浓度水平（低、中、高）的质控样品。对于重新拟合校准曲线范围以外的研究样品应重新分析。如果使用多样品校正标样，其中仅有一个 LLOQ 或 ULOQ 标样不满足接受标准，则校正范围不变。

至少总量的 2/3、且每一浓度水平至少 50% 质控样品的准确度应在标示值的 ±15% 范围内。若不满足这一标准，则应拒绝该分析批。应将失败分析批中的所有研究样品制备新的分析批，以便进行后续分析。如果批次失败是由可归结的技术原因引起的，则样品可以重新进样。

含有稀释复测样品的分析批应包含稀释质控样品，以验证研究样品分析过程中稀释方法的准确度和精密度。稀释质控样品的浓度应高于需要稀释的研究样品（或 ULOQ）的浓度，并采用相同的稀释因子进行稀释。如果在一个分析批中使用多个稀释因子，则在稀释质控样品时仅需按最高和最低稀释因子稀释。稀释质控样品的批内接受标准仅影响稀释研究样品的接受情况，不影响分析批的结果。

在同时检测多个待测物的情况下，每个待测物均应有一条校准曲线。如果一个分析批中一个待测物的结果可以接受，而另一个待测物的结果被拒绝，则可以采用接受待测物的数据，被拒绝的待测物应重新处理和分析。只需要报告重新分析的待测物的数据。

报告中应包含接受批的校正标样和质控样品的回算浓度。对于所有接受分析批，应计算每个浓度水平质控样品的总体（批间）准确度和精密度，并在分析报告中提交（表 2-2）。若总体平均准确度和 / 或精密度不满足 15% 的接受标准，则应进行调查以确认出现偏差的原因。在比较 BA/BE 研究中出现这种情况，可能会导致结果被拒绝。

3）校正范围：如果在研究样品分析开始前，已知或预期研究样品中的待测物浓度范围较窄，建议缩窄校准曲线范围、调整 QC 浓度水平，或适当添加不同浓度水平的新 QC，以充分反映研究样品的浓度。

在预期的治疗剂量下，如果在样品分析开始后，出现研究样品向校准曲线一端非预期聚集的情况，应停止分析。在继续进行研究样品分析之前，缩窄校准范围（即部分验证）、调整现有 QC 浓度水平，或者在观察到的范围内增加额外浓度水平的 QC。在优化校准曲线范围或 QC 浓度之前已分析过的样品，没有必要进行重新分析。

以上要求同样适用于大量研究样品的分析浓度高于 ULOQ 的情况。如果可能，应调整校准曲线范围，并增加新的 QC 或调整 QC 浓度水平。如无法调整校准曲线范围或浓度超过 ULOQ 的样品数量不多，则应采用经验证的稀释方法对样品进行稀释并重分析。

至少 2 个 QC 浓度水平应在研究样品的浓度范围内。如果校准曲线范围被调整，则应重新验证生物分析方法（部分验证），以验证响应函数并确保准确度和精密度。

4）研究样品重分析：研究样品分析开始前，应该在方案、研究计划或 SOP 中预先规定重新分析研究样品的理由、重复次数以及报告值的选择标准。对于正在分析含有多个待测物的研究样品，如果其中一个待测物不符合接受标准，不应拒绝另一个待测物的有效结果。

应在生物样品分析报告中提供并讨论重分析样品的数量(以及占样品总数的百分比)。对于比较BA/BE研究,应使用单独的表格报告被拒绝的分析批的浓度值。

研究样品重分析可能基于下列理由:

- 由于校正标样的准确度和/或质控样品的准确度和精密度不满足接受标准,导致分析批被拒绝;
- 研究样品的内标响应与校正标样和质控样品的内标响应差异显著(在SOP中预先规定);
- 测得的浓度高于ULOQ;
- 测得的浓度低于调整后的LLOQ,而该批校准曲线中最低浓度校正标样已被拒绝,导致LLOQ比其他分析批高;
- 进样不当或设备故障;
- 稀释后的研究样品浓度低于LLOQ;
- 在给药前样品、对照或安慰剂样品中测得可定量的待测物;
- 色谱图不佳(SOP中预先规定)。

对于比较BA/BE研究,通常不接受由于PK原因(例如,样品浓度与预期药-时曲线不符)重分析研究样品,因为这样可能会影响研究结果。

应在生物样品分析报告中提供包括所有重分析样品的初始值、重分析原因、重分析结果、采用结果及其理由的汇总表。此外,还应提供针对每种原因重分析的样品总数的汇总表。在首次分析结果无法报告(例如,浓度高于ULOQ或设备故障)的情况下,认为单次重分析是足够的。在需要对检测结果进行确认(例如,给药前样品具有可测量浓度)的情况下,如果样品体积足够,则可以进行重复测定。

受试者的安全性应优先于试验中的任何其他方面。因此,可能还有其他情况,需要因调查安全性而重新分析特定的研究样品。

5) 研究样品重进样:如果已经在方法验证时证明了重进样重现性或在生物样品分析报告中提供了重进样重现性的结果,则在仪器故障的情况下,可以将已经处理的样品重新进样分析。仅仅因为校正标样或质控样品失败,而没有任何确定的分析原因,就重新进样一个完整的分析批或个别校正标样或质控样品是不可接受的。

6) 色谱图积分:在研究计划、方案或SOP中应规定色谱图积分以及重积分的要求。任何与规定要求不符的偏离都应在生物样品分析报告中讨论。此外,生物分析报告中还应提供需要重积分的色谱图列表,包括所有手动积分情况以及重积分的理由。应保留原始和重积分色谱图以及初始和重复积分结果以供参考,并在比较BA/BE研究的生物样品分析报告中提交。

5. 配体结合分析法

(1) 主要试剂

1) 对照标准品:对照标准品应进行充分表征并提供充足的证明性文件[例如,检验分析证书(certificate of analysis, CoA)和来源]。生物药物具有高度复杂的结构,其与用于生物样品分析的结合试剂的反应活性可能会受到因药品生产工艺变化的影响。因此,用于制备校正标样和质控样品的对照标准品批次应尽可能与非临床试验和临床试验中使用的批次保持一致。如果用于生物样品分析的对照标准品批次发生变化,则应在使用原始批次和新批次的质控样品进行评估,以确保方法学的性能符合接受标准。

2）关键试剂：关键试剂，包括结合试剂（例如，结合蛋白、适配体、抗体或偶联抗体）和含酶试剂，对分析结果有直接影响，因此必须确保关键试剂的质量。关键试剂通过与待测物结合，发生相互作用以产生与待测物浓度相关的仪器响应。应在分析方法中对关键试剂进行鉴定和规定。

在方法开发的早期应考虑关键试剂的可靠采购方式，无论是自制还是购买商品化试剂。关键试剂的数据表应至少包括试剂的标识、来源、批次/批号，纯度（如适用）、浓度（如适用）和稳定性/复测日期/储存条件（参考表 2-2）。也有可能需要提供额外的特征数据。

关键试剂生命周期管理程序是必要的，以确保关键试剂的原始批次和新批次试剂的一致性。试剂性能应通过生物分析方法来评估。一般关键试剂的微小变化不会影响分析性能，而重大变化可能会显著影响其性能。如果变化较小（例如，其中一种试剂来源发生变化），则进行一个对比性的准确度和精密度分析批验证即可。但如果变化较大，则有必要进行额外的验证试验。理想情况下，直接对新试剂和旧试剂的分析结果进行比较即可。重大变化包括但不限于以下方面：抗体生产工艺的改变，从动物采集的额外血样用于制备多克隆抗体和新克隆、新供货商的单克隆抗体。

应记录复验日期和验证参数，以支持关键试剂的延期使用或更换。试剂的稳定性试验应基于生物分析方法中试剂的性能表现和储存条件的一般指导原则，考察时间可延长至超过供应商提供的有效期。同时，应记录性能参数，以支持关键试剂的效期延长或更换。

（2）方法验证：配体结合分析（LBA）大多数情况下使用微孔板，每个研究样品可使用单孔或多孔的方式进行分析。分析方式应在方案、研究计划或 SOP 中进行规定。如果在方法开发和验证中，每个样品使用单孔或多孔进行分析，则在研究样品分析时也应该每个样品相应地分别使用单孔或多孔进行分析。如果每个样品采用多孔方式进行分析，可以采用复孔响应的平均值来计算样品浓度或分别计算每个孔的浓度值，再取复孔浓度平均值的方法报告结果。数据评估应基于可报告的浓度值。

1）特异性：特异性与 LBA 中交叉反应性的概念有关。重要的是，结合试剂能与目标待测物特异性结合，而不与共存的结构相关分子（例如，内源性化合物、异构体或结构相关的伴随药物）发生交叉反应。特异性可采用在空白基质样品中添加研究样品中最大浓度的预期相关干扰物质来考察。

应考察加入最大浓度相关干扰物质时，目标待测物在 LLOQ 和 ULOQ 水平的准确度。添加相关干扰物质的空白样品的响应应低于 LLOQ。存在相关干扰物质的情况下，目标待测物的准确度不应超过标示值的 ±25%。

当存在非特异性干扰的情况下，应在空白基质中添加递增浓度的相关干扰物质，考察目标待测物在 LLOQ 和 ULOQ 水平的准确度，来评估相关干扰物质对分析方法的影响。存在干扰时，需要确定相关干扰物质产生干扰的最低浓度。在生物样品分析过程中，应采取适当措施避免。例如，可能需要相应地调整 LLOQ/ULOQ 或考虑新方法。

在分析方法开发和早期方法验证期间，这些"相关干扰物质"通常不可获得。可以在最初的方法验证完成后，再补充特异性验证。

2）选择性：选择性是指在样品基质中存在非特异性成分干扰时，分析方法检测和区分目标待测物的能力。基质中可能含有干扰目标待测物检测的非特异性基质成分，如降解酶、异嗜性抗体或类风湿因子。

应评估分析方法在低浓度水平的选择性，因为在很多的案例中低浓度水平的分析会存在选择性的问题。但也建议在较高的待测物浓度水平下评估选择性。因此,应通过向至少 10 个不同来源的空白基质中,分别加入 LLOQ 水平和高浓度 QC 水平的目标待测物来考察选择性。在基质稀有的情况下,可接受使用较少来源的基质。至少 80% 不同来源的空白样品的响应应低于 LLOQ 的响应。

至少 80% 不同来源的评估中,目标待测物的准确度在 LLOQ 水平时,应在标示值的 ±25% 范围内,在高浓度 QC 水平时,应在标示值的 ±20% 范围内。

应评估高脂血样品和溶血样品中的选择性。对于高脂血样品和溶血样品,可以使用单一来源的基质分析一个批次来评估选择性。有时,应在相关患者群体(例如,肾功能或肝功能受损患者等,如果适用)的样品中评估选择性。在这种情况下,至少需要使用 5 名患者不同来源的基质。

3) 校准曲线和范围:校准曲线反映了待测物浓度与分析平台响应值之间的关系。校准曲线由已知浓度的待测物加入基质中制备得到的构成一定浓度范围的校正标样组成。校正标样应使用与研究样品相同的生物基质制备。定量范围由最低浓度的校正标样 LLOQ 和最高浓度的校正标样 ULOQ 来定义。在方法验证期间,每一个待测物的每一个分析批都应有一条校准曲线。如有需要,应说明使用替代基质的合理性。

校准曲线应至少由 6 个浓度水平的校正标样建立,包括 LLOQ 和 ULOQ,加上一个空白样品。空白样品不应参与校准曲线参数的计算。可以使用浓度低于标准曲线 LLOQ 和高于 ULOQ 的锚定点(anchor point)样品来改善曲线的拟合。如果在上下渐近线附近有数据点,则校准曲线的响应和浓度之间的关系通常由四参数或五参数逻辑模型(logistic model)来进行拟合,但如果有合理的理由,也可采用其他合理的模型进行拟合。

应该在不同天内评估至少 6 个独立批次的校准曲线,以考察批次之间的差异。

每个校正标样回算浓度的准确度和精密度应满足:LLOQ 和 ULOQ 水平的准确度和精密度在标示值的 ±25% 范围内,其他所有浓度水平的准确度和精密度在标示值的 ±20% 范围内。除锚定点外,应至少有 75%、且至少 6 个浓度水平的校正标样(包括 LLOQ 和 ULOQ)符合上述标准。锚定点因超出校准曲线的定量范围,可不要求满足上述标准。

建议校准曲线采用新配制的校正标样。如果不使用新配制的校正标样,则可在规定的稳定期间内使用冻存的校准标样。

4) 准确度和精密度

①质控样品制备:质控样品旨在模拟研究样品,通过在基质中加入已知量的待测物来制备,并在与研究样品预期的储存条件下储存和检测,以评估分析方法学的有效性。

用于制备质控样品的稀释系列应完全独立于用于制备校正标样的稀释系列。如果储备液的准确度和稳定性已得到验证,则可使用同一份储备液(或工作储备液)来制备校正标样和质控样品。在校准曲线定量范围内质控样品应至少制备 5 个浓度水平:LLOQ、LLOQ 的 3 倍以内(低浓度 QC)、校准曲线定量范围几何平均值附近(中浓度 QC)、ULOQ 的 75% 以上(高浓度 QC)以及 ULOQ。

对于非准确度和精密度验证的分析批,可分为两组低、中、高浓度质控样品。这些质控样品,连同校正标样将为接受或拒绝分析批提供依据。

②准确度和精密度评估:准确度和精密度应通过分析每一个分析批内(批内)和不同分析批间(批间)的质控样品来确定。准确度和精密度应使用相同的分析批和数据进行评估。

准确度和精密度应通过在 2 天或 2 天以上的至少 6 个分析批中,对每一个 QC 浓度水平(LLOQ、低、中、高、ULOQ)下至少重复分析 3 次来确定。报告的方法验证数据和准确度与精密度的确定应包括所有获得的结果,但错误明显且记录在案的情况除外。应报告每个分析批批内准确度和精密度数据。如果不是所有的分析批均符合批内准确度或精密度的接受标准,则应计算每一个浓度水平 QC 的批内准确度和精密度的总体估计值。分析批之间(批间)精密度和准确度应结合所有分析批的数据来计算。

除 LLOQ 和 ULOQ(应在标示值的 ±25% 范围内)外,其他每个浓度水平下的批内和批间总体准确度均应在标示值的 ±20% 范围内。除 LLOQ 和 ULOQ(不应超过标示值的 25%)外,其他每一浓度水平 QC 的批内和批间精密度均不应超过标示值的 20%。

对于非准确度和精密度验证的分析批,至少 2/3 的质控样品总数和每个浓度水平至少 50% 的质控样品在标示值的 ±20% 范围内。

此外,还应评估总误差[即准确度(%)和精密度(%)误差绝对值的总和]。总误差不应超过 30%(LLOQ 和 ULOQ 不应超过 40%)。

5) 残留效应:LBA 一般不会出现残留效应的问题。但是,如果分析平台有出现残留的趋势,应通过在 ULOQ 的校正标样之后放置空白样品来考察残留效应的可能性。空白样品的响应应低于 LLOQ。

6) 稀释线性和钩状效应:由于很多 LBA 的分析范围狭窄,因此研究样品的浓度可能需要稀释后才能落到定量范围内。对稀释线性进行评估,以确定:①测量浓度在校准曲线范围内不受稀释的影响,以及②高于校准曲线 ULOQ 的样品浓度的准确性不受钩状效应(hook effect,即由高浓度待测物引起的信号抑制)的影响,从而产生错误的结果。

应使用与研究样品相同的基质来制备稀释用质控样品。

稀释线性采用稀释 QC 来验证,即在基质中加入高于 ULOQ 浓度的待测物,分析未稀释的样品(用于钩状效应),同时用空白基质稀释该样品(至少 3 个不同稀释因子)至校准曲线浓度范围内。至少用 3 个独立制备的稀释系列来考察每一个稀释因子,复孔数与样品分析中的复孔数保持一致。通过稀释质控样品验证是否存在响应抑制现象(钩状效应),如果观察到该现象且不能采取合理的措施消除,则应在研究样品分析过程中采取措施,以减轻响应抑制。

经稀释因子校正后,每个稀释 QC 计算的平均浓度应在标示浓度的 ±20% 范围内,并且精密度不应超过 20%。

在研究样品分析过程中应用的稀释因子应在经验证合格的稀释因子范围之内。

7) 稳定性:应进行稳定性评估,以确保样品制备、处理和分析过程中的每一步骤以及储存条件不会影响待测物的浓度。

稳定性试验的储存和分析条件,如样品储存时间和温度、样品基质、抗凝剂和容器材料,都应反映实际研究样品的条件。仅用参考文献报道的数据证明稳定性是不够的。应采用储存时间等于或大于研究样品储存时间的稳定性质控样品进行储存期限的验证。

使用低浓度和高浓度的稳定性质控样品评估待测物在基质中的稳定性。低和高浓度的稳定性质控样品分别在零时和一定储存条件储存后进行评估。每一个浓度水平制备一个批稳定性质控样品,并至少分成三份,用于储存、处理和分析。

由新制备的校正标样获得校准曲线,根据校准曲线分析稳定性质控样品,同批次随行检测新制备的质控样品或稳定性已被证明的质控样品。尽管使用新制备的校正标样和质控样品是首选的方式,但对于大分子,在某些情况下,可能需要将其冷冻过夜。在这种情况下,应提供有效的数据证明冻融稳定性。在每个冻融循环周期,稳定性质控样品应至少冷冻12小时。每个浓度水平的平均浓度与标示值的偏差应在±20%范围内。

在定量范围狭窄的情况下,许多LBA可能需要对样品进行稀释。如果出现研究样品的浓度始终高于校准曲线的ULOQ的情况,应考虑稀释样品,调整稳定性质控样品的浓度,以表示实际样品浓度范围。

对于固定剂量组合的复方制剂和特定的给药方案,评估基质中一个待测物的冻融稳定性、前处理稳定性和长期稳定性时,应该在基质中加入所有的给药化合物,具体视情况而定。

如色谱法项下所述,稳定性的验证应包括:室温或样品制备温度条件下的前处理过程(短期)稳定性和冻融稳定性。此外,还应验证长期稳定性。

对于化学药物,在一种温度(例如,-20℃)下的稳定性可以外推至更低温度(例如,-70/-80℃)时可接受。

对于生物药物,可以采用括号法。例如,在-70/-80℃和-20℃下已证明稳定性的情况下,则无须考察样品在这两个温度之间储存的稳定性。

(3)研究样品分析:在验证完成后可以进行研究样品的分析。但是,一些参数可能在稍后阶段完成(例如,长期稳定性)。将数据提交给监管机构时,生物分析方法验证应该已经完成。研究样品、质控样品和校正标样的处理应与经过验证的分析方法保持一致。有关内容,请参阅表2-2。

1)分析批:一个分析批包括一个空白样品,至少6个浓度水平的校正标样,至少3个浓度水平的质控样品(低、中和高)各两套(或至少占试验样品总数的5%,取较多者),以及待分析研究样品。空白样品不应纳入校准曲线参数的计算中。质控样品应分散在分析批中,且能够与所有研究样品同样处理,以确保整个分析批准确度和精密度符合要求。

大多数情况下,LBA使用微孔板。一个分析批可包括一个或多个板。通常,每块板包含一套独立的校准曲线和质控样品。如果每块板包含独立的校准标样和质控样品,那么同样需要单独评估是否符合接受标准。但是,对于某些分析平台,样品容量可能是有限的。这种情况下,可以在第一块和最后一块板上各放置一套校正标样,但质控样品应分散在每块板上。至少在每块板的研究样品开始(之前)和结束(之后)均应放置质控样品。每块板上的质控样品及每条校准曲线均应符合接受标准。计算浓度时,应整合所有校正标样进行一次回归分析。如果整合的校准曲线不符合接受标准,则整个分析批失败。

2)分析批接受标准:在方案、研究计划或SOP中应明确规定接受或拒绝分析批的标准。如果一个分析批中包含多个处理批,则整个分析批和各处理批均应符合接受标准。即使分析批中的一个处理批因不符合接受标准而被拒绝,该分析批仍有可能满足接受标准。在失败的处理批中的校正标样不能用于支持同分析批中其他处理批的接受。

校正标样除LLOQ和ULOQ水平外的所有浓度水平的回算浓度应在标示值的±20%以内,LLOQ和ULOQ水平的回算浓度应在标示值的±25%以内。至少75%的校正标样且至少6个浓度水平,应符合上述接受标准。上述要求不适用于锚定点校正标样。如果设置超过6个校正标样,且其中一个校正标样不符合接受标准,则应拒绝该校正标样,应剔除该校正标样后对校准曲线进行重新评估并再次进行回归分析。

如果校正标样的 LLOQ 不符合要求被拒绝,则此分析批新的 LLOQ 为校准曲线可接受的次低浓度的校正标样。如果校准标样的 ULOQ 不符合要求被拒绝,则该分析批新的 ULOQ 为校准曲线可接受的次高浓度的校正标样。修订后的 LLOQ 和 ULOQ 校正标样将保持原来的接受标准(即±20%)。修订后的校准曲线校正范围必须涵盖所有质控样品(低、中、高)。超出修订后校准曲线校正范围的研究样品应重新进行分析。

每个分析批应至少包含 3 个浓度水平质控样品(低、中、高)。在研究样品分析过程中,校正标样和质控样品应与研究样品的复孔数保持一致。至少 2/3 的质控样品以及在每个浓度水平下 50% 的质控样品的准确度应在其标示值的±20% 以内。如果接受标准与上述标准不同,则应在 SOP 或方案中预先说明。

应计算所有可接受分析批中每个浓度水平质控样品总体的平均准确度和精密度,并在分析报告中进行报告。如果总体平均准确度和/或精密度超过 20%,应进行额外的调查以分析导致该偏差的原因。在比较 BA/BE 研究中,这种情况可能会导致数据被拒绝。

3)校正范围:试验样品分析中,至少 2 个水平的质控样品应落入研究样品测定的浓度范围内。在预期的治疗剂量下,如果研究样品开始分析后,发现研究样品的结果聚集在校准曲线一端,那么应停止分析。在继续进行研究样品分析之前,可采取下列措施优化检测方法:①缩窄标准曲线校准范围(即部分验证),更改现有的 QC 浓度水平,或者②在原校准曲线的已有测量结果的范围内增加额外浓度水平的质控样品。在优化校准曲线范围或 QC 浓度之前已分析的研究样品,不需要重分析。

4)研究样品重分析:在开始分析研究样品之前,应在方案、研究计划或 SOP 中预先规定重分析研究样品的可能原因、重分析的数量和重分析后选择报告值的标准。

应在生物分析报告中报告并讨论重分析的样品数量(以及占样品总数的百分比)。对于比较 BA/BE 研究,应提交单独的表格报告被拒绝分析批的数值。

研究样品重分析可能的原因有:

- 由于校正标样的准确度和/或质控样品的精密度和准确度不符合接受标准,因而拒绝该分析批;
- 检测浓度高于 ULOQ;
- 因校准曲线中的 LLOQ 被拒绝,调整后的标准曲线的 LLOQ 高于其他分析批,检测浓度低于调整后的 LLOQ;
- 设备发生故障;
- 稀释样品浓度低于 LLOQ;
- 给药前样品、对照或安慰剂样品中检测到可定量的目标待测物;
- 如果研究样品为复孔检测,由于一个孔的结果未能达到预先规定的接受标准(例如,复孔间差异较大,其中一个孔的浓度高于 ULOQ 或低于 LLOQ)而获得不可报告的值。

对于比较 BA/BE 研究,不接受由于 PK 原因(例如,样品浓度不符合预期值)对研究样品进行的重分析,因为这样可能导致试验结果发生偏离。

生物分析报告中应报告重分析样品,并提供初始值、重分析的原因、重分析的结果、最终接受值以及接受的理由。此外,报告中应提供由于各种原因而重分析的样品汇总表。如果在第一次分析时产生了不可报告结果,那么单样品重分析是足够的(例如,浓度高于 ULOQ 或复孔间的差异过大)。样品的重分析的复孔数应与最初分析时的孔数一致。在某些需要确认检测结果的情况下(例如,给药前样品检测到可测量浓度),在样品体积允许时需要多样品测定。

临床试验受试者的安全应优先于试验的任何方面。因此,当出现需要进一步调查的特殊情况时,需要重新分析特定的研究样品。

6. **已测样品再分析(ISR)**　研究样品与方法验证过程中使用的校正标样和质控样品的表现可能不同,因为后者是通过向空白基质中加入待测物制备的。蛋白结合、已知和未知代谢产物的回复转化、样品非均一性、合并用药或研究样品特有的生物组分等方面的差异,均可能影响测定的研究样品中待测物的浓度。因此,已测样品再分析(incurred sample reanalysis, ISR)旨在验证所报告的样品待测物浓度的可靠性。

至少应在下列情形下开展 ISR:

- 对于本指南范围内的非临床研究,通常每个物种至少应进行一次 ISR;
- 所有关键性的比较 BA/BE 研究;
- 首次人体临床试验;
- 关键性早期患者试验,每个患者群体一次;
- 首次或关键性肝和 / 或肾功能不全患者试验。

ISR 是通过使用相同的生物分析方法,在不同天独立的(即,不同于原始的)分析批,重新分析给定研究中的部分样品来开展的。

ISR 的范围取决于待测物和研究样品,并应基于对分析方法和待测物的深入了解。当研究样品总数少于或等于 1 000 个时,至少应重新分析 10% 的样品;如果样品总数大于 1 000 个,则应分析前 1 000 个样品中的 10%(即 100 个)加上超过 1 000 的样品数量的 5%。ISR 研究样品选取的客观标准应该在研究方案、研究计划或 SOP 中预先规定。应该从用药的群体中,尽可能随机选择受试者 / 动物,重要的是足以覆盖浓度分布范围。因此,推荐在峰浓度(C_{max})附近和消除相部分选择 ISR 样品。此外,所选的样品应能代表整个研究。

样品不应合并,因为合并样品可能会限制异常情况的发现。ISR 样品和质控样品应采用与原始分析相同的方式处理和分析。ISR 应在待测物的稳定期窗口内,但不能在与原始分析的同一天开展。

应根据下式(2-1)计算再分析测得的浓度值与原始分析测得的浓度值的百分偏差:

$$\% \, 偏差 = \frac{再测值 - 原测值}{平均值} \times 100 \qquad\qquad 式(2\text{-}1)$$

对于色谱方法,至少 2/3 再分析样品测得值的百分偏差应在 ±20% 范围内。对于 LBA 方法,至少 2/3 再分析样品测得值的百分偏差应在 ±30% 范围内。

如果 ISR 总体结果不符合接受标准,则应进行调查并纠正原因。应该有一个 SOP 指导如何启动并开展调查。如果经调查未能确定失败的原因,则也应在生物分析报告中提供 ISR 失败对研究有效性的影响。如果 ISR 符合接受标准,但在多个样品的结果中显示出较大或系统性差异,这可能表明分析存在问题,建议开展进一步的调查。

值得关注的趋势性例子可能包括:

- 来自同一名受试者的所有 ISR 样品均失败;
- 来自同一个分析批的所有 ISR 样品均失败。

ISR 评估的所有内容均应记录,以允许重构该研究和任何调查。与原始测得值有很大偏差(例如,>50% 或"异常值")的单个样品不应启动对原始样品的重新分析,也不必调查。ISR 样品的数据不应取代研究样品的原始数据。

7. 部分验证和交叉验证

(1) 部分验证:部分验证旨在评估对已经完整验证的生物分析方法的修改。部分验证的范围可以少至一个批内准确度和精密度验证,到接近完整验证。如果在一个场所建立了稳定性,则不必在另一个场所重复验证。

对于色谱方法,这类典型生物分析方法修改或变更包括但不限于以下情形:

- 分析地点的变更,但使用相同的方法(例如,生物分析方法在不同实验室之间的转移);
- 分析方法的变更(例如,检测系统、平台的变更);
- 样品处理过程的变更;
- 样品体积的变更(例如,较小的儿童样品体积);
- 校准浓度范围的变化;
- 生物体液样品中抗凝剂的变更(但反离子不变)(例如,由肝素变更为 EDTA);
- 同一种属的不同基质的变更(例如,从人血浆变更为人血清或人脑脊液),或相同基质不同种属的变更(例如,从大鼠血浆变更为小鼠血浆);
- 储存条件的变更。

对于 LBA 方法,这类典型的生物分析方法修改或变更包括但不限于以下情形:

- LBA 关键试剂的变更(例如,批号的变更);
- MRD 的变更;
- 储存条件的变更;
- 标准曲线浓度范围的变更;
- 分析方法的变更(例如,检测系统、平台的变更);
- 变更分析地点,但使用相同的方法(即,生物分析方法在不同实验室之间的转移);
- 样品处理方法的变更;
- 生物体液样品中抗凝剂的变更(但反离子不变)(例如,肝素变更为 EDTA)。

如果验证的参数满足完整验证的标准,则部分验证可以被接受。如果不满足这些标准,则需要额外的调查和验证。

(2) 交叉验证:当涉及多种生物分析方法和 / 或多个生物分析实验室时,需要采用交叉验证来评估报告数据间的相关性。

下列情形需要进行交叉验证:

- 在一项研究中,数据从不同的经完整验证的方法中获得;
- 在一项研究中,数据从不同的实验室采用同一生物分析方法获得;

- 在联合研究中,数据从不同的经完整验证的方法中获得,并且这些数据将被合并或用于比较以支持特殊给药方案,或将被用于做出有关安全性、有效性和药品说明书的监管决定。

如果数据从不同的经完整验证的方法中获得,并且数据不被用于跨研究合并,通常不需要交叉验证。

如果可能,应在分析研究样品之前进行交叉验证。

交叉验证使用两种方法或在两个实验室测定同一套质控样品(低、中、高浓度)至少 3 个重复样本,以及涵盖研究样品浓度范围的实际样品(如果有, $n \geqslant 30$)的结果进行评估。

可以通过 Bland-Altman 图或 Deming 回归评估偏差。也可以使用其他用于评估两种分析方法一致性的工具(例如,一致性相关系数)。还可以用每种方法获得的研究样品检测结果绘制浓度 - 时间曲线,以评估偏差。

在开展一项比较 BA/BE 研究中,强烈反对使用多种生物分析方法测量同一待测物。

8. 相关考虑

(1) 同为内源性分子的待测物分析方法:对于同为内源性分子的待测物(如,替代疗法),当分析方法不能区分治疗药物和内源性分子时,则会直接影响待测物检测的准确度。此外,待测物的内源性水平可能随年龄、性别、昼夜变化、疾病或药物治疗副作用的变化而改变。

生物标志物不在本指南的范围内。如有可能,用于制备校正标样和质控样品的生物基质应与研究样品基质(即,真实生物基质)相同,且应如在 "4. 色谱法" 和 "5. 配体结合分析法" 项下所述无基质效应和干扰。所选择的生物基质中的内源性浓度应足够低(例如,小于 LLOQ 的 20%),以获得足够的信噪比。

当无法获得无干扰基质时,可使用以下方法计算研究样品中待测物的浓度:①替代基质法;②替代待测物法;③背景扣除法;和④标准加入法。

①替代基质法:采用替代基质制备校正标样。替代基质从简单的缓冲液或者仿真人工基质,到除去内源性分子的基质或者其他种属的基质,其复杂程度可能有很大差异。

②替代待测物法:使用稳定同位素标记的待测物作为质谱法的替代标准品,建立内源性待测物的定量校准曲线。该方法假设除分子量之外,真实待测物和替代待测物的物理化学性质相同。然而,同位素标准品的保留时间和质谱灵敏度可能与待测物不同。因此,在应用该方法之前,应确认标记与非标记待测物的质谱响应比值(即,响应因子)应该接近一致、并且在整个校正范围内保持恒定。如果响应因子不符合相应要求,则应将其纳入校准曲线的回归方程中。

③背景扣除法:从添加标准的校正标样中测得的浓度中减去在合并 / 代表性基质中测得的内源性待测物的浓度,然后使用净差值建立校准曲线。在添加标准之前,当通过稀释空白基质来降低背景浓度(例如,当需要更低浓度的 LLOQ)时,研究样品和校正标样中基质的组成不一致,可能导致回收率和基质效应的不同。在方法验证时,应考虑到这些差异。

④标准加入法:标准加入法仅适用于具有线性响应的分析平台。通常,标准加入法用于测定真实基质中内源性分析物的浓度,以用于制备校正标样和质控样品。然而,标准加入法也可用于研究样品的测定。该方法中,每个研究样品被分成数个等份。除 1 个等份外,其他等份的试样分别加入不同已知量的待测物标准,用真实空白基质和每个研究样品(例如,3 到 5 个点)构建校准曲线。以此特定研究样品制备的校准曲线的 X 轴的负截距作为内源性空白浓度或研究样品浓度。

待测物同时也为内源性物质的分析方法,除了在"4. 色谱法"和"5. 配体结合分析法"所示的验证外,还需要考虑以下因素。

1) 同为内源性分子的待测物分析方法的质控样品:在制备质控样品之前,应评估生物基质中待测物的内源性浓度。应选用内源性待测物干扰水平尽可能低的基质作为空白基质。质控样品的浓度应考虑真实基质中的内源性浓度,并应代表预期的研究样品浓度。

质控样品应与研究样品相似,并应使用相同的基质制备。原则上,用于验证的所有质控样品应是未添加待测物的真实生物基质(如果可能,内源性待测物浓度介于 LLOQ 和低浓度质控之间)和添加已知量待测物标准品的真实生物基质(低、中、高浓度质控)的等份试样。在添加的样品(例如,LLOQ、低浓度质控样品)中,待测物的加入量应足以提供 3 倍于内源性水平的浓度,或与内源性浓度具有统计学差异。如果出现多批次、不同供体和预期含有低浓度待测物的特殊群体基质等,因为持续产生含有较高内源性水平的基质,以致无法用真实基质制备低浓度质控样品,则可以应使用稀释(替代)基质。

2) 同为内源性分子的待测物分析方法的选择性、回收率和基质效应:由于缺乏无干扰的基质,因此选择性评估很复杂。色谱法中,峰纯度应作为方法学验证的一部分,通过采用具有区分力的检测系统[例如,串联质谱(MS/MS)]对来自多个供体(至少 6 个正常空白、一个溶血空白和一个高脂血症空白)的基质进行分析。也可考虑使用具有科学根据的其他方法。

对于标准加入和背景扣除法,由于研究样品和校正标样使用相同的生物基质和待测物,二者具有相同的回收率和基质效应。如果内源性成分不完全相同(例如,重组蛋白),则应通过平行试验评估回收率的潜在差异。对于替代基质和替代待测物法,研究样品和校正标样的基质效应和提取回收率可能不相同。应评估基质效应,主要在 LLOQ 水平,以确证其不影响准确度和精密度。

● 如果使用替代基质法,应评估替代基质和真实基质中不同的基质效应和回收率的影响。使用替代基质校准曲线分析基质中添加待测物、内源性基质和替代基质中添加待测物的质控样品的试验来评估。

● 如果在质谱色谱法中使用替代待测物法,应评估替代待测物和真实内源性待测物间不同的基质效应和回收率的影响。使用替代校准曲线对比分析基质中添加待测物、内源性基质和基质中添加替代待测物的质控样品的试验来评估。

● 如果必须用替代基质稀释质控样品(例如,背景扣除法),以降低高内源性水平和 LLOQ。应尽可能使用内源性浓度在 LLOQ 和低浓度质控之间的真实生物基质重复回收率和基质效应试验来评估。

色谱法和 LBA 法的接受标准分别参见"4. 色谱法"和"5. 配体结合分析法"。

由于生物基质的成分可能影响方法学的性能,因此有必要考察至少来自 6 个(色谱法)/10 个(LBA)不同供体的基质,标准加入法除外,因为该方法的每个样品使用其各自的校准曲线进行分析。

3) 同为内源性分子的待测物分析方法的平行性:平行性确保在方法的整个范围内,观察到的每个待测物浓度的特定变化引起替代物和真实生物基质的响应变化是等价的。替代基质和替代待测物法均应评估平行性,并应考虑到平行性评估方法在 LBA 和色谱法中存在的差异。

4) 同为内源性分子的待测物分析方法的准确度和精密度:准确度和精密度应分别符合"4. 色谱法"和"5. 配体结合分析法"中的标准。

如果使用替代基质或替代待测物法,应根据替代校准曲线分析质控样品的准确度和精密度。

空白基质中内源性分子的浓度可以测定并从加标样品中观测到的总浓度中减去。若质控样品是通过在含有内源性水平待测物的基质中添加真实待测物制备的，建议使用以下公式(2-2)计算准确度：

$$准确度(\%)=\frac{加标样品中测得的浓度-内源性分子的浓度}{添加浓度}\times 100 \tag{2-2}$$

精密度只有通过对每个未添加/内源性质控样品的分析来确定。

5) 同为内源性分子的待测物分析方法的稳定性：为了尽可能地模拟研究样品，稳定性试验应使用真实生物基质中的真实待测物和未添加/内源性质控样品(含有内源性分子的空白基质)以及在"1)同为内源性分子的待测物分析方法的质控样品"中定义的低浓度质控样品和高浓度的质控样品来考察。但是，若校准标准使用替代基质，那么替代基质中待测物的稳定性也应被证明，因为这可能与真实生物基质的稳定性不同。

(2) 平行性：平行性是指校准曲线和系列稀释试验样品(incurred sample)间的平行关系，用以确定稀释对待测物测定的影响。虽然 PK 分析检测中很少缺乏平行性，但 LBA 法的平行性应根据具体情况进行评估。例如，在试验样品分析期间怀疑由基质中成分(如内源性结合蛋白的存在)引起的干扰。生物样品分析报告应包括平行性考察的结果或不考察的理由，因为一个分析方法可能对特定人群的样品具有平行性，而对另一人群的样品可能缺乏这种平行性。由于在方法开发和验证阶段没有试验样品，所以应在试验样品检测期间考察平行性。应使用空白基质将高浓度(最好接近 C_{max})的试验样品稀释至少 3 个浓度。稀释系列的每个样品回算浓度间的精密度不应超过 30%。然而，若采用不超过 30% 的接受标准时，应仔细分析数据，因为结果符合标准仍可能具有非平行性的趋势。在样品非线性稀释(即，非平行方式)的情况下，则应事先确定报告结果的程序。

(3) 回收率：若采用提取方法处理样品，应评估回收率(提取效率)。回收率报告为经过样品提取和处理步骤，得到的待测物占已知量的百分比。回收率通过比较处理过的加标样品中待测物响应和处理过的空白基质中加入待测物的响应值来确定。待测物的回收率不需要为 100%，但待测物和内标(如果使用)的回收率应一致。建议在多个浓度下比较提取样品的分析结果以进行回收率考察，通常设置三个浓度(低、中、高)。

(4) 最低稀释度：最低稀释度(minimum required dilution, MRD)是一个稀释因子，是用缓冲液稀释样品至背景信号或基质干扰不影响 LBA 法分析时所需要的稀释倍数。包括校正标样和质控样品在内的所有样品的 MRD 应相同，且应在方法开发过程中测定。如果在方法建立后更改 MRD，则需进行部分验证。应在分析方法验证报告中规定 MRD。

(5) 商品化和诊断试剂盒：商品化或诊断试剂盒(以下称试剂盒)有时与新药或治疗用生物制品共同研发，用于患者的即时诊断。本节中的建议不适用于即时诊断试剂盒(如配套或附赠诊断试剂盒)的研发。关于即时诊断试剂盒研发的监管要求，请参考相关指导原则。

新药研发过程中，如果申请人改变试剂盒用途(而非开发新的检测方法)或采用"仅用于研究"的试剂盒测定化学或生物药物浓度，则应验证以确保试剂盒符合本指南中描述的药物开发标准。

试剂盒检测验证的注意事项包括但不限于以下内容：

● 如果试剂盒中的对照标准品与研究样品不同，则应评估试剂盒试剂检测性能的差异。应在研究样品分析实验室实际试验条件下进行特异性、准确度、精密度和稳定性验证。若修改试剂盒操作说明则应进行完整验证。

● 使用稀疏校正标样(例如：一点或两点校准曲线)的试剂盒应进行内控验证试验,以建立在校正范围内具有足够数量校正标样的校准曲线。

● 质控样品的实际浓度应是已知的。浓度以范围表示的质控样品不足以用于定量。在这种情况下,应制备和使用已知浓度的质控样品,而非仅使用试剂盒提供的质控样品。

● 校正标样和质控样品应使用与研究样品相同的基质制备。使用与研究样品不同的基质制备校正标样和质控样品的试剂盒应予以说明,且应进行适当的验证试验。

● 如果在一项研究中使用了多个批次的试剂盒,则应说明试剂盒任何关键试剂的批间变异性和可比性。

● 如果试剂盒需使用多个分析板,则应在每个分析板上制备足够的质控样品,以确保检测的准确度。应建立针对各分析板和整个分析批的接受标准。

(6)新技术或替代技术:当一种新的或替代分析技术从药物研发开始就被作为唯一的生物分析技术使用时,不需要与现有技术进行交叉验证。

使用两种不同的生物分析技术开发同一药物可能使产生的数据难以解释。当一个平台测定的浓度与另一个平台不同时,就会出现这种情况。因此,当一个新的或替代的分析平台正在取代药物研发中以前使用过的平台时,充分了解潜在的差异是重要的。之前平台/技术生成的数据应与新的或替代平台/技术获得的数据进行交叉验证。鼓励在药物研发早期就寻求监管机构的反馈意见。强烈反对在比较 BA/BE 研究中使用两种方法或技术。

在规范的生物分析中,新技术的使用应以接受标准为依据,这些接受标准是基于方法开发预先建立并在方法验证中被验证的。

例如,干基质法(dried matrix methods, DMM)作为一种新的或替代的采样方法,它有利于微量采样技术以减少药物分析中血液样品的采样体积,以及样品的收集、储存和运输等。在支持注册申请的研究中使用 DMM 之前,除了进行 LC/MS 或 LBA 的典型方法学验证之外,还需进一步验证,例如:

● 血细胞比容(特别是对于将全血滴入卡片的)。

● 样品均匀性(特别是对于卡片/设备上的样品分冲孔)。

● 样品复原(从干基质中提取样品)。

● 用于 ISR 的 DMM 样品采集:

○ 应注意确保为 ISR 保留足够的样品量或份数。

○ 应该以多次打孔对样品进行评估,或者采取一式两份的样品。

在临床或非临床研究中,对于同一项研究除采用典型的液体方法(例如,液体血浆样品)之外还使用 DMM 时,应进行两种方法的交叉验证。有关非临床毒代动力学研究,请参阅 ICH S3A Q & A Section 4.1。鼓励早期药物研发阶段从监管机构获得适当的反馈。

9. 文档资料 对于正确验证的分析方法,必须有通用和具体的 SOP 以及良好的记录。生物分析方法验证中产生的数据应存档,并可用于数据审计和核查。表 2-2 列出了提交给监管机构的推荐资料,以及在分析现场核查时可供查阅的文档资料。该文档资料可以保存在分析现场或其他安全场所。在这种情况下,应要求可随时提供以便现场查阅。

所有涉及研究过程和报告的相关必要的文档资料应保存在安全的环境中。相关文档资料包括但不限于源数据、方案和报告、支持程序、操作和环境关注要点的记录以及所有相关各方之间的通信记录。

无论资料以何种文档形式(即,纸质或电子形式)呈现,均应在事件发生时记录。随后的更改不应掩盖原始数据,更改或重新处理数据的原因应有详细记录,并应保存原始记录。

(1) 摘要信息:在通用技术文件(CTD;或,电子 CTD、eCTD)的 2.6.4/2.7.1 节或报告中,摘要信息应包括以下各项:

● 应包括每项研究使用的分析方法总结,应提供方法标题、分析方法识别代码、分析类型、生物分析报告代码、方法生效日期及相关的验证报告代码。

● 应提供每种待测物所有相关的方法验证报告的总结表,包括部分验证和交叉验证报告。该表应包括分析方法识别代码、分析类型、采用新分析方法或增加额外验证项目的原因(例如,降低定量下限)。方法的变更应明确标识。

● 当分析方法在不同文件(分析方法、验证报告和生物样品分析报告)中有不同的代码时,应提供交叉引用多个识别代码的汇总表。

● 方法变更的相关讨论(例如,方法的演变、修订的原因、方法的独特性)。

● 对于比较 BA/BE 研究,列出监管机构的现场核查清单,包括在过去三年内开展及研究完成后一年内的每一个分析现场的日期和结果。

(2) 验证和生物分析报告文件:对于方法验证和生物样品分析报告的推荐文件,请参阅表 2-2。

表 2-2　文档与报告

事项	分析地点的资料	验证报告*	生物分析报告*
色谱系统适用性	● 日期、时间和用于适用性检测的样品	● 不适用	● 不适用
概要 方法演变概览	● 方法的历史/演变(例如,用支持性数据解释修订原因及方法独特之处,如有)	● 不适用	● 不适用
标准品	● CoA 或等效文件以确保质量(包括纯度)、稳定性/失效期/重测日期、批号、制造商或来源 ● 接收、使用和储存条件记录 ● 如果过期,重新认证 CoA 或重测的质量和特征并注明重新测试日期	● CoA 或其等效文件的复印件,包括批次/批号、来源、质量(包括纯度)、储存条件、失效期/重测日期,或包含以上信息的表格 ● 如果过期,提供使用时的质量和稳定性、重测日期和重测值	● CoA 或其等效文件的复印件,包括批次/批号、来源、质量(包括纯度)、储存条件、失效期/重测日期或包含以上信息的表格 ● 如果过期,提供使用日期、重测日期和重测值
内标	● 内标质量或适用性证明 ● 接收、使用和储存条件记录	● 试剂或标准品名称 ● 来源	● 试剂或标准品名称 ● 来源
关键试剂	● 试剂名称 ● 批次/批号 ● 来源 ● 浓度(如适用) ● 重测日期(过期日期) ● 储存条件	● 试剂名称 ● 批次/批号 ● 来源 ● 浓度(如适用) ● 重测日期(过期日期) ● 储存条件	● 试剂名称 ● 批次/批号 ● 来源 ● 浓度(如适用) ● 重测日期(过期日期) ● 储存条件

事项	分析地点的资料	验证报告*	生物分析报告*
储备液/工作液	● 储备液/工作液的配制和使用记录 ● 储存地点和条件	● 注意溶液在稳定性周期内使用 ● 储备液/工作液稳定性 ● 储存条件	● 注意溶液在稳定性周期内使用 ● 储备液/工作液稳定性# ● 储存条件#
空白基质	● 基质描述、批号、接收日期、储存条件和来源/供应商的记录	● 描述、批号、接收日期	● 描述、批号、接收日期##
校正标样和质控样品	● 配制的记录和日期 ● 储存温度记录(例如放入和取出日期、分析者、温度和冰箱的日志)	● 制备的描述,包括基质 ● 批号,配制日期和稳定期 ● 储存条件(温度、日期、持续时间等)	● 制备的描述# ● 配制日期和稳定期 ● 储存条件#
标准操作规程(SOPs;程序)	● 分析所有方面的程序,例如: ● 方法/步骤(验证/分析) ● 接受标准(例如分析批、校准曲线、质控样品) ● 仪器 ● 复测 ● ISR ● SOP变更记录(变更内容、日期、原因等)	● 对方法程序的详细描述	● 用于该方法的程序和分析计划的列表
样品追踪	● 研究样品接收以及接收条件 ● 样品如何运输和接收的记录。样品库存和缺失样品的原因 ● 储存位置(例如冷冻单元) ● 质控样品、校正标样和研究样品的追踪日志 ● 质控样品、校正标样和研究样品存入和取出的冰箱日志	● 不适用	● 收货日期、样品数量及比较BA/BE研究中受试者ID ● 样品接收时的状态 ● 分析地点的储存条件和位置 ● 储存:从样品采集到分析的总时间 ● 列出与计划的储存条件的任何偏离以及潜在影响
分析	● 用于检查色谱法系统适用性的资料和数据 ● 仪器使用日志,包括每个分析批的分析日期 ● 样品提取日志,包括每个分析批的校正标样、质控样品和研究样品处理的文件,包括提取日期 ● 每个分析批中质控样品、校正标样的批号和研究样品的识别 ● 仪器设置和维护资料 ● 实验室信息管理系统(LIMS) ● 验证信息,文件和数据包括: ▷ 选择性、特异性、灵敏度、精密度和准确度、残留、稀释、回收率、基质效应	**对于所有试验:** ● 列出全部分析批和分析日期(包括失败的分析批)的表格 ● 列出所有接受的分析批的校正标样浓度和响应函数结果(校准曲线参数)的表格,包括准确度和精密度 ● 列出批内和批间的质控样品结果和校正标样(来自准确度和精密度的分析批)的表格。超出接受标准的值应标注清楚 ● 对于LBA方法,给出总体误差 ● 给出关于选择性、特异性、稀释线性、灵敏度(LLOQ)、残留、回收率的数据。前处理、冻融、长期、提取和储备液稳定性的数据	**对于所有试验:** ● 列出全部分析批、状态(接受和失败)、失败原因以及分析日期的表格 ● 列出全部已接受分析批的校正标样浓度和响应函数结果(校准曲线参数)的表格,包括准确度和精密度 ● 列出全部已接受分析批的质控样品结果,包括质控样品的总体(批间)准确度和精密度以及已接受分析批的批间准确度和精密度的表格 ● 列出重新进样批次的结果以及重新进样的原因的表格 ● 鼓励质控样品的趋势图分析 ● 研究样品浓度结果列表

续表

事项	分析地点的资料	验证报告*	生物分析报告*
	➤ 前处理、冻融、长期、提取和储备液稳定性 ➤ 交叉/部分验证(如适用)	• 部分验证和交叉验证(如适用) • 如有额外验证,另附报告 **此外,对于比较 BA/BE 试验还应包括:** • 比较 BA/BE 试验中每个分析批的仪器编号# • 100% 接受批和拒绝批的汇总表,应包括校准曲线、回归方程、加权函数、待测物和内标响应、保留时间、稀释因子(如有)等信息	**此外,对于比较 BA/BE 试验还应包括:** • 比较 BA/BE 试验中每个分析批的仪器编号# • 每个分析批的内标响应图,包括失败的分析批 • 100% 接受批和拒绝批的汇总表,应包括校准曲线、回归方程、加权函数、待测物和内标响应、保留时间、稀释因子(如有)等信息
色谱图和重积分	• 电子稽查追踪 • 来自接受和拒绝的分析批的原始和重积分的 100% 电子图谱 • 重积分的原因 • 重积分模式下 100% 接受批和拒绝批的汇总表,包括校准曲线、回归方程、加权函数、待测物和内标响应以及保留时间、响应比值、积分类型	**对于所有试验:** • 代表性色谱图(原始和重积分) • 重积分原因 • 色谱图可作为附录提交 **此外,对于比较 BA/BE 试验还应包括:** • 来自接受和失败的分析批的原始和重积分的 100% 色谱图 • 100% 接受批和拒绝批的汇总表,包括校准曲线、回归方程、加权函数、待测物和内标的响应及保留时间以及稀释因子(如有)	**对于所有试验:** • 色谱图可作为附录提交 • 对于一般试验,随机选择提交的申报资料中 5% 样品的色谱图 • 重积分的原因 • 色谱手动积分的确定和原因 • 重积分 SOP(如适用) **此外,对于比较 BA/BE 试验还应包括:** • 100% 色谱图 • 原始和重积分色谱图,以及最初和重积分结果 • 100% 接受批和拒绝批的汇总表,包括校准曲线、回归方程、加权函数、待测物和内标的响应和保留时间以及稀释因子(如有)
对操作步骤的偏离	• 偏离和意外事件的实时记录 • 意外事件的调查 • 影响评估	• 偏离的描述 • 对试验结果的影响 • 重要调查的描述和支持性数据	• 偏离的描述 • 对试验结果的影响 • 重要调查的描述和支持性数据
重分析/重复分析	• 进行重分析/重复分析的程序(定义复测的原因等) • 保存 100% 的重分析/重复分析数据 • 重分析原因的及时记录	• 不适用	**对所有试验:** • 列出重分析的样品编号、重分析原因、原分析值和重分析值、报告值的理由,分析批编号 **此外,对于比较 BA/BE 试验还应包括:** • 对于比较 BA/BE 试验,应包括已拒绝分析批的值
ISR	• ISR 程序 • ISR 数据:分析批编号、分析批汇总表、色谱图或其他电子仪器数据文件 • ISR 失败的调查文件(如有)	• 不适用	• ISR 数据表(原始值和重分析值、分析批编号、偏差百分比、通过率百分比) • ISR 失败的调查(如有)##

事项	分析地点的资料	验证报告*	生物分析报告*
沟通信息	● 相关各方(申请人、合同研究组织和顾问)关于试验/方法的沟通信息	● 不适用	● 不适用
稽查和核查	● 稽查和核查的证据	● 不适用/参见 eCTD 第 8.1 节	● 不适用/参见 eCTD 第 8.1 节

注: * 申请人应在分析现场保存数据,以支持在方法验证报告和生物样品分析报告中提交的总结数据。应在申请中提交方法验证报告和生物分析报告。

可以作为验证报告的附加或链接。

可以在验证报告中提交,也可以在生物样品分析报告中提交。

10. 术语

准确度(accuracy): 在规定条件下(或采用特定方法)的测得值与标示值或已知真实值的接近程度。本指导原则中准确度以标示值的百分比表示。

$$准确度(\%) = (测得值 / 标示值) \times 100$$

分析(analysis): 从样品处理/稀释到在分析仪器测定的一系列分析过程。

待测物(analyte): 待测定的特定化学成分,包括生物基质中的原型药物、生物分子,或其衍生物或代谢产物。

分析批/批(analytical run/run): 一组完整的分析和研究样品,包括一定数量的校正标样和用于验证的质控样品。多个分析批可在一天完成,或一个分析批也可在几天内完成。

锚定校正标样/锚定点(anchor calibration standard/anchor point): 空白基质中添加待测物的一组加标样品,浓度低于校准曲线 LLOQ 或高于校准曲线 ULOQ,与校正标样同时分析,以优化配体结合分析(LBA)中的曲线拟合。

处理批(batch,针对生物分析): 一个批包括质控样品和研究样品,以及可能的空白样品、零浓度样品和校正标样,其在固定的时间周期内、由同一组分析员在相同条件下使用相同的试剂处理。

批次(batch,针对对照标准品和试剂): 特定量的物质,由同一个或同一系列过程生产,从而预期在特定的限度内具有均一性。也称为"Lot"。

偏差(bias): 测量过程中对总体参数值过高或过低估计的趋势。

生物分析法(bioanalytical method): 用于生物基质中待测物定量测定的分析方法。

生物药(biological drug): 由生物体或细胞制造的药物(例如,治疗用蛋白质)。也指大分子药物。

生物基质(biological matrix): 一种生物材料,包括但不限于血液、血清、血浆和尿液。

结合试剂(binding reagent): 在基于配体结合的生物分析方法中,直接与待测物结合的试剂。

空白样品(blank sample): 不含待测物和内标,且不含额外加入的替代基质或缓冲液的生物基质样品。

校准曲线(calibration curve): 在给定范围内仪器响应(例如,峰面积、峰高或信号)与校正标样中待测物浓度(量)之间的关系。也称为标准曲线(standard curve)。

校准范围(calibration range): 校正标样中待测物的上限和下限浓度(量)之间的间隔(包括上限和下限浓度)。

校正标样(calibration standard)：加入(added)或加标(spiked)已知量待测物的基质。校正标样用于构建校准曲线。

残留效应(carry-over)：在一个样品中出现前一个样品的待测物信号。

化学药物(chemical drug)：化学合成药物。

关键试剂(critical reagent)：配体结合法的关键试剂包括结合试剂(例如，抗体、结合蛋白、肽)和对分析结果有直接影响的含有酶成分的试剂。

交叉验证(cross validation)：对两种生物分析方法或不同实验室使用的同一生物分析方法之间的潜在偏差(bias)的评估，以确定所报告的数据是否具有可比性。

稀释可靠性(dilution integrity)：样品稀释过程的评估，以确定稀释过程不会影响待测物的测定浓度。

稀释线性(dilution linearity)：配体结合法中表明可准确测定超过校准曲线 ULOQ 浓度的样品，同时无钩状效应或前带效应影响，且在校准范围内的测定浓度不受稀释影响的参数。

稀释因子(dilution factor)：样品被稀释的倍数。

完整验证(full validation)：获得所有验证参数，以确保应用到样品分析时方法的完整性的验证过程。

钩状效应(hook effect)：特定待测物由于浓度过高而抑制响应。在配体结合法中，液相反应步骤中结合试剂与待测物温育，可能产生钩状效应。也称为前带效应(prozone effect)。

已测样品/分析样品(incurred sample)：已从受试者或试验动物获取或已完成分析的生物样品。

已测样品再分析(incurred sample reanalysis, ISR)：在分析完成后的适当时间，即不同天的进行的一个独立分析批(不相关分析批)中对部分已测样品重新分析，以确定原始分析结果是否可重现。

干扰物质(interfering substance)：基质中存在的可能影响待测物定量的物质。

内标(internal standard, IS)：待测物的结构类似物或稳定同位素标记化合物，以已知并固定浓度加入到校正标样、质控样品和研究样品，以促进目标待测物的定量。

配体结合法(ligand binding assay, LBA)：使用标记有酶、放射性同位素、荧光团或发色团，能特异性结合待测物的试剂来分析目标待测物的一种方法。

定量下限(lower limit of quantification, LLOQ)：能被定量测定且符合预先规定的精密度和准确度要求的样品中待测物的最低浓度。

基质效应(matrix effect)：由于样品基质中存在非目标待测物或其他干扰物质，导致目标待测物的响应受到直接或间接的改变或干扰。

最低稀释度(minimum required dilution, MRD)：配体结合法中，用缓冲液稀释生物样品的初始稀释因子。MRD 不一定是最终的稀释度，但对于包括校正标样和质控样品在内的所有样品，MRD 应一致。然而，样品可能需要进一步稀释。

标示浓度(nominal concentration)：理论浓度或预期浓度。

平行性(parallelism)：平行性指系列稀释的分析样品(incurred sample)响应曲线与校准曲线平行。平行性是能检测潜在的基质效应的性能特征。

部分验证(partial validation)：基于对选定验证参数进行评估的验证。部分验证适用于对已经完整验证的分析方法变更的评估。

精密度(precision): 一系列测量值的一致程度(即,离散程度)。精密度用变异系数(CV)或相对标准偏差(RSD)表示,用百分比表达。

$$\%CV = (标准偏差 / 平均值) \times 100$$

处理后样品(processed sample): 经过各种操作(例如,提取、稀释、浓缩)得到的最终样品。

质控样品(quality control sample, QCs): 加入已知量待测物的生物基质样品,用于监测生物分析方法的性能,并评估单个处理批或分析批中未知样品结果的完整性和有效性。

重分析(reanalysis): 对已经分析过的样本进行的额外评估。也称为重复分析(repeat analysis)。

回收率(recovery): 分析过程的提取效率,报告为样品经提取和处理过程获得待测物的量占已知量的百分比。

对照标准品(reference standard): 具有已知特性和纯度的标准物质,用于制备校正标样和质控样品。

重积分(reintegration): 色谱峰的原始积分值的变更,即对色谱峰的重新分析。

重复(replicate): 研究样品、校正标样或质控样品的数个测定或测量之一。

重现性(reproducibility): 重复测定结果一致性的程度。

响应函数(response function): 充分描述仪器响应(例如,峰面积比或峰高比或信号)与校正样品中待测物浓度(含量)之间关系的数学表达式(函数)。响应函数在给定范围内定义。另请参阅校准曲线(calibration curve)。

分析批汇总表(run summary table): 分析批中每个研究样品、质控样品和校正标样的所有数据的表格输出[例如,对于色谱法有:保留时间、待测物和内标响应、浓度和稀释因子(如有)、采集时间;对于配体结合法有:待测物响应、浓度、稀释因子]。

选择性(selectivity): 分析方法在生物基质中存在干扰物质(非特异性干扰)的情况下区分和测定待测物的能力。

灵敏度(sensitivity): 能够以可接受的准确度和精密度测定的待测物的最低浓度(即,LLOQ)。

特异性(specificity): 分析方法检测和区分待测物与其他物质的能力,包括有关物质(例如,待测物结构类似物、代谢产物、异构体、杂质或伴随药物等)。

稳定性(stability): 在给定的时间间隔内、在规定的存储和使用条件下,特定基质中待测物相对于起始物质的完整性(无降解)的度量。

标准曲线(standard curve): 仪器响应(例如,峰面积、峰高或信号)与给定范围内校正标样中待测物浓度(含量)之间的关系。也称为校准曲线(calibration curve)。

标准操作规程(standard operating procedure, SOP): 为实现特定功能和/或过程性能的一致性的详细书面说明。

储备液(stock solution): 在溶剂或混合溶剂中已知浓度的待测物,用于制备校正标样或质控样品。

研究样品(study sample): 来自参与非临床或临床试验的动物或受试者的样品。

替代基质(surrogate matrix): 获得量有限(例如,组织、脑脊液、胆汁)或具有干扰性内源待测物的试验基质的替代物。

系统适用性(system suitability)：在分析批之前，通过分析经处理的加标样品，以性能参数(例如，色谱法是信噪比、峰形、保留时间)确定分析系统的实用性。该分析不属于样品分析的一部分。

总误差(total error)：准确度(%)和精密度(%)误差的绝对值之和。总误差以误差百分比(%)表示。

定量上限(upper limit of quantification，ULOQ)：样品中能够定量测定且满足预先规定的精密度和准确度要求的待测物的最高浓度。

验证(validation)：证明生物分析方法适用于其预期目的。

工作溶液(working solution)：采用适当溶剂稀释储备液制备的非基质溶液。主要用于添加到基质中以制备校正标样和质控样品。

零浓度样品(zero sample)：加入内标的空白样品。

思考题

1. 生物样品分析方法为什么要进行验证后才能用于试验样品分析？

2. 生物样品分析方法色谱法完整验证内容包括哪些项目？与色谱法比较，配体结合分析法在方法验证上有哪些不同点？

3. 试验样品分析的分析批接受标准有哪些？

4. 已测样品再分析(ISR)的目的有哪些？

（于治国）

参考文献

［1］赵云丽. 体内药物分析. 4 版. 北京：中国医药科技出版社，2019.

［2］杭太俊. 药物分析. 9 版. 北京：人民卫生出版社，2022.

［3］国家药典委员会. 中华人民共和国药典：2020 年版. 北京：中国医药科技出版社，2020.

［4］International Council for Harmonisation of Technical Requirements for Pharmaceuticals for Human Use. Harmonised guideline：bioanalytical method validation(draft version). [2023-07-03]. https://www.ich.org/page/multidisciplinary-guidelines.

［5］European Medicines Agency. Guideline on bioanalytical method validation. [2023-07-03]. https://www.ema.europa.eu/en/bioanalytical-method-validation.

［6］U.S. Food and Drug Administration. Bioanalytical method validation guidance for industry. [2023-07-03]. https://www.fda.gov/regulatory-information/search-fda-guidance-documents/bioanalytical-method-validation-guidance-industry.

第三章　生物样品的分析过程管理

第一节　概　述

在分析方法验证后,应根据已验证的分析方法进行非临床或临床试验样品分析,包括试验样品处理以及质控样品和校正标样的随行分析,以保证分析批被接受。生物分析过程会产生大量的数据。完整的生物分析实验室数据管理体系由纸质数据和电子数据管理共同构成。完整的数据是生物分析实验室在各种法规管理下进行临床及非临床试验研究的重要保证,也是数据溯源的重要依据。

为了获得可靠、有效的数据,生物分析实验室需购置大量仪器、设备、计算机系统。生物样品分析数据的质量控制包括四个关键要素:分析仪器确认、分析方法验证、系统适用性试验和随行质量控制。上述要素构成数据质量金字塔(图3-1)。其中,分析仪器确认是获得高质量生物样品分析数据的基础。

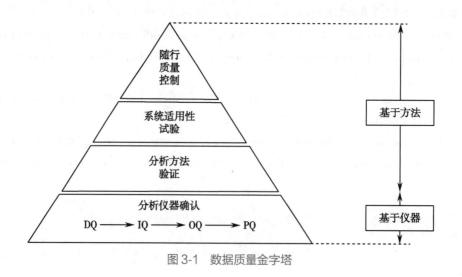

图 3-1　数据质量金字塔

第二节　生物样品分析与报告

一、试验样品分析

(一) 分析批

一个分析批包括空白样品和零浓度样品,包括至少 6 个浓度水平的校正标样、至少 3 个浓度水平质控样品(低、中、高浓度双重样品,或至少试验样品总数的 5%,两者中取数目更多者)以及被分析的试验样品。所有样品(校正标样、质控和试验样品)应按照它们将被分析的顺序,在同一样品分析批中被处理和提取。一个分析批包括的样品在同一时间处理,即没有时间间隔,由同一分析者相继处理,使用相同的试剂,保持一致的条件。质控样品应该分散到整个分析批中,以保证整个分析批检测结果的准确度和精密度。

对于生物等效性试验,建议一名受试者的全部样品在同一分析批中检测,以减少同一受试者不同周期血药浓度分析结果的变异。

(二) 分析批接受标准

应在样品分析试验计划或标准操作规程中,规定接受或拒绝一个分析批的标准。在整个分析批包含多部分批次的情况,应针对整个分析批,也应针对分析批中每一部分批次样品定义接受标准。应该使用下列接受标准:校正标样测定回算浓度一般应在标示值的 ±15% 范围内,定量下限应在 ±20% 范围内。不少于 6 个校正标样且至少 75% 校正标样应符合上述标准。如果校正标样中有一个不符合标准,则应该拒绝该校正标样,重新计算不含该校正标样的标准曲线,并进行回归分析。

质控样品的准确度值应该在标示值的 ±15% 范围内。至少 67% 质控样品且每一浓度水平至少 50% 样品应符合此标准。若分析批不满足上述标准,应拒绝该分析批并将相应的试验样品重新提取和分析。

在同时测定几个分析物的情况下,每个分析物均应建立标准曲线。如果一个分析批对于一个分析物可满足接受标准,而对于另一个分析物不能接受,则接受的分析物数据可被使用,但不满足接受标准的分析物应重新提取并分析。

如果使用多重校正标样,其中仅一个定量下限或定量上限校正标样不合格,则线性范围不变。

所有接受的分析批,每个浓度质控样品的平均准确度和精密度应在分析报告中列表给出。如果总平均准确度和精密度超过 15%,则需要进行额外的考察,说明该偏差的理由。在生物等效性试验中,这可能导致生物样品浓度数据被拒绝。

(三) 校正范围

如果在试验样品分析开始前,已知或预期试验样品中的分析物浓度范围窄,则推荐缩窄标准曲线范围,调整质控样品浓度,或者适当增加质控样品浓度,以充分反映试验样品的浓度。如果较多试验样品的分析物浓度高于定量上限,则建议应扩大标准曲线的范围,增加额外浓度的质控样品或改变现有质控样品的浓度。至少 2 个质控样品浓度应落在试验样品的浓度范围内。如果标准曲线范围被改变,则生物分析方法应被重新验证(部分验证),以确认响应函数并保证准确度和精密度。

（四）试验样品重新分析和报告值选择

应在试验计划或标准操作规程中预先确定试验样品重新分析的理由以及报告值选择的依据。在试验报告中应提供重新分析的样品数量以及占样品总数的比例。

试验样品重新分析可能基于下列理由：①由于校正标样或质控样品的准确度或精密度不符合接受标准，导致一个分析批被拒绝；②内标的响应与校正标样和质控样品的内标响应差异显著（在标准操作规程中预先规定）；③进样不当或仪器功能异常；④测得的浓度高于定量上限，或低于该分析批的定量下限，且该批的最低浓度标样从标准曲线中被拒绝，导致比其他分析批的定量下限高；⑤在给药前样品或安慰剂样品中测得可定量的分析物；⑥色谱不佳（在标准操作规程中预先规定）。

对于生物等效性试验，通常不能接受由于药代动力学理由重新分析试验样品。

在由于给药前样品阳性结果或药代动力学原因进行重新分析的情况下，应提供重新分析样品名称、初始值、重新分析理由、重新分析结果、最终接受值以及接受理由等信息。

在仪器故障的情况下，如果已在方法验证时证明了重新进样的重现性和进样器内稳定性，则可以将已处理的样品重新进样。但对于拒绝的分析批，则需要重新处理样品。

（五）色谱积分

应在标准操作规程中描述色谱积分以及重新积分方法。任何对该标准操作规程的偏离都应在分析报告中说明。实验室应记录色谱积分参数。若需要重新积分，须记录原始和最终的积分数据。

（六）已测样品再分析

在方法验证中使用校正标样和质控样品可能无法模拟试验样品。例如，蛋白结合、已知和/或未知代谢产物的回复转化、样品均一性或同服药物引起的差异，可能影响试验样品在处理和储存过程中分析物定量的准确性。因此，在完成试验样品分析后的另一个分析批中重新分析部分试验样品，来评价试验样品浓度测定的准确性与可靠性。重新分析的范围由分析物和试验样品决定，并应基于对分析方法和分析物特征的深入理解。建议获得峰浓度 C_{max} 附近和消除相样品的结果，一般应重新分析 10% 的样品，如果样品总数超过 1 000，则超出部分按 5% 选择进行重新分析。

对于至少 67% 的重复测试，原始分析测得的浓度和重新分析测得的浓度之间的差异应在两者均值的 ±20% 范围内。

试验样品再分析显示偏差结果的情况下，应该进行考察，采取足够的步骤优化分析方法。

至少在下列情形下，应该进行试验样品的再分析：①毒代动力学试验，每个物种一次；②所有关键性的生物等效性试验；③首次用于人体的药物试验；④首次用于患者的药物试验；⑤首次用于肝或肾功能不全患者的药物试验。

对于动物试验，可能仅需要在早期关键性试验中进行试验样品再分析，例如涉及给药剂量和测得浓度关系的试验。

二、样品分析报告

样品分析报告应引用试验样品分析涉及的方法验证报告，还应包括对试验样品的详细描述。

全部源数据应以其原始格式保存，按要求提供，并在分析报告中说明任何对试验计划、分析步骤或标准操作规程的偏离。

分析报告应至少包括下列信息：①对照标准物质(来源、批号、分析证书、稳定性和贮存条件)；②校正标样和质控样品的储存条件；③分析批的接受标准，引用特定的试验计划或标准操作规程；④样品踪迹(接收日期和内容、接收时样品状态、储存地点和条件)；⑤试验样品分析：所有分析批和试验样品列表，包括分析日期和结果所有接受的分析批的标准曲线结果列表；所有分析批的质控结果列表，落在接受标准之外的数值应清楚标注；⑥失败的分析批数目和日期；⑦分析方法或标准操作规程的偏离；⑧重新分析结果。

试验样品再分析的结果可在方法验证报告、样品分析报告或单独的报告中提供。

对于生物等效性试验，应在样品分析报告之后按规定附上受试者分析批的全部色谱图，包括相应的质控样品和校正标样的色谱图。

第三节　生物分析数据的完整性与数据管理

一、生物分析数据的完整性

生物分析过程中产生的大量数据来源于生物分析流程的多个环节。图 3-2 概括了整个生物分析流程及其产生的数据流。生物分析流程，从样品接收、处理、分析到结果的计算和报告及数据备份与归档，都伴随批量数据的生成。生物分析测试单位除用仪器产生的数据外，还包括实验记录本、纸质的手写记录、实验准备和实验室仪器及试剂使用记录、电子表格记录等。上述数据分别以纸质和电子形式储存。

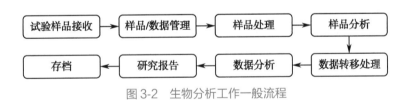

图 3-2　生物分析工作一般流程

近年来，将传统的纸质数据管理转变为无纸化电子数据管理已逐渐成为趋势。与纸质数据管理相比，电子数据管理能够提升数据质量和工作效率。为生物分析实验室开发的多个数据管理软件已经实现商业化。其中，实验室信息管理系统可用于生物分析方案设计、样品管理、数据处理和统计等；电子实验记录本可用于管理与样品相关的数据信息；电子数据管理系统可为数据的存储、追踪和电子文件的检索提供支持。

目前，完整的生物分析实验室数据管理体系包括纸质数据和电子数据管理。生物分析数据的完整性是生物分析实验室在各种法规管理下进行临床及非临床试验研究的重要保证，也是数据溯源的重要依据。完整的实验室数据可让核查人员重构生物分析过程中的关键步骤。

例如，监管部门核查人员可利用计算机工作站和软件的审计追踪功能对数据进行溯源。实验室内部 QA 人员依据对原始数据的核查，发现数据造假、数据篡改或违规记录等方面问题，保证实验结果的可靠性。原始数据的缺失可能会限制监管部门核查人员和实验室内部 QA 人员对生物分析相关问题的调查。药品监管机构在新药审评时可能会从多角度质疑。如果数据的完整性存在问题，新药批准可能被延迟或拒绝。

示例 3-1 Cetero Research 事件

这是一起典型的因生物分析数据完整性存疑而被调查的案例。美国 Cetero Research 是为制药公司提供早期临床研究以及生物分析研究的新药研发合同外包服务机构(CRO)。2010 年,美国食品药品管理局(FDA)对该公司位于得克萨斯州休斯敦的生物分析实验室进行 2 次检查,发现其操作流程存在试验记录造假等严重问题,证实其存在"明显的不端和违规行为"。鉴于此,FDA 怀疑该公司过去 5 年间提供的生物等效性和生物利用度研究数据的完整性。FDA 发出警告:如果制药公司药品上市申请采用了 Cetero Research 公司在此期间获得的研究结果数据,可能需要对这些研究进行重复或确认。最终,Cetero Research 给 FDA 的答复中承认 2005 年 4 月—2008 年 2 月获得的研究结果需要重新开展样品分析或重复试验。8 个月后,Cetero Research 公司提出破产申请。因此,生物分析数据的完整性和可溯源性对生物分析实验室在各种法规监管下进行临床及非临床试验研究至关重要。

二、生物分析数据的管理

生物分析数据包括纸质数据和电子数据。纸质数据应使用专用的记录本或者记录纸及时、规范地记录试验过程及数据,确保实验记录的完整、准确、清晰。操作人应签名,并注明日期。记录需要修改时,应保持原记录清晰可辨,注明修改理由,修改者签名,并注明日期。数据以电子文件形式产生、记录、处理、存储和修改时,应采用经过验证的计算机系统;记录所有操作以及操作的实验人员、时间;确保数据的真实、可靠及可溯源性。生物分析数据管理应参照生物分析检测单位制定的标准操作规程(SOP)执行。

项目负责人或专题负责人应及时撰写分析报告,交给质量保证部门审查并获得实验室负责人批准。已批准的分析报告需要修改或补充时,有关人员应详细说明修改或补充的内容、理由,需经项目负责人或专题负责人认可、质量保证部门负责人审查和实验室负责人批准。

实验结束后,项目负责人或专题负责人应及时将实验资料(包括实验方案、原始资料、实验记录、分析报告、质控记录)归档保存。档案室按照相关 SOP 要求进行管理,并对其完整性负责。档案室严格执行资料查阅、借阅和归还制度。

档案的保存期限一般要求:用于注册申报材料的研究,其档案保存期应当在药物上市后至少 5 年;未用于注册申报材料的研究(如终止的研究),其档案保存期为总结报告批准后至少 5 年。其他不属于研究档案范畴的资料应当在其生成后保存至少 10 年。档案保存期满时,可对档案采取包括销毁在内的必要处理,所采取的处理措施和过程应当按照相关 SOP 进行,并有准确的记录。在可能的情况下,研究档案的处理应当获得委托方的同意。

第四节　计算机系统验证与分析仪器确认

一、计算机系统验证

随着电子数据成为生物分析数据的主体,计算机系统验证显得尤为重要。目前,计算机软件已广泛用于生物分析实验。当实验室开展规范性生物分析研究时,计算机和软件必须先经过验证。

生物分析检测单位的计算机系统一般指用于直接或间接参与数据接收、采集、处理、报告和存储的信息系统，或是整合在自动化设备中的系统，包括一个或多个硬件单元和相关软件。只有通过验证的计算机系统才能用于数据的采集、录入、处理和报告等；更换硬件、软件或者升级系统后应重新进行系统验证。应使用通过验证的软件及软件版本。

计算机系统验证前，需要定义用户需求说明（user requirement specification，URS）并制订计算机系统验证计划。URS是关于系统在使用过程中所涉及的业务经营及法令法规对软件的所有要求。验证计划应描述整个验证的策略、作用和职责以及验证成果的交付。

验证计划还应当考虑到以下几点：①应当使用专有用户名及账户密码，保证规范化的系统登录记录；②电子记录应当在规范管理下由系统产生；③应有审计跟踪功能，可溯源研究中的各种时间并记录跟踪对数据的修改；④数据安全性可防范主观或偶然造成对电子记录的删除；⑤数据及时备份和归档。

执行计算机系统验证计划的团队，一般由系统负责人、系统用户、信息技术代表和质量保证（QA）代表组成。验证测试完成后，团队应起草一份验证报告，报告中应包含所有验证的过程和成果交付。任何验证失败及相应的解决方案和结果需要在验证报告中记录。

二、分析仪器确认

生物分析实验室需要配置相应的仪器设备，主要有高效液相色谱仪（HPLC）、高效液相色谱-质谱联用仪（LC-MS/MS）、电子天平等。为了使这些仪器设备满足使用目的，应当对其进行分析仪器确认（analytical instrument qualification，AIQ），以确保其性能符合要求。

（一）分析仪器确认过程

AIQ可分为四个阶段：设计确认（design qualification，DQ）、安装确认（installation qualification，IQ）、运行确认（operation qualification，OQ）和性能确认（performance qualification，PQ）。图3-3描述了仪器确认阶段之间的关系。在执行AIQ前，需编写实验室用户需求说明（URS），根据URS执行AIQ并记录其活动。确认过程的每个阶段可独立进行，也可将两个阶段的工作内容合并执行。如果在某个阶段进行的工作已在其他阶段完成，该项工作内容不必再重复。此外，AIQ是一个动态过程，应当覆盖仪器整个使用寿命期。例如：当使用超出现有的确认范围或仪器经过重大升级，需根据新的URS重新进行AIQ；在执行IQ和OQ后，持续的PQ可以证明仪器在使用条件下的持续适用性。

DQ是根据仪器的预期用途，明确仪器性能和操作规范以及供应商的承诺说明的活动记录集。不仅仪器开发者或者制造商要求进行DQ，用户也可能需要进行此阶段确认。通常制造商主要负责提供仪器设计和维护的相关信息，包括分析仪器的设计说明书、性能要求以及交付用户之前进行的测试信息。用户应确保购入仪器满足使用目的，制造商采用质量管理体系确保产品的可靠性。购买仪器前，用户应与制造商充分沟通，明确制造商是否具有提供仪器安装和用户培训的能力。

IQ是对仪器运输、放置和安装等过程进行的活动记录集，IQ适用于新的、二手的或已安装但未经过确认的仪器。IQ也适用于移机后或重新安装的仪器再确认。

典型的IQ活动及其文字记录资料包括：

（1）仪器描述：可选择图标和流程图对仪器相关信息进行描述，包括仪器的制造商、型号、序列号、软件版本和地点。

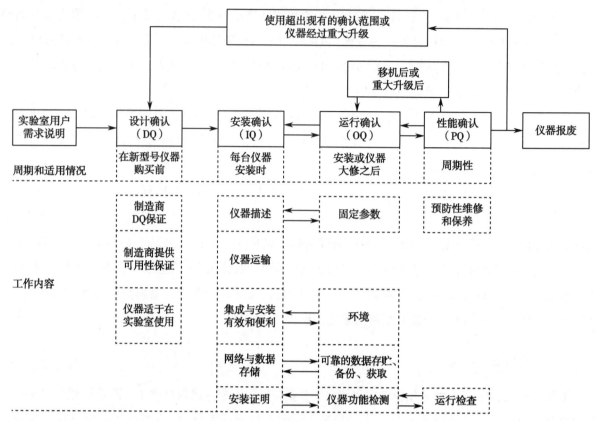

图 3-3　仪器确认阶段之间的关系

（2）仪器运输：确保仪器（主机、软件、使用手册、备件和附件）按照仪器订购单上的说明进行运输并完好无损到达目的地。如果仪器为二手或已有的仪器，应当获得其使用手册和相关的文字资料。

（3）仪器安装环境与设施：证明仪器放置地点合理，在使用环境中符合制造商或用户的技术要求。

（4）仪器集成、安装、运行诊断测试：仪器的集成与安装可由制造商、供应商、仪器工程师或具备相关技能的内部职员完成。仪器制造商提供的安装测试和安装指南为仪器的确认提供有价值的基本参考，任何异常事件的发生都应被记录。

（5）网络与数据存储：当分析系统在仪器安装地点需要连接网络时，用户应将仪器与网络连接，部分仪器需用户具备相应的数据存储能力。

（6）安装验证：安装后进行仪器的初始诊断测试。

OQ 是证明仪器按照操作说明可以正常运行的活动记录集。OQ 通常基于功能和操作，主要包括以下内容：

（1）固有参数：测量仪器的固定不变的参数，例如长度、高度、重量、输入电压、耐受压力、负荷。如果用户对仪器制造商提供的参数说明满意，测试可予以豁免。如果用户需要确认参数，测试应在仪器使用场地进行。固有参数在仪器的整个使用寿命期不会改变，无须重新确认。此外，上述工作内容可以在 IQ 阶段完成，OQ 阶段不必重复确认。

（2）数据存储、备份与存档的保密性：如果适用，在仪器使用地点测试保密数据功能，如存储、备份、审计跟踪和存档。

（3）仪器功能测试：用户需测试仪器功能，以保证达到制造商预期的工作功能。制造商提供的信息有助于确认仪器功能参数。应当由用户或得到认可的技术人员进行这些实验,证明仪器在使用环境下符合制造商或用户的技术要求。例如:对于 HPLC,流速准确度和重现性可使用经过校准且可追溯的数字流量计直接进行计量测量。

常规分析试验不能作为 OQ 测试。OQ 测试是证明仪器在使用环境下能够按照技术要求运行,无须定期重复。然而当仪器经过大修或重大升级后,应重复相关 OQ 或 PQ 测试,以证明仪器是否能满足制造商或用户的技术要求。移机后,仪器也需重新进行 OQ 测试。

OQ 测试可以整体进行,也可以模块化进行。如果系统的组成发生部分变更,可以进行整体测试,也可以针对系统的单个组成开展模块化测试。相较于整体测试,模块化测试使这种改变更加方便。

PQ 是证明仪器始终按照用户确定的 URS 操作,并适用于预期用途的活动记录集。在执行 IQ 和 OQ 后,通过持续 PQ 来证明仪器针对其预期用途的持续适用性。PQ 阶段包括以下内容:

(1) 性能检查:开展相关试验证明仪器的运行符合用户对其预期用途的要求。PQ 通常基于应用,通过分析已知化合物或对照标准物质来测试用户需求。试验应建立在科学基础上,反映仪器总体的预期使用目的。PQ 试验的样品、质控样品和系统适用性试验样品共同测试,有助于证明仪器的适用性。PQ 试验可能与部分 OQ 试验内容相似,但两者试验结果的技术说明不同。PQ 结果证明仪器在实际使用条件下的适用性。测试的频率根据仪器的耐用性和试验的关键程度来确定。测试可以不定期进行,例如:每次使用仪器的时候。测试也可以定期进行。根据仪器的使用情况计划测试的频率。可将每次仪器使用时重复进行的 PQ 测试结果,汇编为仪器的运行测试历史记录。此外,可将仪器并入一个综合支持系统进行 PQ 测试。

(2) 预防性维护及维修:当 PQ 确认失败,此时仪器需要进行维护或者维修。定期预防性维护对很多仪器是有益的。在必要的维护或维修后,应重复 PQ 测试,以证明仪器的性能。

操作、校准、维护和改变控制的操作方法,应建立仪器维护和校准的操作方法,并记录每次维护和校准活动。

(二) AIQ 的角色与责任

用户最终对仪器的使用和数据质量负责。用户群体应包括分析人员、项目管理者、仪器维护人员和机构负责人。用户应经过充分的仪器使用培训,培训记录应按要求保留。用户经过仪器使用培训并具有相关的专业知识,有责任对仪器进行确认。这使得他们成为设计仪器测试试验和技术说明的最佳人选。因此,仪器制造商或经销商、验证专家、质量保证人员(QA)应提出建议并协助用户进行 AIQ。但是,用户最终对仪器的 AIQ 负责。用户还应定期执行 PQ,以保证仪器在使用条件下的持续适用性。

在 AIQ 过程中,质量保证部门的作用与其常规工作相同。QA 有责任确认 AIQ 被执行并且执行过程符合要求,确认仪器的预期用途能够被有效的数据支持。

仪器制造商在设计仪器时,有责任进行 DQ 确认。同时,制造商要为仪器的生产和集成相关过程的验证负责任。在仪器发往用户前,制造商应测试集成的仪器。希望制造商和经销商能够将销售后发现的仪器缺陷通知给所有已知的用户,为用户提供培训、服务、维修和安装方面的支持,并且有必要邀请用户进行审查。

(三) 仪器改变控制

当仪器制造商增加仪器新特性和修正已知缺陷时,仪器会发生改变。然而,用户可能只需要部分的改变。因此,用户只需采纳有用的或者必需的改变,同时评估改变的效果以决定哪些需要进行再确认。

改变控制可参考 AIQ 的四个确认阶段进行。对于 DQ,评估发生变化的参数,决定是否需要许可进行执行。如果必须改变,在 IQ 阶段将变更部分安装于系统。安装后,用户需评估已有 OQ 和 PQ 测试是否需要补充、删除或修订,并参考以下方式进行。

如果改变控制,用户有必要修订 OQ 测试,运行与改变相关的测试,证明仪器在改变安装之后可有效使用。此外,用户有必要修订 PQ 测试。变更安装后,如尚未在 OQ 中进行相似的测试,应运行 PQ 测试。

（四）AIQ 的文字资料

应保存 AIQ 过程相关的资料并方便查阅。如果存在多台相同的仪器,应分别保存仪器的通用资料和每台仪器的专属资料。

（五）仪器的分类

现代实验室包括多种仪器设备。采用一套规程去验证这些仪器是不合适的。根据仪器的复杂程度和用途,可将仪器分为 A、B、C 三类。应由用户根据仪器的具体用途决定如何分类。不同用户对仪器的预期用途可能有所不同。即使相同的仪器,分类结果可能也不尽相同。

A 类仪器:通常不具备测量能力或无须用户校准。制造商对仪器基本功能的说明能够满足用户的需求。这类仪器,只要在使用条件下观察到仪器操作成功并记录,即可证明其符合用户对仪器预期用途要求。A 类仪器一般包括:氮吹仪、磁力搅拌器、涡旋混合器、离心机等。

B 类仪器:具备一定的测量能力,可对部分物理参数,例如温度、压力、流速等进行控制,需经过校正才可以使用。用户可在 IQ 和 OQ 阶段,根据 B 类仪器的 SOP,记录并证明其符合用户对仪器预期用途要求。B 类仪器一般包括:天平、熔点仪、pH 计、移液器、温度计、冰箱、水浴锅、真空泵等。同一仪器类型可能属于多个类别。例如:超声水浴在用于样品前处理帮助样品溶解时,属于 A 类仪器,仅需通过观察来确认操作。如果超声水浴包括加热器或定时器并使用这些功能,那么该仪器属于 B 类。

C 类仪器:包括测试仪器和计算机分析系统。在分析应用时,用户对仪器的功能、操作和运行有特定的需求。采用特定功能测试和运行测试可以考察 C 类仪器与用户需求的一致性。这些仪器的安装是一项较为复杂的任务,可能需要技术人员协助,且需要完整确认的仪器,例如:高效液相色谱仪、质谱仪、红外光谱仪、气相色谱仪、紫外光谱仪等。

思考题

1. 试验样品的重新分析与试验样品再分析有什么不同?

2. 是否可以将 PQ 定义为系统适用性试验?仅执行系统适用性试验是否可以满足 PQ 的要求?

3. PQ 是仪器性能确认,其与 OQ 中的仪器功能测试部分有什么区别?

（姜宏梁）

参考文献

[1] 赵云丽. 体内药物分析. 4 版. 北京:中国医药科技出版社,2019.

［2］国家药典委员会. 中华人民共和国药典：2020 年版. 北京：中国医药科技出版社，2020.

［3］国家药品监督管理局. 药物临床试验生物样本分析实验室管理指南（试行）. [2023-07-03]. https://www.nmpa.gov.cn/xxgk/fgwj/gzwj/gzwjyp/20111202112701644.html.

［4］国家药品监督管理局. 药物非临床研究质量管理规范. [2023-07-03]. https://www.samr.gov.cn/zw/zfxxgk/fdzdgknr/bgt/art/2023/art_2959b53d3b6a429e866c514a76a790db.html.

［5］MCDOWALL R D. USP<1058> Analytical instrument qualification and the laboratory impact. Spectroscopy, 2009, 24(4): 20-27.

［6］SKLAN A. Cetero reaches a resolution with the US FDA. Bioanalysis, 2012, 4(12): 1399-1401.

下 篇

各 论

第四章 临床前药代动力学研究

第一节 概 述

  临床前药代动力学研究是通过人体外与动物体内的研究方法,揭示和预测药物在生物体内的动态变化规律,获得药物的基本药代动力学参数,阐明药物的吸收(absorption, A)、分布(distribution, D)、代谢(metabolism, M)和排泄(excretion, E)的过程和特点。它与药效学和毒理学构成三位一体的新药研发模式,不仅可以为设计和优化临床给药方案提供理论依据,确保用药的安全性和合理性;同时还可以为药效学和毒理学评价提供重要的线索,有助于了解药效或毒性的靶器官,阐明药效或毒性产生的物质基础,进而为新药的开发提供线索,对开发更为安全、有效的新药有重要的指导意义。对于速释和缓控释制剂,通过与已上市的常规制剂的药代动力学行为进行比较考察其体内质量;对新组成的复方制剂,临床前药代动力学研究也可以为组方的合理性提供参考依据。

  临床前药代动力学研究贯穿在新药临床前研发的整个过程。在新药筛选和设计的初期,就要考虑药代动力学方面的因素。例如,所研究的化合物是否容易转运到药效作用部位(如中枢神经系统用药应能通过血脑屏障)、是否有合适的半衰期、口服吸收是否良好(以选择合适的给药途径)等。动物体内药代动力学研究是临床前药代动力学研究的主体,以期提供化合物药代动力学性质方面的信息。对于创新药,临床前要进行药物代谢的研究,特别是作为前药的药物,由于在体内产生药效和毒性的是其活性代谢产物,需要对其活性代谢产物的结构、数量和代谢途径等进行深入细致的研究。

  临床前药代动力学研究也是相关领域研究的主要依据和工具之一。在制剂学方面,剂型选择时需要考虑药代动力学因素,如口服吸收不好、首过效应明显的药物不适合制成口服制剂;在药效学方面,临床前药代动力学研究可提供药物浓度与药效的关系,说明药效反应的种属差异在药代动力学方面的原因,提供药物分布与药效的关系,解释不同给药途径与药效的关系;在毒理学方面,临床前药代动力学研究可提供药物浓度与毒性反应的关系,提示可能的毒性靶器官,例如在组织分布研究中发现药物在肝脏中有蓄积,则应考虑肝脏可能是毒性靶器官。临床前药代动力学研究得到的动力学参数(如半衰期)、代谢信息(代谢途径、产物和酶等)可为设计和优化临床研究给药方案提供参考。

  总之,临床前药代动力学研究结果对于新药研发的各环节与相关领域均有重要的指导作用和参考价值。

第二节　药物的吸收

药物的吸收是指药物从给药部位进入血液循环系统的过程。药物的给药方法可简单地分为血管内给药和血管外给药。其中，血管内给药就是通过静脉或动脉注射给药，药物直接进入血液循环系统，血管内给药没有吸收过程。而血管外给药，如肌内注射、口服给药、皮下注射、经皮给药等均存在吸收过程。药物只有被吸收并达到一定的血药浓度，才能产生药理效应，其持续时间和作用强弱均与血药浓度密切相关。因此，药物吸收是发挥药效的重要前提。

一、口服药物的吸收

(一) 药物的胃肠道吸收

口服给药时，药物经胃肠道的上皮组织吸收，经门静脉进入肝脏，在肝脏经首过代谢(亦称首过效应)后进入全身血液循环的过程。口服给药在胃肠道的吸收部位是胃、小肠、大肠，主要通过被动扩散转运方式被胃肠道黏膜上皮细胞吸收。

1. **胃吸收**　胃黏膜表面没有微绒毛，表面积小，因而对多数药物的吸收能力较弱。常规口服固体药物制剂在胃内大部分会崩解、分散和溶解。胃内呈弱酸状态，因此一些弱酸性的药物可在胃内吸收。一些液体剂型的药物可以和胃壁很好地接触，有利于药物通过胃黏膜上皮细胞，故吸收很好。

2. **小肠吸收**　小肠由十二指肠、空肠、回肠组成。小肠黏膜上有环形皱襞、绒毛和微绒毛，故吸收面积极大。其中，十二指肠的绒毛最多，向下逐渐减少。而且小肠蠕动快，血流量丰富。因此，小肠(特指十二指肠)是物质吸收的主要位置。小肠中药物的吸收以被动扩散转运方式为主，也有某些药物在特定部位以主动转运吸收。由于小肠 pH 为 5~7.5，故它也是碱性药物的最佳吸收环境。

3. **大肠吸收**　大肠包括盲肠、结肠和直肠。大肠较小肠粗而短，全长约 1.5m。其可存储食物残渣形成粪便，吸收水分、无机盐等。大肠无绒毛结构，表面积小，因此药物吸收较弱。只有一些缓释制剂、肠溶剂和残留的药物运行至此，大肠才会表现出吸收功能。但直肠下端接近肛管部分，血管丰富，是直肠给药的良好吸收部位。大肠中药物的吸收也以被动扩散转运方式为主，兼有胞饮和吞噬作用。

4. **胃肠道代谢作用的影响**　胃肠道黏膜内存在着各种酶(包括肠道菌丛产生的酶以及上皮细胞新生酶)，这些酶会促进口服药物的胃肠道代谢。药物在胃肠道中的代谢作用也是首过效应的一部分，会降低药物的生物利用度。药物滞留时间越长，这种代谢反应越易发生。

5. **药物转运糖蛋白**　在胃肠道上皮细胞的顶侧分布着某些转运蛋白(主要为 P 糖蛋白)。这类蛋白介导的药物主动泵出肠细胞是决定口服药物生物利用度的重要因素之一。P 糖蛋白可以将生物毒性物质包括多种药物单向泵出细胞，排回到肠腔内，从而导致药物透膜吸收减少，细胞内血药浓度降低。P 糖蛋白的作用底物一般是脂溶性药物，而且需要 ATP 水解提供能量。P 糖蛋白也广泛分布在正常组织，它限制药物及其他外来物质的吸收并促进其消除。抑制 P 糖蛋白的功能可以减少细胞内物质的流出。

（二）口服药物吸收的研究方法

口服药物的主要吸收部位是在小肠。药物能否口服吸收，除了药物自身的理化性质外，还取决于肠黏膜的构造及肠内酶、肠上皮细胞对药物的代谢及屏障作用。评价口服药物的吸收主要通过药物的渗透性进行。药物的渗透性测定可以采用体内试验法和体外试验法。通过这些研究方法可以了解药物在肠道的吸收动力学特征、有效吸收部位、吸收机制、影响吸收的因素等。

1. **体内试验法** 对于口服给药的新药，通常进行体内试验法。体内试验法包括整体动物试验和在体组织试验法。

（1）整体动物试验法：动物通过口服或灌胃给药后，测定血药浓度或尿中原型药物的排泄总量，求算出药代动力学参数来评价药物的吸收速度和程度。通过血药浓度 - 时间曲线来了解药物在体内的吸收情况，尽可能同时进行血管内给药的试验，提供绝对生物利用度。绝对生物利用度（absolute bioavailability, F）为比较药物血管外给药与静脉给药吸收程度差异的参数。其计算方法如下：

$$F(\%) = AUC_{po} \times D_{iv} / (AUC_{iv} \times D_{po}) \times 100 \qquad \text{式（4-1）}$$

式（4-1）中，AUC_{po} 为口服给药的血药浓度 - 时间曲线下面积；AUC_{iv} 为静脉注射给药的血药浓度 - 时间曲线下面积；D_{iv} 为静脉注射给药的剂量；D_{po} 为口服给药的剂量。

（2）在体组织试验法：常用的在体组织试验法有肠段结扎法和肠道灌流试验法。

1）肠段结扎法：这种方法是将动物麻醉后开腹，分离肠段远端结扎，给药后近端结扎，然后放回腹腔。操作中要注意避免破坏血液供应和淋巴系统。该法操作较简单，但由于肠腔内容物的存在，试验数据的准确性较差。

2）肠道灌流试验法：在分离肠段的两端插管，将插管与恒流泵相连，用生理盐水冲洗肠容物后，恒速灌药，于不同时间收集灌流液，通过测定不同时间药物消失的速度来评价药物的吸收。

2. **体外试验法** 如有必要，还可采用体外吸收模型（如 Caco-2 细胞模型）、离体组织吸收模型（如离体肠管外翻模型）研究药物吸收的特性和机制。其中，Caco-2 细胞模型是近年来建立的一种新的体外吸收模型，已成为研究药物吸收机制的重要工具。

Caco-2 细胞系来源于人类结肠腺癌细胞系，在普通的培养条件下即可在有孔的多聚碳酸酯膜上自发地分化为肠上皮细胞单层，因此可以模拟体内小肠上皮细胞层，特点是：①同源性好（与肠上皮细胞结构相似）；②所需药量少；③与体内吸收的相关性好；④可进行批量操作和成本低。本法可用于研究细胞对药物的摄取及跨膜转运，也可用于研究药物肠内代谢机制等。Caco-2 细胞模型作为药物吸收研究的快速筛选工具，可在细胞水平上提供药物分子透过小肠黏膜的吸收、代谢、转运等综合信息。

二、非口服药物的吸收

（一）注射给药途径药物的吸收

注射给药主要有血管内的静脉注射和血管外的肌内注射、皮下与皮内注射等途径。静脉注射给药具有生物利用度高（100%）、剂量准确、药效迅速的特点；局部给药后，药物首先向周围含水丰富的组织扩散，然后通过毛细血管进入血液循环。局部注射给药的吸收与给药部位有关，不同注射部位，药物的吸收速度，所能容纳的注射液容积及药物的分散状态均不同。因而，不同部位注射给药的药物生物利用度亦不尽相同。

（二）其他给药途径药物的吸收

1. **黏膜给药的吸收**　黏膜给药是指使用合适的载体使药物与黏膜表面紧密接触，并通过黏膜上皮细胞吸收进入血液循环而起全身作用的给药方式。如鼻黏膜、眼黏膜、口腔黏膜、直肠及阴道黏膜等给药方式。黏膜给药通常可以避免肝脏首过效应和胃肠道的影响，而且血液供应良好。黏膜给药时，药物的吸收主要是被动扩散机制，亲水性大分子药物不易透过，生物利用率极低；脂溶性大、非解离状态且相对分子质量较小的药物吸收较迅速。其中①眼部给药：药物停留时间短、剂量损失大、泪水对药物产生稀释作用。药物的吸收主要分为角膜吸收和非角膜吸收。角膜吸收是眼局部用药的有效吸收途径；非角膜吸收的药物不进入房水，而是进入体循环。②直肠给药：吸收不规则，剂量难以控制。若在距离肛门 2cm 处给药，可以避免肝脏的首过效应；若距离肛门 6cm 处给药，则大部分药物进入门静脉 - 肝系统。

2. **肺部给药的吸收**　一些抗哮喘药物和吸入性麻醉剂可以肺部给药。肺的表面积大，毛细血管丰富，可以迅速大面积地吸收药物，起效快；呼吸系统没有各种消化酶的作用，可避免药物遭到破坏，而且首过效应小，可以显著提高生物利用度。药物在肺部吸收主要是被动扩散机制，呼吸道上皮细胞为类脂，脂溶性高的药物较易吸收，小分子药物比大分子药物吸收快。

3. **经皮给药的吸收**　皮肤由表皮、真皮和皮下组织组成。真皮层含有丰富的毛细血管丛、汗腺、皮脂腺和毛囊等。药物应用于皮肤上后，首先从制剂中释放到皮肤表面，大部分药物透过表皮（角质层和生长皮层）进入真皮，被毛细血管吸收进入血液循环。角质层是药物渗透的主要屏障。不同位置皮肤的渗透性不同，从而影响药物的吸收。药物皮肤的渗透主要是被动扩散过程，脂溶性较大的药物比较容易吸收，但脂溶性太强的药物难以透过真皮层，主要在角质层中蓄积。角质层的结构限制了大分子药物透过的可能，低熔点的药物比较容易透过皮肤。

三、药物吸收的临床前药代动力学研究一般原则

（一）一般性问题的考虑

对于经口给药的新药，应进行整体动物试验，尽可能同时进行血管内给药的试验，提供绝对生物利用度。如有必要，可进行体外细胞试验、在体或离体肠道吸收试验以阐述药物的吸收特性。

对于其他血管外给药的药物及某些改变剂型的药物，应根据立题目的，尽可能提供绝对生物利用度。

（二）动物试验方面的考虑

1. **试验动物的选择**　一般采用成年和健康的动物。常用动物有小鼠、大鼠、兔、犬、小型猪和猕猴等。尽量在清醒状态下试验，动力学研究最好从同一动物多次采样。

（1）动物类别的选取：动物的选择尽可能与药效学和毒理学研究一致，并兼顾与人体的相关性。动物选择的一般原则如下：

1）创新药物：应选用两种或两种以上的动物，其中一种为啮齿类动物；另一种为非啮齿类动物（如犬、小型猪或猕猴等），其主要目的是要了解药物的体内过程是否存在种属差异。其他药物，可选用一种动物（建议首选非啮齿类动物，如犬等）。

2）眼部给药：一般选择新西兰兔。对药物兔眼部给药后在血浆、房水、角膜、结膜和泪液中的药代动力学特征进行评价，从而为临床用药提供参考。

3）皮肤给药：一般选择巴马小型猪。对药物皮肤给药后吸收进入角质层、表皮真皮层的浓度及进入血液大循环的动态变化过程进行评价。

（2）动物性别的选择：试验中应注意雌、雄动物兼用，以便了解药物的体内过程是否存在明显的性别差异，如发现存在明显的性别差异，应分别研究药物在雌、雄动物体内的动力学过程。对于单一性别用药的药物，可选择与临床用药一致性别的动物进行药代动力学研究。

（3）注意事项：经口给药不宜选用兔等食草类动物。

2. **剂量选择** 创新药物临床前药代动力学研究应设置至少 3 个剂量组，剂量的选择可以参考药效学和毒理学研究中所用的剂量。其高剂量最好接近最大耐受剂量，中、小剂量根据动物有效剂量的上下限范围选取。主要考察在所试剂量范围内，药物的体内动力学过程是属于线性还是非线性（如为非线性动力学要研究剂量的影响），以利于解释药效学和毒理学研究中的发现，并为新药的进一步开发和研究提供信息。

3. **给药途径和方式** 所用的给药途径和方式，应尽可能与临床用药一致。对于大动物（如犬等）应使用与临床一致的剂型。

4. **样品采集** 采样点的确定对药代动力学研究结果有重大影响，若采样点选择不当，得到的结果可能与药物在体内的真实情况产生较大差异。一般来说，药代动力学研究试验中血样采集方法如下：给药前需要采血作为空白样品。为获得给药后一个完整的血药浓度 - 时间曲线，采样时间点的设计应兼顾药物的吸收相、平衡相（峰浓度附近）和消除相。一般在吸收相至少需要 2~3 个采样点，对于吸收快的血管外给药的药物，应尽量避免第一个点是峰浓度（C_{max}）；在 C_{max} 附近至少需要 3 个采样点；消除相需要 4~6 个采样点。整个采样时间至少应持续 3~5 个半衰期，或持续到血药浓度为 C_{max} 的 1/10~1/20。为保证最佳采样点，建议在正式试验前选择 2~3 只动物进行预实验，然后根据预实验的结果，审核并修正原设计的采样点。

第三节　药物的分布

药物分布是指药物吸收后随血液循环向机体有关部位转运的过程。无论何种给药途径，药物进入血液后都会随血液循环分布到机体各组织，首先分布于血流速率快的组织，然后分布到皮肤或脂肪等血流速率慢的组织。

一、药物的体内分布与表观分布容积

药物在体内的分布多数是不均匀的，随吸收和消除过程的进行不断变化，且处于动态平衡中。药物在全身分布的规律直接影响药物的有效性和安全性，研究药物分布状况可预测药物疗效与体内蓄积程度，指导临床用药，并进行药物结构修饰及剂型设计。药物在体内的分布状况通常用表观分布容积（apparent volume of distribution，V）来表示，同时表观分布容积也是药代动力学中的一个重要参数，因此具有重要的意义。

（一）药物的体内分布

1. **药物的体内分布过程**　药物在体内经吸收过程进入血液,随血液循环向机体的各部位分布。体液包括细胞内液和细胞外液,细胞外液占体液总量的 1/3,由组织液、血浆、淋巴液和脑脊液等部分组成,其中组织液和血浆占的比重最大。药物向体内各组织分布即药物先穿过毛细血管内皮细胞进入组织液,再利用脂质膜通道和/或微孔通道通过组织细胞膜进入细胞内。

药物从血浆进入组织细胞的过程需通过各种生物膜,进入血液中的药物只有游离药物能穿过生物膜到达各组织,而与血浆蛋白结合的药物则不能通过。对于弱酸弱碱类药物,在血液中存在解离型和非解离型两种状态,其解离平衡与体内环境 pH 和药物的 pK_a 有关,一般非解离型状态的药物较解离型药物更容易通过细胞膜而向体内组织分布。

2. **药物的体内蓄积**　蓄积是指在长期连续用药的情况下机体组织中药物浓度逐渐升高的现象。药物对特定组织的特殊亲和力是产生药物蓄积的主要原因。由于这种亲和力的存在,药物从该组织解脱回血液的速度慢于从血液进入组织的速度,该组织可能成为药物的贮库,形成蓄积。脂溶性大的药物易于从血浆进入脂肪组织,而从脂肪组织回到血液中的速度较慢,进而形成蓄积。

药物分布到达作用部位,一部分会与作用部位的特异性受体结合发挥药效,还有一部分会与细胞内的其他物质非特异性结合形成结合药物,不易透过细胞膜而形成蓄积。此类蓄积可能会产生药物的不良反应,如四环素可与钙结合形成不溶性络合物并滞留在新生儿的骨骼和牙齿中,抑制新生儿骨生长,并会出现牙齿变色和畸形现象。

3. **药物的生理屏障**　机体内的生理屏障会对药物的体内分布产生影响,如药物从血液进入脑内就需要通过血脑屏障。

血脑屏障按中枢神经系统的构造分为 3 种屏障:①从血液中直接转运至脑内时的血液 - 脑屏障;②从血液转运至脑脊液时的血液 - 脑脊液屏障;③从脑脊液转运至脑内时的脑脊液 - 脑屏障。影响药物转运的屏障主要是前两者。

当血液中血浆成分或理化性质发生改变时,血脑屏障能阻挡血中的有害物质进入脑内,使脑组织免受影响,从而维持正常的生理功能;但营养物质和代谢产物可以通过,从而为中枢神经系统提供了相对稳定的内环境。

（1）药物从血液向中枢神经系统的转运:药物从血液向中枢神经系统的转运主要通过被动转运的方式。与药物在其他组织中的分布一样,药物的亲脂性和解离程度直接影响药物向脑内的转运分布,如在 pH 7.4 的血浆中,弱碱性药物解离程度小,比弱酸性的药物更易向脑脊液转运分布。

药物从血液进入脑组织中还可以通过主动转运机制,如葡萄糖、氨基酸或 K^+、Mg^{2+} 等金属离子的转运。当血液中某种氨基酸浓度高时,能抑制其他氨基酸向脑内转运。如苯丙酮尿症患者由于体内氨基酸代谢异常,血浆中苯丙氨酸浓度很高,常使脑内其他必需氨基酸出现慢性缺乏症状。

脑毛细血管壁上有一些载体中介转运系统,可将各种所需营养物质转入脑内,如葡萄糖载体、中性氨基酸载体、单羧酸载体等。将药物修饰成与这些营养物质结构相似的形式,即可通过这些载体中介系统转运。但这种方式存在一定的弊端,由于载体数目有限,载体系统若转运药物就会影响所需营养物质的正常转运。

（2）药物从中枢神经系统向血液的转运:中枢神经系统的药物首先向血液转运才能通过体循环排

出体外。药物从中枢神经系统向血液排出与药物从血液向中枢神经系统的分布或蓄积有关,这一过程有两条途径:药物通过蛛网膜绒毛的滤过作用实现转运,蛛网膜绒毛具有较大孔隙,一般药物都能通过,甘露醇、右旋糖酐等高分子物质也可以通过;药物通过脉络丛的主动转运机制从脑脊液转运到血液,如青霉素类抗生素、季铵盐类化合物等的转运。

(二) 表观分布容积

药物在体内的表观分布容积(V)是指假设药物在体内充分分布的前提下,以血浆中的药物浓度推算体内药物总量在理论上应占有的液体总体积。由于药物在体内分布是一动态过程,当达到动态平衡时,体内药量与血药浓度的比值就是表观分布容积,其单位为 L 或 L/kg。

$$V = \frac{X}{C} \tag{式(4-2)}$$

式(4-2)中,X 为体内药物总量;C 为血浆和组织内药物达到平衡时的浓度。

表观分布容积是一个假设的体积,并不是药物在体内分布的真实体积,但可作为药物的特征常数。药物的表观分布容积与药物的理化性质、血浆蛋白结合率及药物在组织中的分布有关。测定表观分布容积的意义在于:

(1) 预测药物的分布范围:根据表观分布容积的数值大小预测药物的分布范围,药物的表观分布容积越大,则药物越有可能在某一特定组织或器官蓄积。组织中的药物浓度大于血液中的药物浓度,则表观分布容积大于药物实际分布体积,如脂溶性药物易被细胞或脂肪组织摄取,血浆浓度低,表观分布容积会超过体液总量。

(2) 评价药物的分布程度:将表观分布容积数值与血浆量比较,评价药物的分布程度,并推测该药在体液中的分布量和组织摄取量。

体重 60kg 的成人总体液约为 36L,其中血浆 2.7L,组织液 10.8L,细胞内液 22.5L。测得酚红的表观分布容积为 4L,略高于血浆容积,说明酚红主要集中于血浆,少量分布于细胞间液,不会向组织器官分布;而甘露醇的表观分布容积为 14L,接近于细胞外液总体积,说明它主要分布在细胞外液;若组织中的药物浓度等于或低于血液中的药物浓度,如水杨酸、青霉素等的表观分布容积为 0.15~0.3L/kg,说明这类药物主要存在于血液中,不易进入细胞内或组织中。

二、药物分布的临床前药代动力学研究一般原则

1. **实验动物的选择** 选用大鼠或小鼠做组织分布试验较为方便。通常选择一个剂量(一般以有效剂量为宜)给药后,至少测定药物及主要代谢产物在心、肝、脾、肺、肾、胃肠道、生殖腺、脑、体脂、骨骼肌等组织的浓度,以了解药物在体内的主要分布组织。特别注意药物浓度高、蓄积时间长的组织和器官,以及在药效或毒性靶器官的分布(如对造血系统有影响的药物,应考察在骨髓的分布)。必要时建立和说明血药浓度与靶组织药物浓度的关系。参考血药浓度 - 时间曲线的变化趋势,选择至少 3 个时间点分别代表吸收相、平衡相和消除相的药物分布。若某组织的药物浓度较高,应增加观测点,进一步研究该组织中药物消除的情况。每个时间点至少应有 6 个动物的数据。

2. **组织样本的采集** 参考血药浓度 - 时间曲线的变化趋势,选择至少 3 个时间点分别代表吸收相、平衡相和消除相,采集心、肝、脾、肺、肾、胃肠道、生殖腺、脑、体脂、骨骼肌等组织样本进行药物浓

度测定。采集时注意样本的一致性和均一性,即每只动物尽可能在同一部位取样,以避免药物在不同部位分布差异造成的误差。较大的脏器如肝可在预试验时多点取样,以了解药物在整个脏器的分布情况,避免误差。取样后的组织先经仔细修理,去掉脂肪、黏膜等外围组织,精确称重后进行粉碎、匀浆等处理。

3. **特定组织的分布**　以下情况可考虑进行多次给药后特定组织的药物浓度研究:

(1) 药物消除半衰期长的组织:药物/代谢产物在组织中的半衰期明显超过其血浆消除半衰期,并超过毒性研究给药间隔的 2 倍。

(2) 出现病理学改变的组织:在短期毒性研究、单次给药的组织分布研究或其他药理学研究中观察到未预料的,而且对安全性评价有重要意义的组织病理学改变。

(3) 特种制剂:定位靶向释放的药物制剂,需研究药物在定向组织中的分布。

进行组织分布试验,必须注意取样的代表性和一致性。

同位素标记物的组织分布试验,应提供标记药物的放射化学纯度、标记率(比活性)、标记位置、给药剂量等参数;提供放射性测定所采用的详细方法,如分析仪器、本底计数、计数效率、校正因子、样品制备过程等;提供采用放射性示踪生物学试验的详细过程,以及在生物样品测定时对放射性衰变所进行的校正方程等。

示例 4-1　G004 大鼠灌胃给药后组织分布研究

G004 为一种新型磺酰脲类化合物,分子式为 $C_{22}H_{28}O_5N_3S_2Br$,结构式见图 4-1。

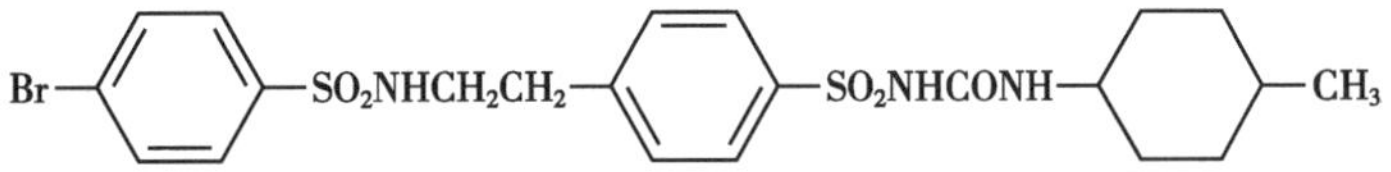

图 4-1　G004 的结构式

1. **实验动物与给药剂量**　取 30 只无特定病原体(SPF)级 SD 雄性大鼠,随机分成 5 组,每组 6 只,禁食(可自由饮水)12 小时后,按 10mg/kg 的剂量分别灌胃给予 G004 的 0.5% CMC-Na 混悬液。

2. **采样时间**　根据雄性大鼠药代动力学血药浓度-时间曲线及主要药代动力学参数,确定 G004 在大鼠组织分布的采样时间点,分别为给药后 10 分钟(吸收相)、20 分钟(平衡相)、2 小时(分布相)、8 小时(消除相)、36 小时(清除相),5 组大鼠分别于上述采样点放血处死,采集脏器。

3. **分析与结果**　检测以上各时间点雄性大鼠的胃、肝、血浆、小肠、大肠、心、肾、睾丸、肺、脂肪、脾、胰腺、肌肉、脑组织中 G004 的浓度。试验结果见图 4-2。

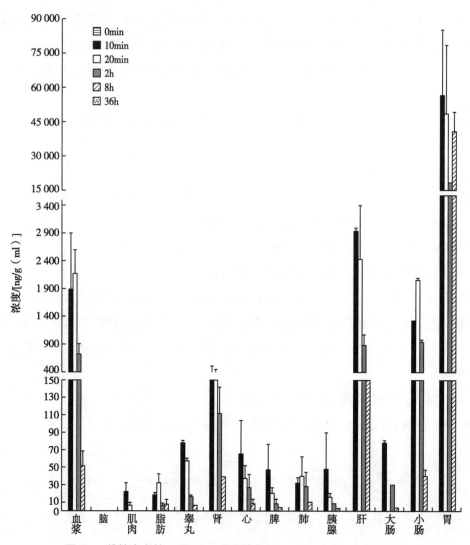

图 4-2　雄性大鼠按 10mg/kg 灌胃给药 G004 后 G004 的组织分布

第四节　药物的代谢

　　药物的代谢，又称药物的生物转化，是指药物在肝药酶的作用下发生化学结构变化的过程。药物进入机体后，部分药物不经代谢直接以原型排出体外；部分药物在体内经代谢后，再以原型和代谢产物的形式排出体外。大部分具有药理活性的药物多为亲脂性有机化合物，在生理条件下仅部分解离或完全不解离，且又常与蛋白质结合，往往难以直接从肾脏和胆汁排泄。另一方面，由于肾小球膜具有亲脂特性，使得经肾小球滤过的药物易于被肾小管重吸收。因此，机体需要通过代谢使药物脂溶性降低，水溶性增加，更容易排出体外。

一、药物代谢过程与药物代谢酶

　　药物代谢所涉及的化学反应可分为两个相互衔接的过程，即Ⅰ相代谢和Ⅱ相代谢。Ⅰ相代谢（phaseⅠmetabolism）是母体药物分子本身在药物代谢酶的作用下，通过氧化、还原和水解等反应引入极性基团的过程；Ⅱ相代谢(phaseⅡmetabolism)即结合反应，是指母体药物分子中的极性基团或Ⅰ相代谢中产生的极性基团在结合酶的作用下，与体内水溶性较大的内源性物质(如葡萄糖醛酸、硫酸、谷胱甘肽、醋酸、某些氨基酸)结合形成水溶性更大的复合物的过程。Ⅰ相代谢常使药物活性改变，通常为活性下降；Ⅱ相代谢几乎使所有的药物失活并增强了水溶性而易于从机体排出。但也有例外，如甲基化和乙酰化反应后分子极性并没有增大。Ⅰ相与Ⅱ相代谢产物都能够直接排出体外，但后者更容易发生。大多数药物要经过两相反应。此外，排泄进入胆汁的代谢产物可在肠内被肠道菌丛进一步代谢。

(一) **药物代谢过程**

1. **Ⅰ相代谢**

(1) 氧化反应：氧化反应是最常见的代谢反应，可通过肝微粒体药物代谢酶和非微粒体酶系统催化。氧化还原反应的类型总结如下：

1) 饱和烃氧化：脂肪酸或长链饱和烃类多在末端(ω氧化)或次末端(ω-1氧化)被羟基化，如巴比妥、苯巴比妥。

2) 芳香环氧化：芳香环经中间产物芳香环氧化物转化为酚类，如保泰松、水杨酸、乙酰苯胺。

3) 烯烃氧化：碳碳双键可被氧化成环氧化物，如卡马西平。

4) O-脱烃：碳氧键断裂，脱下烃基而产生羟基，如可待因。

5) N-脱烃：碳氮键断裂，脱下烃基而产生—NH基，如氯丙嗪、氨替比林。

6) S-脱烃：碳硫键断裂，脱下烃基而产生—SH基，如巯嘌呤。

7) N-氧化：叔胺类氧化产生氮氧键，伯胺、仲胺和酰胺进行N-羟化反应，如磺胺、氯丙嗪。

8) S-氧化：一般产生硫氧键，如硫利达嗪。

9) 脱氨基：氨基经羟化的中间产物形成羰基，如组胺、多巴胺、苯丙胺。

10) 脱硫：氧原子置换原子态的硫，如硫喷妥、对硫磷。

11) 醇醛氧化：醇、醛被相应的酶(如醇脱氢酶和醛脱氢酶)氧化成醛和酸，如苯甲醇。

12) 侧链烷基的氧化：离苯环或杂环最近的一个α碳原子上，可以是离环最近的第1个或第2个碳原子氧化成醇或醛，如甲苯磺丁脲、美托洛尔。

13) 烃链不饱和化：烃链末端可形成双键，如睾酮、丙戊酸。

(2) 还原反应：药物发生还原反应并不多见，多数还原反应在微粒体中进行，由微粒体酶催化，需要还原型烟酰胺腺嘌呤二核苷酸磷酸(NADPH)，可受氧的抑制。也有一些非微粒体酶参与的还原反应。此外，肠道内的菌丛也可以催化还原反应。还原反应主要类型有：

1) 偶氮还原：偶氮化合物受偶氮还原酶的作用生成相应的伯胺，如百浪多息。

2) 硝基还原：硝基化合物中的硝基被硝基还原酶还原成氨基，如氯霉素。

3) 羰基还原：醛酮化合物在醛酮还原酶的作用下分别还原成相应的伯醇和仲醇，如水合氯醛。

4) 双键还原：碳碳双键被还原成单键，如萜类、氟尿嘧啶、麝香酚。

5) 二硫化物还原：二硫化物被还原为硫醇，如双硫仑。

6) S-氧化物还原：S-氧化物可被还原为硫化物，如二甲亚砜。

(3) 水解反应：水解反应主要是在酯酶或酰胺酶系统的催化作用下，将酯、酰胺和酰肼等结构水解成羧酸，或将杂环化合物水解开环。

2. Ⅱ相代谢

（1）葡萄糖醛酸结合：葡萄糖醛酸含有羧基和多个羟基，能与含—OH、—COOH、—NH$_2$、—NH—和—SH 的化合物结合，形成水溶性高的 O-、N- 或 S- 葡萄糖醛酸糖苷。某些药物（如保泰松）还可形成 C- 葡萄糖醛酸苷。其中，O- 葡萄糖醛酸苷由胆汁排泄释入肠道后，又可被 β- 葡萄糖醛酸苷酶催化，分解成母体化合物，后者可能被肠道吸收，形成"肝肠循环"。

（2）硫酸结合：内源性的硫酸根离子在 Mg^{2+} 和酶的参与下与 ATP 结合，生成活化的硫酸，再经硫酸转移酶催化与酚、醇、N- 羟基和芳香烃等含羟基和氨基的化合物结合。但这些化合物大多也能与葡萄糖醛酸结合，因此硫酸与葡萄糖醛酸二者同时竞争底物。大多数内源性化合物（如体内的甾体激素和软骨素等）需要和硫酸盐反应，使体内的硫酸数量不足以与药物或代谢产物结合。此外，体内硫酸酯酶的活性较强，形成的硫酸结合物容易被酶解而释放硫酸。因此，硫酸结合不起主导作用。

（3）乙酰化：乙酰化反应也是重要的代谢反应。内源性活性型的乙酸与辅酶 A（CoA）中游离巯基结合生成乙酰 CoA。乙酰 CoA 与具有芳香胺、脂肪胺、肼或酰基的化合物都能发生乙酰化反应，其中以芳香胺最容易发生反应。乙酰化反应主要是在乙酰化酶的参与下，将乙酰基转移到代谢产物或母药分子的伯胺上，磺胺类药物的乙酰化最为常见。乙酰化酶的活性受遗传因素的影响而有较大的差异。发生乙酰化反应后，生成的代谢产物极性降低，不利于药物的排出。但胺类药物通常有细胞毒性，乙酰化后毒性降低，有利于保护机体。

（4）谷胱甘肽结合：谷胱甘肽能清除体内具有潜在毒性的亲电性化合物。谷胱甘肽在 S- 转移酶的参与下与亲电子成分（如环氧化物、芳香族化合物、亚硝酸酯、碳正离子、不饱和化合物、卤代化合物、硝基烷等）结合，形成巯基尿酸（N- 乙酰半胱氨酸）结合物，相对分子量较大的化合物从胆汁排泄的量多于尿液排泄。如果体内谷胱甘肽减少，体内过多的亲电子性化合物与细胞上的亲核基团（如蛋白质、核酸上的巯基、羟基、氨基）结合，会导致细胞癌变等副作用。

（5）甲基化：甲硫氨酸是甲基的主要来源，其经 ATP 活化后作为甲基供体。催化甲基化的酶称为甲基转移酶。甲基化反应主要是与内源性化合物有关，如组胺和儿茶酚胺神经递质去甲肾上腺素的生成。能与甲基结合的化合物有酚、胺和巯基化合物等。甲基结合物一般极性更小，水溶性更低、更稳定，使排泄变得更为困难，但这也是机体的一种自我保护。如组胺甲基化可以避免过度生理作用，甲基化后排泄减慢可以循环利用。

（二）药物代谢酶

药物代谢酶主要分为微粒体酶系和非微粒体酶系。微粒体酶系主要存在于肝脏中，非微粒体酶系存在于肝脏、肾脏、肠黏膜、皮肤、血液及脑等其他组织器官中。Ⅰ相代谢的酶有以下 6 类：①细胞色素 P450 酶；②环氧化物水合酶；③水解酶；④黄素单加氧酶；⑤醇脱氢酶；⑥醛脱氢酶；Ⅱ相代谢酶主要有葡萄糖醛酸转移酶、谷胱甘肽 -S- 转移酶、硫酸转移酶、乙酰转移酶、甲基转移酶。进行Ⅰ相代谢的酶主要是依赖细胞色素 P450 的氧化性代谢酶系。在药物代谢中，细胞色素 P450 是最重要的酶系，因此对其研究最多。

细胞色素 P450（cytochrome P450, CYP450）系混合功能氧化酶，在以水为溶剂的环境中，催化具有适当脂溶性的药物的氧化反应。在催化氧化的过程中，将氧分子的一个氧原子加到底物分子中，另一个氧原子还原为水。反应式如下：

$$NADPH + H^+ + O_2 + RH \xrightarrow{CYP450} NADP^+ + ROH + H_2O$$

反应式中,NADPH 表示还原型烟酰胺腺嘌呤二核苷酸磷酸;RH 表示可被氧化的底物;ROH 是被羟化的产物;NADP 表示烟酰胺腺嘌呤二核苷酸磷酸。反应由 CYP450 催化完成。

细胞色素 P450 是一类含铁血红素酶,具有铁原卟啉Ⅸ辅基结构。它是混合功能氧化酶的主要成分,参与内源性物质和药物、环境化合物等外源性物质的代谢。因它与一氧化碳的结合物在 450nm 附近有特征吸收而得名。CYP450 均为内膜蛋白,含有一个非共价键结合的血红素,主要存在于微粒体中。其生物学特点如下:

(1) CYP450 不是单个酶,而是由许多同工酶组成的超级大家族。已知每种哺乳动物的 CYP450 有30 种以上。

(2) CYP450 对底物的结构特异性不强,可代谢各种类型化学结构的底物,既能代谢大分子底物,也能代谢小分子底物。同一种 CYP450 可以催化多种代谢反应,同一种代谢反应也可以由多种酶催化。在合并用药时,由同种 CYP450 催化代谢的不同药物可能发生竞争性代谢抑制。能够抑制 CYP450 的药物与其底物药物合用时,也可以导致药物代谢环节的相互抑制。

(3) CYP450 存在明显的种属、性别和年龄的差异。其中,种属差异最为明显。不同种属的 CYP450 同工酶的组成有差异,因此药物在不同种属动物的代谢途径和代谢产物有可能不同,这种差异是由种属间基因表达上的差异引起的。CYP450 在性别上的差异在大鼠体内的表现最为明显。现已发现雌雄大鼠体内的 CYP450 同工酶的组成有明显的质和量的差异,某些药物在雌雄大鼠血液、体内的主要代谢途径和代谢产物可能不同,因而造成其在雌雄大鼠体内的毒性也存在明显的差异,这值得引起临床前药代动力学和毒理学研究的重视。CYP450 在年龄上的差异主要表现在量和活性方面。

(4) CYP450 具有多态性。即,同一种属的不同个体间某一 CYP450 的活性存在较大的差异,可将个体按代谢速度的快慢分为快代谢型(RM)或强代谢型(EM)和慢代谢型(SM)或弱代谢型(PM)。同时,这种多态性还存在于不同种族中。

(5) CYP450 具有可诱导和可抑制性。很多药物可能导致 CYP450 酶的表达水平和活性的改变。例如,苯巴比妥可以显著提高 CYP450 和 NADPH- 细胞色素 C 还原酶的活性,从而加速华法林、氢化可的松、苯妥英钠、地高辛等药物的代谢;另一方面,某些药物可以选择性地抑制某些 CYP450,使其活性明显降低,因而可以抑制 CYP450 对其他药物的代谢。

细胞色素 P450 同工酶中的 CYP1A2、CYP2A6、CYP2C9、CYP2C19、CYP2D6、CYP2E1 及 CYP3A4 参与了近90% 药物的人体代谢。

二、药物代谢研究的常用方法

目前药物代谢研究的主要方法有体外法和体内法。体外法是药物代谢研究中常用的一种方法,通常是将肝微粒体、重组酶、肝组织切片、肝细胞等与待研究的药物共同孵育后取样分析。体内代谢法是指动物给药之后收集血液、尿液和胆汁等生物样品,然后分析体液中药物的代谢产物。药物代谢途径的研究通常在新药非临床研究阶段完成。

（一）药物肝脏代谢的体外研究方法

1. **肝微粒体体外温孵法** 肝微粒体体外温孵法是由制备的肝微粒体辅以氧化、还原型辅酶，在模拟生理温度及生理环境条件下，加入药物温孵培养的生化体系。一般采用 LC-MS 等方法测定温孵液中原型药物和其他代谢产物，并进行初步的分析和鉴定。同时，该方法可用于对肝药酶的抑制及体外代谢清除等方面的研究，因此应用较为普及。

2. **基因重组 CYP450 酶体外温孵法** 利用基因工程技术将表达 CYP450 酶的基因整合到大肠埃希菌和昆虫细胞，经细胞培养，制备、分离、纯化 CYP450 酶。基因重组 CYP450 酶体外温孵法还被广泛应用于药物代谢酶的表型确认，即确定药物是被哪一个 P450 酶亚型所代谢。

3. **肝细胞体外温孵法** 本法同肝微粒体体外温孵法相似，即用制备的贴壁或悬浮培养的肝细胞辅以氧化或还原型辅酶，在模拟生理温度及生理环境条件下进行代谢研究。适于研究蛋白质及 mRNA 水平药物代谢酶诱导及酶活性，在评估药物代谢过程中药物间的相互作用时，该方法得到广泛的应用。该法基本保留了肝脏原有的代谢功能和细胞分化状态，能基本反映体内代谢情况。

4. **肝切片法** 将新鲜肝组织用切片机切成厚度 250~300μm 的切片，与药物同时孵化，通过测定不同时间点的孵育液中的代谢产物来研究代谢过程。肝组织切片法不破坏肝脏的细胞和组织结构，不仅完整地保留了所有肝药酶及各种细胞器的活性，而且保留了细胞与细胞间的联系及一定的细胞间质，因而更能反映药物在体内生理条件下的实际代谢情况；但在制备过程中肝细胞易受到破坏。

5. **离体肝脏灌流法** 将新鲜离体肝脏置于接近于生理条件的循环体系，在严格控制的条件下，药物灌流液经门静脉导入后由肝静脉导出，通过肝静脉液和门静脉液的分析、肝脏生化指标的测定以及肝脏纵切片检查，以确定药物在肝脏发生的变化以及对肝脏的效应。该法能够控制受试物质的浓度，定量地观察药物对肝脏的作用，适合定量研究药物体外代谢。

（二）体内研究方法

1. **胆汁引流法** 即将动物麻醉后做胆管插管，然后腹腔注射给药，收集给药后胆汁，鉴定胆汁中的代谢产物。

2. **整体动物法** 整体动物灌胃给药后，收集血液、尿液、粪便或胆汁样品，分析样中的药物和代谢产物，研究代谢途径和代谢速度。

三、药物代谢的临床前药代动力学研究一般原则

对于创新药物，尚需了解在体内的生物转化情况，包括转化类型、主要转化途径及其可能涉及的代谢酶。对于新的前体药物，除对其代谢途径和主要活性代谢产物结构进行研究外，尚应对原型药和活性代谢产物进行系统的药代动力学研究。而对主要在体内以代谢消除为主的药物（原型药排泄＜50%），生物转化研究则可分为两个阶段：第一阶段为临床前研究，可先采用色谱方法或放射性核素标记方法分析和分离可能存在的代谢产物，并用色谱-质谱联用等方法初步推测其结构。第二阶段为临床研究，如果Ⅱ期临床研究提示其在有效性和安全性方面有开发前景，在申报生产前需要进一步研究并阐明药物的主要代谢产物的代谢途径、结构及酶催化机制。当多种迹象提示可能存在有较强活性或毒性的代谢产物时，应尽早开展活性或毒性代谢产物的研究，以确定开展代谢产物动力学试验的必要性。

应考察药效和毒性试验所用的试验动物与人体代谢的差异性，这种差异有两种情况，其一是量的

差异,种属间的代谢产物是一致的,但各代谢产物的量不同或所占的比例不同;其二是质的差异,即种属间的代谢产物是不一致的。这时应结合药效和毒性试验的结果来评价这种代谢的种属差异性是否会影响到其药效和毒性。临床前药代动力学研究应鉴定药物是否是代谢酶的底物。体外试验体系如肝微粒体、肝 S9、原代肝细胞及 P450 重组酶等可用于鉴定创新药物是否是 P450 同工酶的底物并进行代谢种属差异的比较。P450 同工酶之外的药物代谢酶,如葡萄糖醛酸结合酶、硫酸转移酶等,也应该在适当的情况下进行评估。药物体外代谢稳定性研究主要通过底物消耗法或代谢产物生成法完成。

临床前药代动力学研究还应关注创新药物是否通过抑制或诱导代谢酶影响其他药物的动力学特征。对细胞色素 P450 同工酶(CYP1A2、CYP2B6、CYP2C8、CYP2C9、CYP2C19、CYP2D6、CYP3A4 等)抑制的考察,可以通过使用探针底物(probe substrate)完成。抑制试验应该在酶动力学线性范围进行,即探针底物药物的浓度 $\leq K_m$(米氏常数),抑制强弱通过 IC_{50} 或 K_i 判断。创新药物对 P450 酶的诱导应该重点对人 CYP3A4 以及 CYP1A2、CYP2B6 进行评估。体外诱导试验可运用人肝细胞多次给药后相关 mRNA 表达和 / 或酶活性的变化进行评价。

第五节　药物的排泄

药物及其代谢产物从体内清除的过程称为药物的排泄。药物的排泄与药物的作用效果、药效维持时间和毒副作用息息相关,如果药物的排泄速度增大,血液中药物量减少,药物的作用效果就会降低甚至消失,相应的药效维持时间也会减少;如果药物的排泄速度减慢,血液中药量增加,对于有些药物可能会加强药效,但如果血药量过高往往会产生不良反应、甚至出现中毒现象。例如,对于肾功能障碍的患者来说,如果服用正常剂量的庆大霉素、链霉素等氨基糖苷类药物时,由于其肾排泄功能障碍导致排泄速度降低,药物及代谢产物不能及时排出体外而造成蓄积,就会引发严重的中毒现象。

一、药物的排泄途径与药物转运体

药物的排泄方式及途径与内源性物质的排泄基本相同,最主要的排泄途径是肾排泄和胆汁排泄。除此之外,有些药物还可以通过粪便、乳汁、唾液和汗液排出,挥发性药物如气态麻醉剂可通过由肺呼出的气体排出。

药物在体内的排泄过程大多属于跨膜转运过程,多数低脂溶性、小分子的药物可以通过单纯扩散的形式穿过细胞膜,而分子量较大或极性分子药物通常是以药物转运体作为媒介进行跨膜转运的。

（一）药物的肾排泄与肾清除率

肾是主要的排泄器官,大多数游离药物及其代谢产物能随尿液通过肾小球滤过进入肾小管而排泄;少数药物从近球小管主动分泌到肾小管而排泄。

1. **药物的肾排泄**　肾排泄药物及其代谢产物涉及三个过程,即肾小球的滤过、肾小管的分泌和肾小管的重吸收。肾排泄药物的速率是肾小球滤过率、肾小管分泌率及肾小管重吸收率的综合结果。

（1）肾小球的滤过:肾小球的滤过作用依赖于肾小球滤过膜。该滤过膜呈筛状,通透性较高且滤过面积大,滤过压较高,因此除了血细胞和较大分子外,血浆中的水和小分子物质都可以通过肾小球滤过膜的滤过进入肾小囊成为原尿。绝大多数游离药物和代谢产物都可经肾小球滤过，而与血浆蛋白结合的药物则不能通过，药物的肾小球滤过与血浆中游离药物浓度直接相关。

（2）肾小管的分泌：肾小管分泌过程主要在近曲小管进行，其实质是将药物先从血管一侧通过上皮细胞侧底膜摄入细胞，再从细胞内通过刷状缘膜向管腔一侧流出。肾小管上皮细胞除了重吸收机体需要的物质，还可将自身代谢产生的物质，以及某些原型药物或其代谢产物通过主动分泌排入肾小管，随尿液排出，从而保证体内环境的稳定。

肾小管分泌属于主动转运过程，药物可逆浓度梯度从毛细血管穿过肾小管膜到达肾小管，同时还具有一般主动转运需载体、需能量、有饱和现象的特点。在近曲小管，肾小管上皮细胞有两类非特异性转运机制，阴离子分泌机制和阳离子分泌机制：

1）阴离子分泌机制：阴离子分泌机制分泌有机酸，主要有对氨基马尿酸（PAH）、头孢菌素类、磺胺类等。该分泌机制的特点是载体特异性差，即多种阴离子可与之结合，因此容易出现竞争性抑制现象。

2）阳离子分泌机制：阳离子分泌机制分泌有机碱，主要有金刚烷胺、乙胺丁醇、胆碱，H_2 受体拮抗剂等。许多胺类化合物在生理环境中呈阳离子状态，可通过近曲小管主动分泌，排泄速度增加。

（3）肾小管的重吸收：当药物的排泄率小于肾小球的滤过率时，则有肾小管的重吸收发生。肾小管的重吸收有主动过程和被动过程两种类型：

1）主动重吸收：该过程需要载体蛋白并消耗能量，重吸收的主要是机体所必需的葡萄糖、氨基酸、维生素、电解质等物质。

2）被动重吸收：药物的被动重吸收是在远曲小管以被动扩散的方式进行。其被动重吸收的程度与药物的脂溶性、pK_a、尿液的 pH 和尿量有关。

2. 肾清除率　肾对药物的清除能力因药物种类的不同而不同，可以说不同药物的肾清除情况大不相同。因此，通常采用肾清除率来定量地描述药物通过肾的排泄效率。肾清除率（renal clearance，CL_r）是指肾在单位时间内将多少毫升血浆中所含的某些物质完全清除出去，这个被完全清除了某物质的血浆毫升数就称为该物质的肾清除率。因为尿中的物质都是源于血浆，所以将每分钟尿中排泄的药物量与药物在每毫升血浆中的浓度做比，就可得到肾每分钟清除了多少体积血浆中的药物，即肾清除率：

$$CL_r = \frac{U \times V}{P} \qquad\qquad 式(4\text{-}3)$$

式（4-3）中，U 为尿中某物质的浓度（mg/ml）；V 为每分钟的尿量（ml/min）；P 为血浆中某物质的浓度（mg/ml）。肾清除率能反映肾脏对不同物质的清除能力。

（二）药物的胆排泄与肝肠循环

胆排泄是药物或其代谢产物经胆汁排泄的过程，是药物肾外排泄的最主要途径。首先，药物由血液进入肝细胞，再继续向毛细胆管转运，其中在肝细胞还涉及药物的摄取、贮存和代谢，以及向胆汁的主动转运过程。

1. 药物的胆排泄　胆汁由肝细胞分泌产生，经毛细胆管、小叶间胆管、左右胆管汇入肝总管，再经胆囊管流入胆囊中贮存。胆囊可吸收胆汁中的水分和无机盐使胆汁得以浓缩，由肝直接分泌的胆汁为弱碱性，进入胆囊后因其中的碳酸氢盐被吸收而显弱酸性。消化活动开始后，胆汁从胆囊（有些动物没有胆囊,如大鼠)排出,经十二指肠大乳头进入十二指肠上部。药物随胆汁贮存在胆囊中,然后进入小肠,可能会在小肠中被重吸收而完成肝肠循环;药物也可能在肝脏中被代谢成葡萄糖苷酸而被排泄进入小肠,在肠道菌丛的葡萄糖苷酸酶作用下水解成母体药物而被重吸收,未被重吸收的药物通过粪便排出。

药物进入胆汁的过程属于跨膜转运,需通过两层细胞膜,即首先通过肝细胞膜摄取,然后经胆管膜转运至胆汁中,其转运机制分为主动转运和被动扩散。

2. 肝肠循环 肝肠循环是指药物及其代谢产物在肝细胞中与葡萄糖醛酸等结合后排入胆囊中,经由胆总管随胆汁排入十二指肠,进入小肠后被肠道菌丛的β-葡萄糖醛酸水解酶水解,成为游离药物,脂溶性增大而被重吸收返回肝门静脉,并经肝脏重新进入血液循环系统的过程。肝肠循环在药代动力学上表现为血药浓度曲线出现双峰或多峰现象,而在药效学上表现为药物的作用时间明显延长。

(三) 药物的其他排泄途径

药物除上述排泄途径外,还可通过其他途径进行排泄,如粪便、乳汁、唾液、汗液;还有些药物具有挥发性,可随肺呼出的气体排出。虽然通过这些途径排泄的药物量很少,但它们的浓度往往能反映药物在血中的浓度。

1. 药物经粪便排泄 粪便中的药物主要有3种来源:

(1)口服未吸收的药物:有些药物由于某些因素在胃肠道并不能完全被吸收,一些不能吸收的药物就会随食物残渣进入粪便中,随粪便排出体外。

(2)经胆汁排泄进入小肠的药物:有些药物或其Ⅱ相代谢产物通过跨膜转运至胆汁并储存在胆囊中,后随胆汁排入小肠,其中的一部分药物(或其Ⅱ相代谢产物经水解转化为原型药物)会被重吸收进入血液完成肝肠循环,而未被重吸收的药物或其Ⅱ相代谢产物则进入粪便中。

(3)借助P糖蛋白转运进入肠道的药物:P糖蛋白是一种跨膜磷酸糖蛋白,具有能量依赖性"药泵"功能。它由1 280个氨基酸残基组成,其相对分子量约为170kDa,故又称为P-170。P糖蛋白分为有外排作用的和无外排作用的。P糖蛋白的分布极广,分布于肠组织的有外排作用的P糖蛋白可以利用ATP供能,将肠组织中的药物排入肠道,从而进入粪便中。

2. 药物经乳汁排泄 进入机体的药物随机体代谢进入血液,血液与乳汁之间有由乳腺上皮细胞构成的血乳屏障,药物通过血乳屏障后即可进入乳汁。一般药物通过乳汁的排泄量较少,不足机体排泄总量的2%。

3. 药物经唾液排泄 唾液是由唾液腺和口腔黏膜共同分泌的。药物从血液中进入唾液主要以被动扩散的形式进行转运,其转运速度受到多种因素的影响,如药物自身的理化性质,血浆蛋白结合率等。脂溶性游离药物以原型在唾液与血液之间自由扩散并形成平衡,因此唾液中的药物浓度近似于血浆中游离药物的浓度。

4. 药物经汗液排泄 汗液由汗腺分泌,药物主要以被动扩散的形式从汗腺排泄。磺胺类、苯甲酸、水杨酸等药物及机体正常代谢产物都可通过汗液排泄。

5. 药物经呼吸排泄 通过肺排泄的药物主要是挥发性药物和某些代谢废气,它们一般具有较小的相对分子质量和较低的沸点。例如,吸入全麻药在体内的解离度较低,脂溶性较大,不易经肾排出,所以只能经肺排出体外。

(四) 药物转运体

药物转运体是一种存在于组织或器官细胞膜表面的蛋白质或多肽，其主要作用是将药物摄取或排出细胞。在肾、肝及肠组织等排泄器官上分布有大量药物转运体，如 OATs、OATPs、OCTs、ABC 家族等，它们对解析和调控药物在体内的排泄是相当重要的。

药物转运体在排泄器官的药物转运过程中会受到多种因素的影响，如基因多态性、药物相互作用、疾病、性别、种属等，其影响不仅表现在对转运体功能的增强或抑制，也表现在对转运体表达量的调控中。

1. 肾脏中药物转运体的分布与作用 药物通过肾脏排泄经历了三个过程，即肾小球的滤过、肾小管的分泌和肾小管的重吸收，药物转运体主要介导后两个过程，因为肾小球滤过的过程多数药物仅以膜孔扩散的方式进行。

在肾脏中，转运体主要表达于肾小管细胞膜，药物及其代谢产物由肾小管细胞基底外侧膜的转运体摄取进入肾脏，然后经过刷状缘膜的转运体外排到管腔。所以表达于肾小管细胞基底外侧膜的转运体介导了肾脏对血液中的药物摄取，这些转运体包括：有机阴离子转运蛋白家族(OAT1-3)、有机阴离子转运多肽家族(OATP1/2/5、OATP-A/B/D/E/K 等)、有机阳离子转运蛋白家族(OCT1/3)等。免疫组织学表明 OAT1 是肾脏 OATs 家族转运体中分布最广的一种，PAH 是其经典探针底物。OATP1 可以重吸收肾小球滤过的药物，如地塞米松。OAT-K1/2 具有多专属性，可以转运甲氨蝶呤、甲状腺素等。OCT1/3 以顺细胞膜电位差为驱动力转运多专属性结构的药物，如某些阳离子药物。

表达于肾小管刷状缘膜的转运体介导了肾脏的外排，如 P-gp、MRP2-4、OAT4 等。P-gp 和 MRP2 是肾脏的主要外排药物转运体，它们的转运底物有一定的重叠性，所以它们常具有协同作用，P-gp 主要转运中性的或阳离子底物，而 MRP2 则偏向于转运阴离子底物，特别是共轭分子底物。OAT4 对甾体硫酸结合物、青霉素、吲哚美辛等的亲和性较高，转运程度较强。

介导肾脏摄取和外排的转运体具有广泛的底物专属性，如 OATs 既可摄取前列腺素等内源性成分，也可以摄取利尿药、非甾体抗炎药等外源性药物，OATPs 则可摄取具有甾核结构(如胆酸盐、甾体类激素及其结合物)、线状或环状小肽结构的化合物进入肾脏。

2. 肝脏中药物转运体的分布与作用 在通过肝脏排泄的途径中，药物一般以原型或代谢产物的形式进入胆汁。介导肝脏药物摄取的转运体主要分布于肝窦基底外侧膜上，根据其转运功能不同，可将其分为介导肝脏药物摄取和介导药物外排的转运体。介导肝脏摄取的转运体如有机阴离子多肽家族OATP-A、OATP-B、OATP-C、OATP8 等；介导肝脏药物外排的转运体主要表达于肝细胞毛细胆管膜上，例如 BSEP、MRPs 转运体等。

3. 肠组织中药物转运体的分布与作用 经粪便排泄也是许多药物及其代谢产物的主要排泄途径之一。肠组织上皮细胞也存在许多药物转运体，如 P-gp、BCRP、MRP1-3、MDR1、Na^+ 依赖性胆酸转运蛋白等。P-gp、BCRP 转运体可介导药物外排，将底物从肠细胞外排到肠腔，利于机体对有害物质的消除，但同时也限制了药物经肠道的吸收；MRP1-3 可介导药物在肠组织中跨膜吸收而进入血液循环，而MDR1、ISBT/ASBT 对药物肝肠循环的形成及延续起着极其重要的作用。

二、药物排泄的临床前药代动力学研究一般原则

1. **尿和粪的药物排泄** 一般采用大鼠,将动物放入代谢笼内,选定一个有效剂量给药后,按一定的时间间隔分段收集尿或粪的全部样品。应采集给药前尿及粪样,并参考预试验的结果设计给药后收集样品的时间点,包括药物从尿或粪中开始排泄、排泄高峰及排泄基本结束的全过程。粪样品收集后按一定比例制成匀浆,记录总体积,取部分样品进行药物含量测定。计算药物经此途径排泄的速率及累积排泄量,直至收集到的样品测定不到药物为止。每个时间点至少有5只动物的试验数据。

2. **胆汁排泄** 一般用大鼠在麻醉下作胆管插管引流,待动物清醒后给药,并以合适的时间间隔分段收集胆汁(总时长一般不超过3天),进行药物测定。

3. **排泄速度与总排出量的计算** 计算药物自粪、尿、胆汁排出的速度及总排出量(占总给药量的百分比),提供物质平衡的数据。

(1)各时间段药物排泄速率的计算:药物排泄速率=该时间段排泄样品中药物排泄量/该时间段持续时间。

(2)药物累积排泄量的计算:累积排泄量=所有时间段排泄样品中药物排泄量的总和。

(3)药物累积排泄率的计算:药物累积排泄率(%)=药物累积排泄量/给药剂量×100。

示例 4-2 川续断皂苷大鼠灌胃给药后胆汁排泄研究

1. **研究方案** 取大鼠6只,体重190~210g,雌雄各半,禁食12小时后用20%乌拉坦麻醉做胆管插管手术,待动物清醒后按0.09g/kg剂量灌胃给予川续断皂苷的0.5% CMC-Na混悬液,分别收集给药后0~2小时、2~4小时、4~8小时、8~12小时、12~16小时、16~20小时、20~24小时和24~28小时时间段的胆汁,记录每个时间段大鼠胆汁排泄量,并以LC-MS/MS测定各时间段胆汁中川续断皂苷浓度,计算累积排泄量、累积排泄率和排泄速率。

2. **研究结果** 按0.09g/kg剂量灌胃给予川续断皂苷后,28小时内胆汁中川续断皂苷的累积排泄量为60.5μg±82.9μg;累积排泄率为给药剂量的0.30%±0.41%;在2~4小时时间段达到最大排泄速率,为4.7μg/h±8.4μg/h;川续断皂苷胆汁平均累积排泄量-时间曲线和平均排泄速率-时间曲线见图4-3。

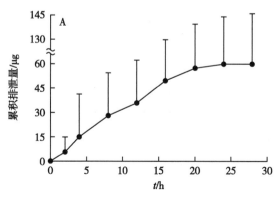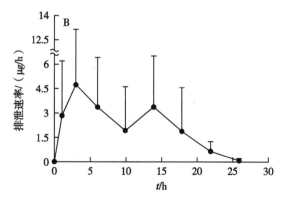

图 4-3 大鼠按0.09g/kg剂量灌胃给予川续断皂苷后,川续断皂苷胆汁平均累积排泄量-时间曲线(A)和平均排泄速率-时间曲线(B)($\bar{x}\pm s, n=6$)

第六节 血浆蛋白结合率测定

一、概述

药物 - 蛋白质结合是指药物与血浆蛋白、组织蛋白或其他蛋白质反应形成药物 - 蛋白质复合物的过程。进入血液的药物，一部分以游离形式存在，一部分与血浆蛋白结合形成结合药物。药物与血浆蛋白分子之间主要以氢键和范德瓦耳斯力结合，大部分是可逆过程。血浆中有多种蛋白质，与药物结合的主要有白蛋白、α_1- 酸性蛋白和脂蛋白，其中白蛋白起主要作用。大多数酸性药物和少数碱性药物可与白蛋白结合，许多碱性药物和中性药物可与 α_1- 酸性蛋白和脂蛋白结合，其他蛋白质只与少数药物存在特殊亲和性，如属于甾体类化合物的皮质激素与球蛋白结合。

药物与蛋白质结合后不易穿透毛细血管壁、血脑屏障及肾小球等多种生物膜，但复合物可作为一种药物贮库，当游离药物浓度降低时，结合药物可释放出游离药物。

血浆蛋白结合率是药物与血浆蛋白结合的量占药物总量的百分率。药物与血浆蛋白结合是可逆过程，存在饱和现象，游离状态的药物与结合药物处于动态平衡中，当游离药物浓度下降时，一部分结合药物会转变成游离药物，达到新的平衡。

血浆中结合药物的浓度与血浆中药物的总浓度之比即为血浆蛋白结合率(β)，即

$$\beta = \frac{[D_b]}{[D_b]+[D_f]} \qquad \text{式(4-4)}$$

式(4-4)中，$[D_f]$、$[D_b]$分别为游离药物和结合药物的摩尔浓度。

二、血浆蛋白结合率的药代动力学意义

血浆蛋白结合率是药物与血浆蛋白结合程度的表征，也是药代动力学的重要参数之一。药物与血浆蛋白结合的程度会直接影响游离药物浓度，进而对药物的吸收、分布、代谢和排泄过程产生影响。许多手性药物的两个对映体往往因与血浆蛋白的结合程度不同而产生药代动力学及药理作用差异。因此，研究药物血浆蛋白结合率具有重要意义。

(一) 对药物吸收的影响

大多数药物在胃肠道的吸收属于被动扩散转运过程，其转运动力和转运速度主要取决于细胞膜两侧的游离药物浓度差，当吸收入血的药物与血浆蛋白结合后，游离药物浓度下降，肠腔内外药物浓度差增加，则药物吸收加快。另外，蛋白质分子使药物在其吸收部位聚集，有利于药物从肠腔进入血液，从而促进吸收。

(二) 对药物分布的影响

血液中的药物与血浆蛋白结合，不能透过毛细血管壁分布进入组织器官。对于高蛋白结合的药物，当体内药量较低时，药物主要集中于血浆而在组织中分布很少；当体内药量大量增加，血浆蛋白结合达到饱和，则游离药物浓度迅速增加，向组织器官中分布的药物就会随之增加。

（三）对药物代谢和排泄的影响

对于大多数药物，主要的代谢器官是肝脏，主要的排泄器官是肾脏。药物与血浆蛋白结合，进入肝脏的可供代谢的药物减少，同时肾小球滤过率减慢，肾排泄速率随之减慢。血浆蛋白结合率越高，在血中贮存时间越长，排泄速度越慢，半衰期越长；相反血浆蛋白结合率越低，药物在血浆中贮存时间越短，排泄速度越快，半衰期越短。

三、血浆蛋白结合率的常用测定方法

测定血浆蛋白结合率的常用方法有平衡透析法、超滤法、凝胶过滤法、超速离心法等。

（一）平衡透析法

平衡透析法是利用与血浆蛋白结合的药物不能透过半透膜的特性进行测定的。通常是将血浆置于透析袋中，悬于含药物的缓冲溶液中，恒温振荡至平衡后，分别测定透析袋内外药物的浓度。此时，袋内药物浓度（C_{in}）为药物的总浓度，袋外药物浓度（C_{out}）为游离药物浓度。根据式(4-5)或式(4-6)计算血浆蛋白结合率：

$$血浆蛋白结合率（\%）=\frac{C_{in}-C_{out}}{C_{in}}\times100 \qquad 式(4-5)$$

$$血浆蛋白结合率（\%）=\left[1-\frac{C_{out}}{C_{in}}\right]\times100 \qquad 式(4-6)$$

平衡透析法的透析速度与半透膜的性质、透析的小分子溶质在膜两边的浓度梯度及透析温度有关。半透膜的选择是影响平衡透析法的关键因素，一般来说，药物穿过膜的速率与膜的厚度成反比，而且随着膜厚度的增加，药物与膜的非特异性结合（吸附）的可能性也增加。所以，要根据所测定药物的性质和蛋白质的情况选择孔径尺寸大小合适的半透膜。

平衡透析法应注意以下几点：

1. **药物与透析膜的非特异性结合**　有些药物会与透析膜结合，其结合程度取决于药物的性质，当结合程度高时会影响结果，这种情况下应更换其他类型半透膜或改用其他方法。在测定过程中，应设立对照组。

2. **空白干扰**　有时从半透膜中溶解的一些助剂成分可能会干扰药物的测定，因此在测定前应对半透膜进行处理，尽可能降低空白干扰。

3. **Donnan 效应**　如果药物带电荷，蛋白质也带电荷，因电荷影响会造成平衡时半透膜两侧游离药物浓度不等。一般用高浓度缓冲液或中性盐溶液作为透析液时可消除该效应。

4. **透析时间**　透析时间的长短和温度与药物的扩散速度有关，在正式测定前应进行预试验，以保证平衡时间足够。透析一般要48小时达到平衡。

5. **应用范围**　当药物在水中不稳定或易被血浆中酶代谢时，不宜用此法。

该法具有简单、经济、受试验因素干扰小等优点，是研究药物血浆蛋白结合率的经典方法。

示例 4-3　替加色罗大鼠血浆蛋白结合率研究

替加色罗（tegaserod）为氨基胍吲哚类化合物，是一种选择性 5- 羟色胺受体激动剂，对 5-HT$_4$ 受体亚型具有高效选择性，用于治疗便秘型应激性肠道综合征。本例采用平衡透析法测定大鼠血浆中替加色

罗的血浆蛋白结合率。

1. 试验方法 透析袋外药物起始浓度分别为 10ng/ml、20ng/ml 和 40ng/ml。每种浓度水平重复 4 次。透析袋外为 pH 7.40 的 0.02mol/L 磷酸盐缓冲液，内含 0.15mol/L 氯化钠，袋内为 0.5ml 大鼠肝素化血浆。置 4℃冰箱中放置 24 小时后，测定袋内、外药物浓度。另取 4 份，袋外起始浓度为 20ng/ml，袋内用 0.5ml 缓冲液代替血浆，作为空白对照。

2. 结果与讨论 空白对照结果显示放置 24 小时后透析袋外替加色罗浓度为 12.81ng/ml±1.45ng/ml，透析袋内替加色罗浓度为 12.96ng/ml±1.62ng/ml。袋内外浓度相近，提示透析 24 小时后达到平衡，可以用平衡透析法测定替加色罗的血浆蛋白结合率。

替加色罗大鼠血浆蛋白结合率见表 4-1。

以透析平衡后袋内替加色罗浓度平均值为横坐标，袋内蛋白结合型替加色罗浓度平均值为纵坐标作图，结果见图 4-4。

透析平衡后，以袋内蛋白结合型替加色罗浓度平均值(y)对袋内替加色罗总浓度平均值(x)作回归计算，得回归方程如下：$y = 0.950\,4x - 1.561$，$r = 0.999\,8$。

由表 4-1 及图 4-4 可见，替加色罗在血浆中浓度为 42.5~235.7ng/ml 的范围内，药物与血浆蛋白的结合呈线性关系($r = 0.999\,8$)，替加色罗与大鼠血浆蛋白结合率约为 92.4%。

表 4-1 替加色罗在大鼠血浆中的蛋白结合率

透析前浓度 /(ng/ml)	样品号	透析后浓度 /(ng/ml)			蛋白结合率 /%
		袋外(游离型)	袋内(总浓度)	袋内结合型	
10	1	3.51	39.42	35.91	91.1
	2	3.98	41.19	37.21	90.3
	3	4.26	51.99	47.73	91.8
	4	6.63	37.45	30.82	82.3
	mean	4.60	42.51	37.92	88.9
	SD	1.39	6.50	7.10	4.4
20	1	4.56	127.1	122.6	96.4
	2	5.55	146.5	141.0	96.2
	3	6.90	70.34	63.44	90.2
	4	4.68	78.46	73.78	94.0
	mean	5.42	105.6	100.2	94.2
	SD	1.08	37.1	37.5	2.9
40	1	13.58	223.8	210.3	93.9
	2	15.37	197.6	182.3	92.2
	3	11.56	215.7	204.1	94.6
	4	14.28	305.7	291.4	95.3
	mean	13.70	235.7	222.0	94.0
	SD	1.60	47.9	47.8	1.33

（二）超滤法

超滤法是将含有药物的血浆加入由超滤膜分隔的装置中，根据装置要求离心或加压促使溶液通过滤膜，测定滤液中药物浓度即为游离药物浓度。该方法优点：①设备简单，操作方便；②不受稀释效应和体积效应的影响；③结果可靠稳定。其最大优点是实现血浆中游离药物的快速分离。超滤法与液质联用检测技术结合，已广泛用于大规模生物制品的游离药物浓度测定。但该方法也存在一定弊端：①分离过程中结合平衡不稳定；②结合药物在透过超滤膜时会出现泄漏；③超滤装置对药物具有吸附性。

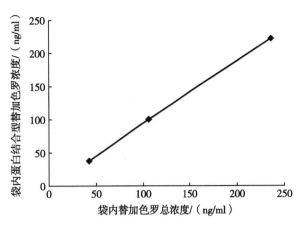

图 4-4 平衡透析后袋内替加色罗浓度平均值与蛋白结合型替加色罗浓度平均值关系曲线

（三）凝胶过滤法

凝胶过滤法又称分子排阻法。将含有溶质分子大小不同的混合溶液通过某种多孔性凝胶介质进行层析，只有一定大小的分子能进入凝胶颗粒内部，其他分子则被排阻在外，从而使混合溶液中的多种成分依其分子量大小进行分离。该法省时快速，可适用于高分子量的药物，但也存在一些不足：①不适用于与蛋白质结合力较小的药物，因为在测定过程中药物蛋白质结合物会解离，而影响实验结果。但当药物 - 蛋白质结合物的结合常数 $K > 10^7$ mmol/L 时其影响就非常小。②洗脱液会稀释溶液，从而使药物浓度改变，实验结果不准确。③有些药物可与凝胶结合，从而使洗脱时间延长。

（四）超速离心法

用超速离心法测定血浆蛋白结合率时，可将血浆直接加入离心管中，高速（150 000~250 000r/min）离心分离，上清液含游离药物，沉淀含结合药物。影响超速离心法的因素主要有药物的沉积作用、反扩散现象、溶液黏度和上清液中的残留蛋白等。药物的沉积作用与药物本身的分子量有关，一般会随着药物分子量的增加而增加；其次，与溶剂的黏度和分子量也有关。在操作中为避免沉积作用的影响，可用不含蛋白质的药物溶液予以校正，以使测定的结果更准确。

第七节 非线性药代动力学简介

一、概述

在常规治疗剂量范围内，大多数药物在体内为线性药代动力学过程。其特点是药物的体内动力学参数不因给药次数、给药剂量的不同而发生变化，药物体内的动态量变规律可用线性微分方程来描述，故称之为线性药代动力学。具有线性药代动力学特征的药物的生物半衰期、消除速率常数及消除率与剂量无关，血药浓度 - 时间曲线下面积（AUC）与剂量成正比，血药峰浓度（C_{max}）与剂量成正比。

有些药物的体内过程（吸收、分布、代谢、排泄）有酶或载体参加，而体内的酶或载体数量均有一定限度,当给药剂量及其所产生的体内浓度超过一定限度时,酶的催化能力和载体转运能力即达饱和,故其动力学呈现明显的剂量(浓度)依赖性。其表现为一些药代动力学参数随剂量不同而改变,故非线性药代动力学也称为剂量依赖药代动力学、容量限制动力学或饱和动力学。

引起非线性药代动力学的原因主要有以下几种:①参与药物代谢相关酶的代谢能力的饱和;②与药物吸收、排泄有关的载体转运过程可饱和;③与药物分布有关的血浆 / 组织蛋白结合过程可饱和;④酶诱导及代谢产物抑制等其他特殊过程。

二、非线性药代动力学的特点与识别

非线性药代动力学药物存在以下特点:①药物消除为非一级动力学,遵从米氏方程;②药物半衰期随剂量增大而延长,剂量增加至一定程度时,半衰期急剧增大;③ AUC 和 C_{max} 与剂量不成正比;④动力学过程可能会受到合并用药的影响;⑤代谢产物的组成比例受剂量的影响;⑥动力学先是零级,后随着药物的消除浓度降低变为一级。

虽然大多数药物在治疗剂量时为线性药代动力学,但仍有大量临床资料证实少数药物在治疗剂量或在较高剂量时可能出现非线性药代动力学过程,在临床合理用药中,尤其要注意非线性动力学的药物对肝功能损害、肾衰竭等患者用药安全性的影响。无论是吸收、分布、代谢还是排泄,任何过程被饱和,都会产生非线性药代动力学过程,将导致显著的临床效应和不良反应。若体内消除过程被饱和,药物清除率将显著降低,半衰期也将延长,药物向体外的消除速率明显减慢,此时药物在体内会出现蓄积毒性。因此,识别药物的动力学特征对于指导临床合理用药具有极大意义。

为识别药物在体内是否存在非线性药代动力学特征,可静脉注射不同剂量,得到各剂量下的一系列血药浓度 - 时间数据,进行以下数据处理可识别药物在体内是否存在非线性药代动力学特征:

(1)以各剂量 AUC 对相应的剂量作图,若 AUC 与相应的剂量呈线性关系,则为线性药代动力学,否则为非线性药代动力学。

(2)将每个浓度数据除以给药剂量,以单位剂量下血药浓度对时间作图(C/X-t 图),所得的曲线若明显不重叠,则可能存在非线性过程。

(3)绘制各剂量血药浓度 - 时间曲线,如果不同剂量下的血药浓度 - 时间曲线相互平行,表明在该剂量范围内为线性药代动力学过程,否则为非线性药代动力学过程。

(4)计算各给药剂量的动力学参数(按线性药代动力学模型计算)并进行比较,若动力学参数 $t_{1/2}$、K、CL 等因剂量大小而改变,则为非线性过程。

非线性药代动力学过程可用米氏方程(Michaelis-Menten equation)来描述,其药代动力学方程如下:

$$-\frac{dC}{dt} = \frac{V_m \times C}{K_m + C} \qquad 式(4\text{-}7)$$

式(4-7)中,$-\dfrac{dC}{dt}$ 为血药浓度在 t 时间的下降速率,表示消除速率的大小;V_m 为药物在体内消除过程中理论上的最大消除速率(单位:mg/L);K_m 为米氏常数(单位:mg/L),是指药物在体内的消除速率达到 V_m 的一半时所对应的血药浓度,即当 $-\dfrac{dC}{dt} = \dfrac{V_m}{2}$ 时,$K_m = C$。由式(4-7)可以看出,药物的消除呈现非线性动力学特征时,其血药浓度下降的速率与血中药物量或血药浓度有关,当血药浓度很大时,其下降速率趋于恒定;血药浓度低时,消除速率为一级动力学。

非线性药代动力学药物有剂量依赖性,若给药剂量增加或剂量不变而给药次数增加,体内过程可由一级变为零级,血药浓度会急剧升高,极易中毒(如苯妥英钠),提示临床上此类药物应进行治疗药物监测(TDM),以避免出现毒副作用。临床医生及临床药师对于非线性药代动力学药物的临床应用要密切关注。

示例 4-4　G004 在雄性大鼠体内线性药代动力学研究

1．**研究方案**　取 SPF 级 SD 雄性大鼠 24 只,随机分成 3 组,每组 8 只,分别按 1mg/kg、3mg/kg、10mg/kg 的剂量灌胃给药 G004。采集给药前(0 小时)及给药后 0.25 小时、0.50 小时、1.0 小时、2.0 小时、3.0 小时、4.0 小时、5.0 小时、6.0 小时、7.0 小时、8.0 小时、10 小时、12 小时和 15 小时血浆样品,每个时间点采血 80μl。对所得样品用 LC-MS/MS 进行分析。

2．**结果**　大鼠单次灌胃给予 G004 低、中、高三个剂量(1mg/kg、3mg/kg 和 10mg/kg)后,大鼠体内 G004 的药代动力学参数:C_{max} 分别为 300.0ng/ml ± 144.3ng/ml、756.7ng/ml ± 428.4ng/ml、2 913ng/ml ± 1 036ng/ml;AUC 分别为 519.2ng·h/ml ± 93.6ng·h/ml、1 427ng·h/ml ± 312ng·h/ml、4 294ng·h/ml ± 1 585ng·h/ml。统计学经验显示:三个剂量组 G004 的 C_{max} 和 AUC 与剂量成正比例关系(图 4-5);其余参数如 $t_{1/2}$、MRT、CL/F、V_d/F 无明显区别。

3．**结论**　以上结果显示,在 1~10mg/kg 剂量范围内,G004 雄性大鼠灌胃给药后,其在大鼠体内的药代动力学特征符合线性药代动力学特征。

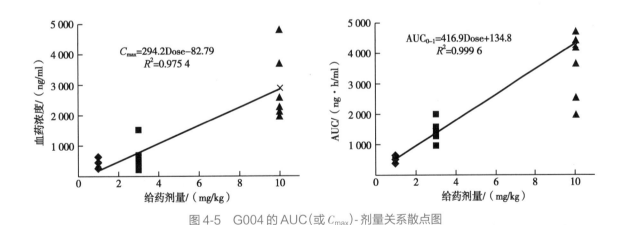

图 4-5　G004 的 AUC(或 C_{max})-剂量关系散点图

第八节　手性药物的药代动力学研究

当手性药物进入生物体内,参与药物吸收、生物转化等体内过程的生物大分子,如转运体、代谢酶等对手性药物对映体存在立体选择性。由于手性药物的体内过程存在立体选择性,进而导致不同对映体的药理和药效作用存在差异。沙利度胺是一种手性药物,R- 沙利度胺具有镇痛、止吐等药理作用,它能够有效地阻止女性妊娠早期的呕吐,而 S- 沙利度胺则妨碍了孕妇对胎儿的血液供应,对胚胎有很强的致畸作用。因此,外消旋体给药实质上可视为是两个药物的联合应用。

一、手性药物的药代动力学过程

手性药物对映体在体内的手性环境中表现出强烈的立体选择性,对映体之间表现出不同药理毒理学作用,对于以消旋体给药的药物,有必要了解两个对映体在药代动力学上的差异,以及这种差异产生的原因和后果。

(一) 手性药物的吸收

大多数药物的吸收是被动扩散过程,而被动扩散过程不受手性的影响。但当药物是经过主动转运过程或借助于载体而进行吸收时,由于细胞膜载体或酶可以识别药物的空间结构,于是就可能产生吸收上的立体选择性差异,使两个对映体的吸收速率不同。如多巴胺、甲氨蝶呤等药物,它们的 L- 对映体吸收由受体 - 递质介导,与 D- 对映体通过被动扩散相比,口服生物利用度大幅提高。

药物在胃肠道的吸收速率影响药物对映体的动力学立体选择性。口服消旋体布洛芬后,在胃肠道中无活性的 R- 布洛芬能够向有活性的 S- 对映体转化,药物在胃肠道停留时间越长,转化程度越大。Sattaris 等对不同剂型布洛芬消旋体进行了体内动力学研究,服用缓释颗粒剂后对映体 S 型与 R 型药物浓度 - 时间曲线下面积之比要明显高于混悬剂和溶液剂。此外,许多局部麻醉药因为在注射部位对血管的收缩舒张程度不同,也会造成组织吸收速率和麻醉持续时间的差异,如布比卡因和甲哌卡因。

(二) 手性药物的分布

药物分布程度取决于药物与血浆蛋白、组织的结合能力,这一结合过程可能存在立体选择性。

1. 药物与血浆蛋白结合的立体选择性　药物与血浆蛋白结合的立体选择性表现为对映体与蛋白质最大结合量和亲和力的差异。如在人血浆中普萘洛尔的 (R)-$(+)$- 对映体与人体 α_1- 酸性糖蛋白结合力小于 (S)-$(-)$- 对映体,二者的游离分数(游离药物浓度与总浓度的比值)分别为 0.162 和 0.127;但 (R)-$(+)$- 对映体与人体白蛋白的结合力大于 (S)-$(-)$- 对映体,其游离分数分别为 0.607 和 0.647。由于普萘洛尔在血浆蛋白结合中与 α_1- 酸性糖蛋白结合占主要作用,因此 (R)-$(+)$- 对映体与总血浆蛋白结合力小于 (S)-$(-)$- 对映体,其游离分数分别为 0.203 和 0.176。血浆中药物游离分数也会改变药物在组织中分布,如布洛芬的两种对映体在血浆和滑腔中分布不同,是两种对映体的游离药物浓度不同所致。

2. 药物与组织结合的立体选择性　一些手性药物在组织中的分布往往也存在立体选择性。这种选择性除了与血浆中药物的游离分数有关外,也和药物与组织结合、跨膜转运等特性有关。例如,某些非甾体抗炎药的 (R)- 对映体能选择性地进入脂肪组织内,并且当以消旋体或 (R)- 对映体而不是以 (S)- 对映体给药时,药物的吸收均会大大增加。细胞也能发生立体选择性的摄取,人口服普罗帕酮吸收入血后,$(-)$- 对映体优先分布到红细胞内,致使其血浆浓度下降较迅速;大鼠静脉注射氯胺酮后,血浆中 R- 对映体比 S- 对映体的浓度高,S- 对映体比 R- 对映体有更高的组织分布。

(三) 手性药物的代谢

细胞色素 P450 作为体内主要的药物代谢酶,具有广泛的底物并呈现极大的立体化学敏感性。因此,手性药物药代动力学的立体选择性差异大多是由立体选择性代谢引起的。手性药物立体选择性代谢主要包括底物立体选择性代谢、产物立体选择性代谢、底物 - 产物立体选择性代谢和药物对映体之间的代谢转化。

1. **药物代谢底物的立体选择性**　药物代谢底物的立体选择性是指药物的对映异构体在相同条件下被同一生物系统代谢时出现的量(代谢速率)与质(代谢途径)的差异。兔体内静脉注射杀菌剂烯唑醇的消旋体后,S-烯唑醇的代谢速率快于R-烯唑醇,表明烯唑醇在兔体内代谢存在立体选择性。

2. **代谢产物的立体选择性**　代谢产物立体选择性是指前手性药物(prochiral drug)代谢后生成具有不对称中心的手性代谢产物,且手性代谢产物的手性对映体之间在生成量上有差异性,即对映体之间的比例不是 1:1。结构中存在羰基或不饱和键的药物经还原、羟化等反应,有可能产生手性代谢产物。在氧化酶的作用下,地西泮和去甲地西泮 C_3 位羟化后形成手性中心,并且优先生成 S-(−)-羟地西泮和 S-(−)-去甲羟地西泮。

3. **药物对映体间的代谢转化**　手性转化是指对映异构体在代谢过程中发生构型的转化,从而使手性药物的代谢和动力学研究变得复杂化。Iami 等在研究普拉洛芬在犬体内的立体选择性时发现,R-(−)-对映体转化为 S-(+)-对映体的程度可达到 14%,这种手性转化在减慢 S-(+)-对映体在犬中的消除起着重要的作用。

（四）手性药物的排泄

1. **肾排泄**　在药物的肾排泄过程中,肾小球的被动过滤、肾小管的主动转运及肾代谢等过程对手性对映体的肾清除可能有不同影响。比较抗过敏药物西替利嗪两种对映体在人体内肾排泄速率发现,(+)-西替利嗪要高于(−)-西替利嗪,导致这一差异的原因为(+)型在血浆中游离态浓度较(−)型高,便于肾小球滤过,并且与参与肾小管主动分泌的载体具有更好的亲和性,从而增加对(+)型的主动分泌。

2. **胆排泄**　胆排泄是药物及其代谢产物的主要排泄途径之一。手性药物及其代谢产物在胆汁中排泄涉及主动与被动过程。已知胆管存在着 3 种转运系统,即有机酸、有机碱和中性化合物转运系统。这些转运系统介导的药物转运,往往存在着立体选择性。

二、影响手性药物药代动力学立体选择性的因素

（一）种属差异

手性药物在不同种属动物体内的药代动力学立体选择性不同。例如,在不同动物肝微粒体中,卡洛芬与葡萄糖醛酸结合具有立体选择性,均以 R-对映体占优,但在大鼠肝微粒体中的立体选择性高,在人、犬、羊和马肝微粒体中的立体选择性低。

（二）个体差异

手性药物在不同个体中的药代动力学立体选择性不同。例如,有研究表明手性药物在快代谢个体中的药代动力学选择性与慢代谢个体中药代动力学选择性不同。手性药物在不同生理、病理状态个体中的药代动力学立体选择性不同,例如酮咯酸在儿童、青年、成年人体内的药代动力学立体选择性是不一样的。

（三）药物因素

1. **剂型、剂量与给药途径**　手性药物可因立体选择性首过效应和在门静脉中与立体选择性血浆蛋白结合,使药物对映体进入体循环的量和速度不同,因此不同剂型、剂量,不同给药途径给药时所得的药代动力学立体选择性会有区别。如升高剂量会使布洛芬 R-对映体的手性转化增强。

2. 手性药物相互作用　药物合并应用过程中，产生的酶诱导和酶抑制剂效应会引起对映体之间药代动力学差异。手性药物相互作用包括消旋体药物对映体之间的相互作用、对映体与其他合用药物的相互作用。如保泰松和华法林合用，能增强华法林的抗凝作用，对华法林对映体测定结果表明，保泰松抑制高活性的 S- 华法林的清除，同时促进 R- 华法林的清除，而使消旋体药物总血浆浓度无变化。

（四）基因多态性

参与药物代谢的各种酶都是通过基因和基因产物来调节的。在药物代谢过程中，遗传是引起个体变异的决定因素。由于在一定比例的人群中存在酶活性表达缺陷，酶活性表达缺陷者称为弱代谢型（PM），正常者称为强代谢型（EM），因此手性药物的代谢选择性在不同的基因亚型中也会存在差别。例如，有文献报道，基因型为 CYP2C9*2 和 CYP2C9*3 的人对 S- 异构体的清除相比于 R- 异构体大大减少，S/R 的比值也随之上升。

手性药物的两个对映体虽然具有相似的理化性质，但在体内手性环境中却具有高度立体选择性，表现出不同的药代动力学和药效学特性。因此，手性药物的临床疗效是药物生物活性立体选择性和体内过程立体选择性的综合结果。研究手性药物药代动力学立体选择性，对手性药物的研发和指导临床合理用药具有重大的意义。

示例 4-5　消旋兰索拉唑比格犬体内立体选择性药代动力学研究

1. 色谱条件　色谱柱为 CHIRALPAK AGP（4.0mm×150mm，5μm）；流动相为乙腈 -10mmol/L 醋酸铵水溶液（10：90，v/v），流速为 0.9ml/min。

2. 质谱条件　ESI 离子源，正离子模式，MRM 检测；检测离子对（m/z）：右旋（或左旋）兰索拉唑为 370.1/252.1，地西泮（内标）为 285.1/193.2。

3. 研究方案　比格犬静脉注射消旋兰索拉唑 2.0mg/kg（相当于右旋兰索拉唑 1.0mg/kg 和左旋兰索拉唑 1.0mg/kg）后，于给药前（0 小时）及给药后 0.033 小时、0.083 小时、0.17 小时、0.33 小时、0.67 小时、1.0 小时、1.5 小时、2.0 小时、2.5 小时、3.0 小时、3.5 小时和 4.0 小时采集血样，用 LC-MS/MS 法测定血浆样品中兰索拉唑对映异构体浓度，进行药代动力学评价。

4. 结果　比格犬静脉注射消旋兰索拉唑 2.0mg/kg（相当于右旋兰索拉唑 1.0mg/kg 和左旋兰索拉唑 1.0mg/kg）后，兰索拉唑对映异构体血药浓度 - 时间曲线见图 4-6，血药浓度 - 时间曲线半对数图见图 4-7。由血药浓度估算的右旋兰索拉唑的达峰浓度 C_{max} 为 2 183ng/ml ± 467ng/ml，AUC_{0-240} 为 101 331ng·min/ml ± 23 314ng·min/ml，消除半衰期 $t_{1/2}$ 为 32.2min ± 7.2min；估算的左旋兰索拉唑的达峰浓度 C_{max} 为 1 533ng/ml ± 399ng/ml，AUC_{0-240} 为 36 146ng·min/ml ± 8 471ng·min/ml，消除半衰期 $t_{1/2}$ 为 18.1min ± 1.8min。

5. 结论　由以上参数可知，右旋兰索拉唑的 C_{max} 为左旋兰索拉唑的 1.4 倍，右旋兰索拉唑的 AUC_{0-240} 为左旋兰索拉唑的 2.8 倍，右旋兰索拉唑的 $t_{1/2}$ 为左旋兰索拉唑的 1.8 倍，即比格犬体内右旋兰索拉唑的暴露量高于左旋兰索拉唑，右旋兰索拉唑的消除速率小于左旋兰索拉唑。

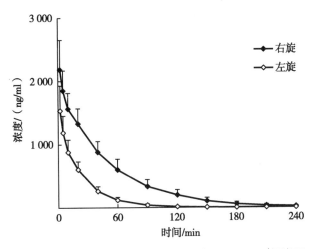
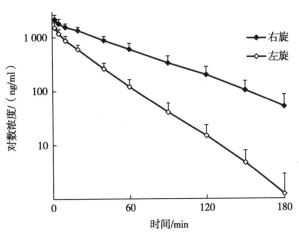

图 4-6　比格犬静脉注射消旋兰索拉唑 2.0mg/kg（相当于右旋兰索拉唑 1.0mg/kg 和左旋兰索拉唑 1.0mg/kg）后，兰索拉唑对映异构体血药浓度 - 时间曲线

图 4-7　比格犬静脉注射消旋兰索拉唑 2.0mg/kg（相当于右旋兰索拉唑 1.0mg/kg 和左旋兰索拉唑 1.0mg/kg）后，兰索拉唑对映异构体血药浓度 - 时间曲线半对数图

第九节　缓控释制剂的药代动力学研究

缓释制剂（sustained-release preparation）指在规定释放介质中，按要求缓慢地非恒速释放的药物制剂；控释制剂（controlled-release preparation）指在规定释放介质中，按要求缓慢而恒速释放的药物制剂。与相应的常释制剂比较，缓释制剂和控释制剂的给药频率均减少，且能显著增加患者用药的顺应性，控释制剂的血药浓度比缓释制剂更加平稳。

一、缓控释制剂的药代动力学特征

1. **半衰期延长**　半衰期较短的药物制成缓控释制剂，可以延长半衰期，减少服药频率。

2. **吸收与生物利用度**　在缓控释制剂的吸收、分布、代谢、排泄过程中，吸收是最主要的研究内容，缓控释制剂的特征是因为剂型改变了体内药物的释放方式，而不是吸收减慢。相对于速释制剂，缓控释制剂的生物利用度一般应保持在 80%~120%。缓控释制剂的设计与药物代谢密切相关。强首过效应的药物如普萘洛尔，制成缓控释制剂后其生物利用度往往比速释制剂低。

3. **血药浓度 - 时间曲线、峰浓度与谷浓度之比**　缓控释制剂的血药浓度 - 时间曲线没有清晰的吸收相、平衡相、分布相、消除相。缓控释制剂释药缓慢，稳态峰浓度（$C_{ss,max}$）与谷浓度（$C_{ss,min}$）之比应等于或小于普通制剂，也可用波动百分数表示。缓控释制剂血药浓度较长时间维持在有效的范围内，避免出现较大的"峰谷"现象。一般缓控释制剂 C_{max} 明显降低，T_{max} 明显延迟。

二、缓控释制剂的体内药代动力学评价

缓控释制剂的体外释放度研究仅能在一定程度上模拟体内条件，来推测药物在体内的溶解和释放过程，其人为控制的试验条件对试验结果的影响也比较大，因此不能完全准确地反映缓控释制剂在体内的释放吸收过程。由于种属差异等因素的影响，动物药代动力学研究也并不一定能完全反映药物在

人体内的释放或吸收特征。但临床前药代动力学研究与评价的提示价值仍然是重要的,特别是存在安全性担忧时。

(一)缓控释制剂临床前药代动力学研究的试验设计

为了使试验结果更好地提示受试制剂的缓释或控释特征,其临床前药代动力学试验应采用比较研究设计。对于首次将速释制剂开发为缓控释制剂的药物,应以已上市速释制剂为对照进行血药浓度测定,通过比较二者的药-时曲线和主要药代动力学参数,判断受试制剂是否具有预期的缓释或控释特征。对于仿制已上市缓控释制剂的品种,可以已上市的相应的缓控释制剂为对照进行血药浓度测定,通过比较二者的药-时曲线和主要药代动力学参数,判断受试制剂是否与已上市制剂具有相同的释放特征。

缓控释制剂的缓释或控释特征评价一般需要考察以下药代动力学参数:①血药达峰时间 T_{max};②血药峰浓度 C_{max};③半衰期 $t_{1/2}$;④血药浓度-时间曲线下面积 AUC;⑤连续给药稳态血药浓度-时间曲线下面积 AUC_{ss};⑥稳态最大血药浓度 $C_{ss,max}$;⑦稳态最小血药浓度 $C_{ss,min}$;⑧平均稳态血药浓度 C_{av};⑨稳态血药浓度波动度 DF;⑩HVD 与延迟商 R_Δ。

其中,平均稳态血药浓度 C_{av} 为当血药浓度达到稳态后,在一个剂量间隔时间内血药浓度-时间曲线下面积除以间隔时间 τ 所得的商,亦称为坪浓度。

$$C_{av} = AUC_{ss}/\tau \qquad\qquad 式(4\text{-}8)$$

缓控释制剂的稳态血药浓度波动度 DF 多数情况下小于或等于普通制剂的血药浓度波动度。其计算方式如式(4-9):

$$DF = (C_{ss,max} - C_{ss,min})/C_{av} \qquad\qquad 式(4\text{-}9)$$

HVD 是指血药浓度维持在 $\frac{1}{2}C_{max}$ 以上的时间跨度。延迟商 R_Δ 是指缓控释制剂与速释制剂的 HVD 的比值。即:

$$R_\Delta = HVD_t/HVD_i \qquad\qquad 式(4\text{-}10)$$

式(4-10)中,HVD_t 为受试制剂的 HVD;HVD_i 为速释制剂的 HVD。

HVD 和延迟商 R_Δ 是国外评价缓控释制剂缓释效果的常用指标。与普通速释制剂相比,受试制剂的延迟商 $R_\Delta > 1.5$ 时,即可认为受试制剂缓释效果良好。

(二)单次给药试验

单次给药试验考察缓控释制剂体内药物的释放行为,评价其与速释制剂的吸收速率和吸收程度的差异、最高血药浓度的差异、血药浓度消除速率的差异、延迟商 R_Δ 的大小。

试验评价方法:采用随机交叉自身对照的方法,取 6~12 只雄性比格犬,随机分为 2 组,禁食过夜(一般 10 小时以上),于次日清晨参照服药随机表服药,比格犬口服受试缓控释制剂或参比速释制剂(或相应的缓控释制剂),用 50ml 温水送服并采集服药前后不同时间点的血浆样品。经过清洗期(washout period,大于药物的 7~10 个半衰期)后,两组交叉给药并采集血浆样品。

上述试验应该在动物清醒状态下,按每个个体等量给药。在给药过程中,制剂不得有破损。合理设计取样点,根据血药浓度-时间数据估算相应的药代动力学参数,如 AUC、T_{max}、C_{max}、$t_{1/2}$、R_Δ 等。与参比制剂参数比较,阐述试验制剂吸收程度是否生物等效,是否具有相应的释药特征。

（三）多次给药试验

多次给药试验可以获取稳态血药水平及其波动水平、药物体内蓄积情况等信息。采用交叉试验设计，实验动物 6~12 只。每日首次给药应空腹给药，其余应在进食前 2 小时或进食后至少 2 小时给药，连续给药 7 个半衰期以上。在适当的时间（通常是每次给药前）至少取血 3 次分析，以确定是否达到稳态水平。最后一天给药 1 次，并取稳态时完整给药间隔的血样进行分析。计算药代动力学参数，提供 T_{max}、C_{max}、AUC_{ss}、波动系数（DF）和坪浓度（C_{av}）等参数，与参比速释制剂（或相应缓控释制剂）比较吸收程度、DF 及 C_{av} 是否有差异，并考察受试制剂是否具有缓控释特征。

第十节　抗体药物及抗体偶联药物的药代动力学研究

生物技术药物在近 20 年来得到了飞速发展。其中，抗体药物与抗体偶联药物占据了巨大的市场份额。抗体药物及抗体偶联药物的药代动力学特征与小分子药物的药代动力学特征有着较大的差别，药代动力学特征又是药物筛选与开发以及临床给药方案设计等的基础，深刻认识与理解抗体药物及抗体偶联药物的药代动力学特征将有利于从理论上指导其研发。

一、抗体药物的药代动力学过程

抗体药物以单克隆抗体与双特异性抗体为代表，近年来得到了深入研究。单克隆抗体（monoclonal antibody，mAb）是通过分子生物学手段得到的针对单一抗原表位的高度均一且具有药理学作用的一类抗体药物。双特异性抗体（bispecific monoclonal antibody，BsAb）是一种自然状态下不存在、人工制备出来的、能同时结合两种不同抗原的一类抗体药物。

（一）抗体药物的吸收

大部分抗体药物经静脉注射给药，不涉及吸收过程，也可经皮下或肌内注射给药。药物经皮下或肌内注射给药涉及吸收过程，过程如下：药物由细胞外基质（extracellular matrix，ECM）进入间质（interstitium）后进入血液或淋巴系统。一般认为，大分子药物（分子量 > 20kDa）先进入淋巴系统，然后被输送至血液循环。皮下或肌内注射给药的生物利用度比静脉注射给药的低，这是因为药物存在于间质液或淋巴系统时可被降解。由于淋巴液流入血液速率缓慢，所以药物经皮下或肌内注射给药的吸收速率也较慢，相应的血药浓度达峰时间则变长。

（二）抗体药物的分布

抗体药物进入血液循环后，必须穿过血管壁到达靶组织以发挥相应的药理作用。这一过程至少包括两步：

（1）抗体药物穿过血管壁到达间质空间。

（2）药物由细胞外基质扩散至靶标。

一般认为，抗体药物可经对流作用（convection）或内吞作用（endocytosis）通过血管内皮细胞进入间质。对流作用指血浆在毛细血管动脉端滤过管壁生成组织液时，抗体可通过血管内皮细胞间隙进入间质；同时，抗体也可通过淋巴系统回流至血液。内吞作用指血液中的抗体通过胞吞进入血管上皮细胞，进而再转运至细胞膜而后被释放至组织液。由于抗体药物的分子量大且亲脂性差，其表观分布容积很低，主要分布在血液、细胞外基质、淋巴系统中。

（三）抗体药物的代谢

抗体药物的代谢主要是通过在细胞内发生蛋白质水解并生成肽片段与氨基酸的方式，其半衰期较长，一般在2~30天。

1. 靶向介导的特异性代谢途径 靶向介导的特异性代谢途径是指由抗体的 Fab 区（fragment of antigen binding）与其药理学靶标相互作用介导的特异性代谢途径。抗体与靶抗原特异性结合后内化（internalization）进入细胞，在细胞内溶酶体的作用下被分解为肽片段与氨基酸。这一途径根据抗体的剂量与靶标的表达水平可被饱和。

2. 非特异性代谢途径 非特异性代谢途径不依赖于抗体与靶标抗原的特异性作用，而是通过抗体的 Fc 区（fragment crystallizable）与巨噬细胞、自然杀伤细胞、B 细胞、T 细胞等效应细胞表面的 Fc 受体（Fc receptor）结合而使抗体被内化。其中一部分抗体被内化至以上效应细胞后，在溶酶体的作用下被降解成肽片段和氨基酸，另一部分抗体则在弱酸性条件下通过 Fc 段与 FcRn（neonatal Fc receptor，新生儿 Fc 受体）结合被转运至细胞表面而免于被降解。由于 FcRn 对于抗体的保护作用，使得该途径具有较低的代谢清除率。对于靶向可溶性抗原的抗体，其主要是通过以上 Fc 片段介导的非特异性代谢途径进行代谢，而且这种途径主要存在于低剂量抗体水平或高可溶性抗原水平的情况下。

3. 抗体药物的免疫原性 抗体药物在发展过程中，研究者一直都在通过不断的人源化尝试以减少它的外源属性从而降低免疫原性。但是由于个体差异的存在，抗体药物对于一些个体或多或少地存在免疫原性，从而刺激机体产生抗药物抗体（anti-drug antibody，ADA）。抗药物抗体可以与药物特异性结合，进而通过 Fc 片段介导的非特异性代谢途径被免疫系统消除，而使药物的代谢清除率增高。

（四）抗体药物的排泄

完整的抗体药物由于其分子量较大、不能被肾小球滤过，以致不能通过肾脏排泄。抗体药物在相应效应细胞中经溶酶体途径分解为肽片段和氨基酸等小分子代谢产物后，则可以经肾脏排泄。同时，分解生成的肽片段与氨基酸还可以参与机体能量供应与新蛋白质的合成。

二、抗体偶联药物的药代动力学过程

抗体偶联药物（antibody-drug conjugate，ADC）是一类通过化学接头将抗体与不同数目小分子细胞毒素（效应分子）偶联起来的药物（图 4-8）。此类药物结合了抗体的靶向性和小分子细胞毒素的高活性等优点，既降低了小分子细胞毒素的毒副作用，又提高了疗效，成为近年来肿瘤治疗药物的研究热点之一。

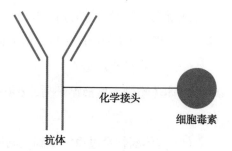

化学接头

细胞毒素

抗体

图 4-8 抗体偶联药物结构示意图

（一）抗体偶联药物的吸收

抗体偶联药物一般经静脉注射给药，不涉及吸收过程。

（二）抗体偶联药物的分布

与抗体药物类似，当毛细血管动脉末端的血压大于周围组织的胶体渗透压时，血液中抗体偶联药物可以通过血管内皮细胞间隙转移到间质液。进入间质液后，抗体偶联药物与靶标结合并内化进入细胞,而部分不与间质液靶标作用的抗体偶联药物通过淋巴系统再循环至血液。由于血管内皮细胞间隙及淋巴系统回流的限制,抗体偶联药物在组织中的浓度远低于血液,表观分布容积小。例如 Allyson J 等发现,当戈沙妥珠单抗(sacituzumab govitecan, IMMU-132)的给药剂量为 8mg/kg 时,IMMU-132 的表观分布容积仅为 35.76ml/kg±12.6ml/kg,表明抗体偶联药物在组织中分布有限。

抗体偶联药物的分布会受到靶标抗原在体内分布以及组织器官血流量丰度的影响。例如某些抗体偶联药物的靶标抗原可由肿瘤细胞或正常组织细胞脱落而进入循环系统,抗体偶联药物可与这些存在于循环系统的抗原结合而影响其分布,由此形成的复合物可由肝脏清除,清除过程中释放效应分子造成肝毒性。

(三) 抗体偶联药物的代谢

1. 靶标介导的特异性代谢途径 靶标介导的特异性代谢过程即抗体偶联药物与存在于细胞表面的靶抗原结合形成药物 - 抗原复合物,该复合物随即内化进入靶细胞并在细胞中降解(图 4-9)。如 Erickson 等分别向肿瘤组与非肿瘤组小鼠静脉注射 T-DM1、T-SPP-DM1,肿瘤组小鼠 T-DM1 与 T-SPP-DM1 的清除率分别为 80ml/(kg·d) 和 40ml/(kg·d),而非肿瘤组小鼠 T-DM1 与 T-SPP-DM1 的清除率分别为 40.1ml/(kg·d) 和 18.9ml/(kg·d)。此结果证明抗体偶联药物经药物靶标介导特异性代谢过程的存在。

2. 非特异性代谢途径 非靶标介导的非特异性代谢过程通常会导致小分子细胞毒素释放至非预期靶点。其中一种被称为"清道夫受体"(scavenger receptor)的一组蛋白质常表达在骨髓细胞和肝脏的窦状内皮细胞,抗体偶联药物可通过该受体被清除。另一种非特异性代谢途径为非特异性胞饮作用(nonspecific pinocytosis)。与受体介导的内化作用不同,胞饮作用是一种非特异性过程,效应细胞可吸收细胞间质液,包括细胞间质液中存在的抗体偶联药物。

3. 抗体偶联药物与抗体药物代谢的区别 抗体偶联药物是抗体部分、化学接头、效应分子共同构成的药物,与抗体药物不同,其代谢产物比较复杂。除了生成无活性的肽片段与氨基酸,抗体偶联药物代谢后还会生

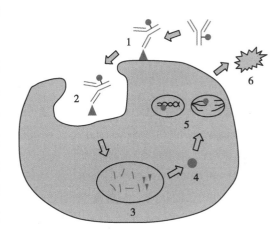

1. 抗体偶联药物识别细胞表面的靶抗原;2. 抗体偶联药物与靶抗原形成的复合物内化进入细胞;3. 复合物经溶酶体作用降解;4. 释放细胞毒素;5. 细胞毒素破坏细胞的 DNA 结构或抑制微管形成;6. 细胞裂解死亡或抑制细胞增殖。

图 4-9 抗体偶联药物靶向介导的特异性代谢途径示意图

成仍具有细胞毒性的效应分子。由于化学接头类型的不同(即可裂解型与不可裂解型化学接头),抗体偶联药物代谢包括两种可能过程: 去偶合代谢过程和分解代谢过程。

(1) 去偶合代谢过程:指通过酶促反应或化学反应从抗体偶联药物释放游离的细胞毒性药物,同时保留抗体骨架。这种方式主要发生在化学接头为可裂解型的抗体偶联药物中。

(2) 分解代谢过程:指抗体偶联药物的抗体部分经分解代谢形成具有较高活性的效应分子结构类似物(带有氨基酸残基和 / 或偶联子的效应分子)。这种方式主要发生在化学接头为不可裂解型的抗体偶联药物中。

4. 抗体偶联药物的免疫原性 由于抗体偶联药物在抗体部分的基础上偶联了外源成分小分子细

胞毒素,使得抗体偶联药物具有比抗体药物更强的免疫原性,从而使得机体在给药后更易产生 ADA。同抗体产生 ADA 后的代谢途径一样,ADA 与抗体偶联药物结合后,同样使得机体加快对抗体偶联药物分子的清除。

(四) 抗体偶联药物的排泄

完整的抗体偶联药物由于其分子量较大,不可能通过肾小球滤过排泄,但是抗体偶联药物的小分子代谢产物则有可能。另外,这些代谢产物也可能通过转运体的介导排泄至粪便中。同时,代谢生成的肽片段与氨基酸还可以参与机体能量供应与新蛋白质的合成。

思考题

1. 临床前药代动力学研究中测定表观分布容积的意义是什么?
2. 药物代谢的临床前药代动力学研究一般原则是什么?
3. 非线性药代动力学的特点是什么以及如何识别非线性药代动力学?
4. 影响手性药物药代动力学立体选择性的因素有哪些?
5. 抗体偶联药物与抗体药物代谢的区别是什么?

(丁　黎)

参考文献

[1] 国家药品监督管理局. 药物非临床药代动力学研究技术指导原则. [2023-07-03]. https://www.cde.org.cn/zdyz/domesticinfopage?zdyzIdCODE=3e1a118fa1599529d3406fe6ee5821a5.

[2] 国家药品监督管理局. 药物毒代动力学研究技术指导原则. [2023-07-03]. https://www.cde.org.cn/zdyz/domesticinfopage?zdyzIdCODE=81a7fcf593f6e36660e126dd30bbc602.

[3] 蒋学华. 临床药动学. 北京:高等教育出版社,2007.

[4] 蒋心国. 现代药物动力学. 北京:人民卫生出版社,2011.

[5] 魏敏吉,赵明. 创新药物药代动力学研究与评价. 北京:北京大学医学出版社,2008.

[6] 关瑾,丁爽,刘芷含,等. 药物-血浆蛋白结合率测定方法的研究进展. 中国新药杂志,2014,23(10):1149-1153.

[7] 马莉,饶志,武新安. 药物转运体在药物排泄中的作用. 中国药学杂志,2013,48(8):582-586.

[8] 张寅瑛,洪战英,范国荣. 手性药物的药动学立体选择性研究进展. 中国药学杂志,2011,46(18):1377-1380.

[9] 高华晔,李娴静,钟书霖,等. 单克隆抗体药物及抗体偶联药物药代动力学研究进展. 药学与临床研究,2019,27(3):212-215.

[10] OCEAN A J, STARODUB A, BARDIA A, et al. Sacituzumab govitecan(IMMU-132), an anti-Trop-2/SN-38 antibody-drug conjugate for the treatment of diverse epithelial cancers:Safety and pharmacokinetics. Cancer,2017,123(19):3843-3854.

[11] ERICKSON H K, LEWIS PHILLIPS G D, LEIPOLD D D, et al. The effect of different linkers on target cell catabolism and pharmacokinetics/pharmacodynamics of trastuzumab maytansinoid conjugates. Molecular Cancer Therapeutics,2012,11(5):1133-1142.

[12] LIN J H, GUO Y, WANG W, et al. Challenges of antibody drug conjugates in cancer therapy:current understanding of mechanisms and future Strategies. Current Pharmacology Reports,2018,4(1):10-26.

第五章　仿制药一致性评价

第一节　概　述

仿制药是原研药的仿制品,是可与原研药相互替换的药品,其目标是替代原研药,用于降低消费者和政府在处方药上的医疗支出,我国是仿制药大国。仿制药既不是冒牌药,也不是伪劣药。所以,仿制药应在质量与药效上达到与原研药一致的水平。

一、仿制药及一致性评价的定义

（一）仿制药的定义

仿制药是指与原研药(innovator product)在化学成分、剂量、安全性、效力、质量、作用以及适应证上相同的一种仿制药品。目前我国对仿制药的定义相对简单,一般是指原研药专利过期或市场独占期结束后,仿制药厂即可在不经原研药厂许可的条件下生产在疗效上同原研药一致的、以原研药的化学名或通用名批准上市的药品。

（二）一致性评价的定义

由于我国早期批准上市的药品没有与原研药一致性评价的强制性要求,致使有些药品在疗效上与原研药存在一些差距。仿制药一致性评价是指对已经批准上市的仿制药,按与原研药质量和疗效一致的原则,分期分批进行质量一致性评价。包括:化学物质一致性、功能一致性及生物等效性等的评价。

美国国家法规集及 FDA 对仿制药一致性要求的标准是五相同、三等效。即,申请药品与标的药品(原研药)相比应具有相同的:①活性成分(API);②药物剂型;③药物作用强度;④给药途径;⑤适应证。三等效包括:①药学等效性;②生物等效性;③治疗等效性。

1. **药学等效性(pharmaceutical equivalence)**　如果两制剂含等量的相同活性成分,具有相同的剂型,符合同样的或可比较的质量标准,则可以认为它们是药学等效的。药学等效不一定意味着生物等效,因为辅料的不同或生产工艺差异等可能导致药物溶出或吸收行为的改变。

2. **生物等效性(bioequivalence,BE)**　是指药学等效制剂或可替换制剂在相同试验条件下,服用相同剂量,其活性成分具有相同的吸收程度和速度,即两制剂的差异无统计学意义。

3. **治疗等效性(therapeutic equivalence)**　如果两制剂含有相同活性成分,并且临床上显示具有相同的安全性和有效性,可以认为两制剂具有治疗等效性。如果两制剂中所用辅料本身并不会导致有效性和安全性问题,生物等效性研究是证实两制剂治疗等效性最合适的办法。如果药物吸收速度与临床疗效无关,吸收程度相同但吸收速度不同的药物也可能达到治疗等效。

开展仿制药一致性评价,使仿制药在质量和疗效上与原研药一致,在临床上可替代原研药,这不仅可以节约医疗费用,同时也可提升我国的仿制药质量和制药行业的整体发展水平,保证公众用药安全有效。

二、仿制药一致性评价的对象与实施阶段

我国目前开展的一致性评价明确评价对象为化学药品新注册分类实施前批准上市的仿制药,包括国产仿制药、进口仿制药和原研药地产化品种,均须开展一致性评价。2017 年 4 月,国家食品药品监督管理总局(CFDA,现更名为国家药品监督管理局,NMPA)发布《仿制药质量和疗效一致性评价品种分类指导意见》,将一致性评价品种分为包括原研药地产化品种和国内特有品种在内的 6 大类,并提出了具体要求。

(1)化学药品新注册分类实施前批准上市的仿制药,包括国产仿制药、进口仿制药及原研药地产化品种(原研企业在中国境内生产上市的品种)均须开展一致性评价。

(2)凡 2007 年 10 月 1 日前批准上市的、列入《国家基本药物目录》(2012 年版)中的化学药品仿制药口服固体制剂,原则上应在 2018 年底前完成一致性评价。

(3)上述第 2 款以外的化学药品仿制药口服固体制剂,企业可以自行组织一致性评价;自第一家品种通过一致性评价后,三年后不再受理其他药品生产企业相同品种的一致性评价申请。

三、一致性评价的目的和意义

自 2015 年我国开启药品审评审批制度深度改革以来,"提高仿制药质量,加快仿制药质量一致性评价"成为改革的五大目标之一。2016 年 3 月,国家食品药品监督管理总局转发国务院办公厅发布的《关于开展仿制药质量和疗效一致性评价的意见》,标志着仿制药一致性评价的大幕正式拉开。

通过仿制药质量一致性评价,淘汰产品质量和临床疗效达不到原研制剂同等水平的仿制药,促进我国仿制药整体水平提升,达到或接近国际先进水平。

1. 有利于提高药品的有效性 公众用药必须实现安全、有效、可及。中华人民共和国成立以来,仿制药在保障公众健康和推动中国医疗卫生事业发展中发挥了不可替代的作用。但不可否认的是,我国仿制药虽然能够保证安全性,但部分品种在质量和疗效上与原研药仍存在一定差异。通过一致性评价工作,我国仿制药质量能够得到大幅提升,公众用药的有效性也能随之得到保障。

2. 有利于降低医疗成本 通过一致性评价的仿制药,其质量与原研药一致。临床上优先使用这些"可替代"的仿制药,能够大大降低公众的用药负担,减少医保支出,提高医保基金的使用效率。

3. 有利于提升医药行业发展质量 通过一致性评价可进一步推动医药产业国际化。我国是制药大国,但并非制药强国。在国际医药市场,我国还是以原料药出口为主,制剂出口无论是品种还是金额,所占的比重都较小,而造成这一现象的根本原因在于制剂水平的相对落后。仿制药一致性评价将持续提高我国的药用辅料、包材以及仿制药质量,加快我国医药产业的优胜劣汰、转型升级步伐,提升

我国制剂生产水平,进一步推动我国制剂产品走向国际市场,提高国际竞争能力。

4. **有利于推进供给侧结构性改革**　产品质量是供给侧问题,是如何更好地满足市场需求的问题,也是结构性问题。仿制药质量提高了,临床上实现与原研药相互替代,就能够推动药品生产领域的结构性改革,有利于降低医药总费用支出,有利于淘汰落后产能,提高仿制药的竞争力。医药企业通过开展仿制药一致性评价,也有利于创新。制剂是有效成分、辅料和包材的有机结合,一致性评价将促进企业更多地进行生产工艺和辅料、包材的综合研究,全面提高制剂水平。

综上,实现对原研药的临床替代、降低整体药品价格水平,开展仿制药质量和疗效一致性评价,具有很重要的现实意义。

第二节　参比制剂的要求与遴选原则

一、参比制剂的要求

参比制剂是指用于仿制药质量和疗效一致性评价的对照药品,通常为被仿制的对象,如原研药或国际公认的同种药品。参比制剂应为处方工艺合理、质量稳定、疗效确切的药品。

原研药是指境内外首个获准上市,且具有完整和充分的安全性、有效性数据作为上市依据的药品。

国际公认的同种药品是指在 ICH 发起国(欧盟、美国、日本)获准上市并获得参比制剂地位的仿制药。

二、参比制剂的遴选原则

为了规范仿制药研发市场的规则,提高仿制药的质量,各国相继推出了橙皮书(orange book)。目前,世界上使用最广泛的橙皮书有 3 种,分别是由 WHO、美国 FDA 和日本厚生省(PMDA)颁布的橙皮书。各国的橙皮书均对参比制剂有了明确的规定,并建立了详细的参比制剂目录。我国目前尚无类似橙皮书的参比制剂目录,划定的只是参比制剂的选择范围。

1. **国内上市的原研药**　作为参比制剂的进口原研药应与其原产国上市药品一致,应首选国内上市的原研药。若原研企业能证明其地产化药品与原研药一致,则地产化药品也可作为参比制剂使用。

2. **国内上市、国际公认的同种药品**　若原研药未在国内上市或有证据证明原研药不符合参比制剂的条件,也可以选用在国内上市、国际公认的同种药品作为参比制剂,其产品应与被列为参比制剂国家的上市药品一致。

3. **国外上市的相关产品**　若原研药和国际公认的同种药品均未在国内上市,可选择在 ICH 发起国(欧盟、美国、日本)上市并被列为参比制剂的药品。

第三节 一致性评价的研究内容和方法

一、一致性评价的基本内容

(一) 药学研究

在开展一致性评价过程中,药品生产企业须以参比制剂为对照,全面深入地开展比对研究。其包括处方、质量标准、晶型、粒度和杂质等主要药学指标比较研究,以及固体制剂溶出曲线的比较研究,以提高体内生物等效性试验的成功率,并为将药品特征溶出曲线列入相应的质量标准提供依据。对符合《人体生物等效性试验豁免指导原则》的品种,由药品生产企业申报,一致性评价办公室组织审核后公布,允许该药品生产企业采取体外溶出试验的方法进行一致性评价。

(二) 临床试验

开展生物等效性试验的品种,应根据《国家食品药品监督管理总局关于化学药生物等效性试验实行备案管理的公告》(国家食品药品监督管理总局公告 2015 年第 257 号)规定的程序备案,并按照《以药动学参数为终点评价指标的化学药物仿制药人体生物等效性研究技术指导原则》等的有关要求进行试验研究。

(三) 其他

对无参比制剂需开展临床有效性试验的品种,区分两种情况处理:①如属于未改变处方、工艺的,应按一致性评价办公室的要求进行备案,并按照有关药品临床试验指导原则的相应要求开展试验研究;②如属于改变已批准处方、工艺的,按照《药品注册管理办法》补充申请有关要求开展试验研究。

二、仿制药有关物质的评价

有关物质主要是指在生产过程中带入的起始原料、中间体、聚合物、副反应产物,以及贮藏过程中的降解产物等。

有关物质是药品的关键质量属性之一,涉及药品的安全性和质量可控性,因此对有关物质的认知,尤其是对药品质量有显著影响的有关物质的认知非常必要。由于有关物质的相对不确定性,往往使得对有关物质的控制变得繁杂而缺少头绪。当前的仿制药一致性评价中,如何对仿制药的关键质量属性——有关物质进行评价,成为瓶颈之一。

仿制药的定义是具有与被仿制药相同的活性药物成分(active pharmaceutical ingredient, API, 通常被称为原料药)、剂型、给药途径和治疗作用的替代药品。因此在仿制药一致性评价中,应从其源头——被仿制药的活性成分进行解读,重点考虑以下几方面:①API 的合成过程,可能带来相应的工艺杂质;②API 与辅料的相容性差异;③API 的降解特性,包括在制剂工艺中的降解和自然放置过程中的降解。

在仿制药有关物质一致性评价中,采用相对完善的分析方法进行测定,完成以下杂质谱的比较:

(1) 仿制药与被仿制药实际样品的杂质谱。

(2) 仿制药与被仿制药的稳定性影响因素试验的杂质谱。

(3) 仿制药工艺变更前后的杂质谱。

(4) 仿制药既往加速试验与长期稳定性试验末期产品(甚至是过期产品)的杂质谱。

(5) 原料药与制剂的杂质谱。同时确定下述杂质的限度范围,使制剂的安全性与质量具备可控性:

1) 已知杂质(特定杂质)的限度:通常 ICH 成员国药典同品种标准中控制的结构已知及结构未知[如仅以相对保留时间(relative retention time, RRT)]认定的特定杂质,其安全性已经通过相关审核。因此,其限度应参照相应标准中的要求进行控制。

2) 超过鉴定限的未知杂质的限度:若出现与原研药不同的杂质,且其含量超过鉴定限时,应分析、评估杂质的来源,并对其进行定性分析,在结合工艺等信息排除其为遗传毒性杂质或其他高毒性杂质的情况下,按照《杂质研究技术指导原则》的要求,进行安全性求证或鉴定限度控制,且采用 RRT 或其他方式指认,作为特定杂质进行控制;同时根据安全性和稳定性数据,结合生产工艺,综合评估和确定杂质限度的科学性与合理性。而遗传毒性杂质信息数据库有待进一步积累,除了目前少数已知结构的遗传毒性杂质如烷化剂、黄曲霉毒素等之外,其他遗传毒性杂质的限度控制应参考欧洲药品管理局(EMA)、ICH 等机构的相关技术指导原则的基本思路,一般限度不超过 1.5μg/d 或 1ppm。

3) 未超过鉴定限的未知杂质的限度:对于与原研药中相同或不相同的非特定杂质,需按标准中任一单个杂质的限度进行控制。

4) 总杂质的限度:总杂质的限度需参考标准的要求进行控制,但应注意杂质总量的限度,不是单纯每种已知杂质和未知杂质的加和,而应该综合考虑;另外杂质总量的计算,要注意校正因子法中的峰面积应校正后进行加和或计算。

仿制药一致性评价中有关物质研究的目的是对药品安全性问题的认知,以致在安全性保障的前提下,做到药品质量的可控性。因此,随着人们对药物研发、药品质量管理与控制科学规律的进一步认识,秉承质量源于设计(quality by design, QbD)和质量风险管理(quality risk management, QRM)的理念,在仿制药的生产过程中建立并保证产品的可控状态,不断促进产品质量的提升和改进,对仿制药的研发将带来深刻的影响。对保证仿制药与原研药的"一致性"和"临床替代性",同时有效保障患者利益,均有着积极的意义。

三、一致性评价的研究方法

(一)药学研究

药学研究(chemistry, manufacturing and controls, CMC)是指通过体外溶出等分析方法对药品进行药学分析,包括制剂的处方工艺研究、质量研究(杂质及溶出曲线等)、稳定性考察等完整的药学研究过程,其目的在于考察制剂的生产工艺及处方是否有需要变更,初步确认制剂与原研药的一致性。

(二)生物等效性研究

生物等效性(BE)是指在相同的试验条件下单次或多次给予相同剂量的试验药品后,受试制剂中药物的吸收速度和吸收程度与参比制剂的差异在可接受范围内。等效判断标准要求受试制剂 AUC 的90% 可信限在参比制剂的 80%~125%。

1. **生物等效性的基本要求**

(1) 研究总体设计:根据仿制药特点,可选用:

1) 两制剂、单次给药、交叉试验设计(一般药物)。

2) 两制剂、单次给药、平行试验设计(半衰期较长的药物)。

3) 重复试验设计(部分高变异药物;个体内变异≥30%)。

(2) 受试者选择:受试者的选择一般应符合以下要求:

1) 年龄在18周岁以上(含18周岁)。

2) 应涵盖一般人群的特征,包括年龄、性别等。

3) 如果研究药品拟用于两种性别的人群,一般情况下,研究入选的受试者应有适当的性别比例。

4) 如果研究药品主要拟用于老年人群,应尽可能多地入选60岁以上受试者。

5) 入选受试者的例数应使生物等效性评价具有足够的统计学效力。

若出于安全性考虑,需入选正在进行药物治疗且治疗不可间断的患者时,可在多次给药达稳态后进行生物等效性研究。

(3) 参比制剂的选择:仿制药生物等效性试验应尽可能选择原研产品作为参比制剂,以保证仿制药质量与原研产品一致。

(4) 餐后生物等效性研究:食物与药品同服可能影响药物的生物利用度,因此通常需进行餐后生物等效性研究来评价进食对受试制剂和参比制剂生物利用度影响的差异。

1) 对于口服常释制剂,通常需进行空腹和餐后生物等效性研究。但如果参比制剂说明书中明确说明该药物仅可空腹服用(饭前1小时或饭后2小时服用)时,则可不进行餐后生物等效性研究。

2) 对于仅能与食物同服的口服常释制剂,除了空腹服用可能有严重安全性方面风险的情况外,均建议进行空腹和餐后两种条件下的生物等效性研究。如有资料充分说明空腹服药可能有严重安全性风险,则仅需进行餐后生物等效性研究。

3) 对于口服调释制剂,建议进行空腹和餐后生物等效性研究。

(5) 生物样品分析方法:用于生物等效性研究的生物样品分析方法在选择性、灵敏度、精密度、准确度、重现性等方面应符合要求。

2. 生物等效性研究方法 对于大多数药品而言,生物等效性研究着重考察药物自制剂释放进入体循环的过程,通常将受试制剂在机体内的暴露情况与参比制剂进行比较。原国家食品药品监督管理总局发布的《仿制药质量一致性评价人体生物等效性研究技术指导原则》确定:目前推荐的生物等效性研究方法包括体内和体外的方法。按方法的优先考虑程度从高到低排列:药代动力学研究方法、药效动力学研究方法、临床比较试验方法、体外研究方法。

(1) 药代动力学方法:药代动力学研究是以药代动力学参数为终点来评价指标的生物等效性,其采用人体生物利用度(bioavailability, BA)比较研究的方法,即通过测量不同时间点时生物样本(如全血、血浆、血清或尿液)的药物浓度,获得药物浓度 - 时间曲线(concentration -time curve, C-T),借此反映药物释放并被吸收进入体循环系统的速度和程度,并得出与吸收程度和速度有关的药代动力学参数:如药物浓度 - 时间曲线下面积(AUC)、峰浓度(C_{max})、达峰时间(T_{max})等,通过统计学比较以上参数,判断两制剂是否生物等效。

对于某些特殊制剂可只看AUC。如:奥美拉唑碳酸氢钠胶囊或细粒剂,在注册时必须首先与阿斯利康的洛赛克(奥美拉唑镁肠溶片或胶囊)进行等效性对比,但因前者为胃溶速释制剂,后者为肠溶制剂,其T_{max}和C_{max}肯定不一致,故仅比较AUC的差异来判断是否等效。

通常采用单次给药药代动力学研究方法评价生物等效性,因为单次给药在评价药物释放的速度和程度方面比多次给药稳态药代动力学研究的方法更敏感,更易发现制剂释药行为的差异。

(2) 药效动力学方法:在无可行的药代动力学方法进行生物等效性研究时(如,无灵敏的血药浓度检测方法、浓度和效应之间不存在线性相关),可以考虑用明确的可分级定量的人体药效学指标,通过效应 - 时间曲线(effect-time curve)与参比制剂比较来确定生物等效性。

例:阿卡波糖片降糖作用的机制是与小肠壁细胞的葡萄糖苷酶可逆性地结合,竞争性抑制酶的活性,延缓碳水化合物的降解,造成肠道葡萄糖的吸收缓慢,进而减缓餐后血糖升高。由于阿卡波糖本身并不被吸收入血发挥作用,因此不能通过测定血药浓度比较等效性,而是靠测定血糖浓度这个效应指标来比较。

(3) 临床比较试验方法:当无适宜的药物浓度检测方法,也缺乏明确的药效学指标时,可通过以参比制剂为对照的临床比较试验,以综合的疗效终点指标来验证两制剂的等效性。

(4) 体外研究方法:体外研究仅适用于特殊情况,例如在肠道内结合胆汁酸的药物等。对于进入循环系统起效的药物,一般不推荐采用体外研究的方法评价等效性,因为体外并不能完全反映体内行为。根据生物药剂学分类系统(biopharmaceutical classification system, BCS),证明属于高溶解度、高渗透性、快速溶出的口服制剂可以采用体外溶出度比较研究的方法验证生物等效,因为该类药物的溶出、吸收已经不是药物进入体内的限速步骤。对于难溶性但高渗透性的药物,如已建立良好的体内外相关关系,也可用体外溶出的研究来替代体内研究。

四、仿制药分析方法评估

仿制药分析方法在开发应用之前应进行方法评估确认,仿制药一致性评价的主要质量参数,如有关物质分析常用色谱法,色谱法的评估包括分离系统、检测系统和分析方法的评估,以及分析方法的修正和完善。

（一）分离系统及其适用性

有关物质与 API 是否存在极性差异,可以从文献分析方法的如下特征加以判断:

1. **分离模式** 分离模式是否特殊,其中包括分离色谱系统是否特殊,如使用离子柱或氰基柱等,且各种文献中分离系统是否存在差异。

2. **色谱柱** 色谱柱是否有特殊性要求,如对品牌是否有规定、对色谱柱的封端(spherical base-deactivated end-capped)是否有特殊要求等。

3. **流动相** 流动相是否含离子对(阳离子系统或阴离子系统)试剂。

4. **分离度** 根据分离度试验采用的方式:①杂质对照品法,提示与哪些杂质的分离至关重要,要求一组分离度或两组分离度;②系列对照品法,提示系统的复杂性,并非一组分离度可以明确;③强制降解法,提示降解途径等。

5. **色谱系统** 根据是否采用了多种液相色谱洗脱方法进行测定,提示单一色谱系统不足以解决问题。

（二）检测系统及其适用性

当采用紫外检测器进行分析时,有关物质结构的共轭体系与 API 结构是否有差异非常重要,当差异较大时，API与有关物质的紫外响应值会产生差异，造成有关物质的计算误差。而文献检测方法的以下特征可提示有关物质在结构上与API可能存在差异：

1. **检测方法**　检测方法是否特殊，是否采用了非常规检测手段，如荧光检测、电化学检测等，这种情况通常意味着紫外检测器有局限性，不能完成检测目的。

2. **检测波长**　是否有多波长检测或检测波长切换现象，这种情况通常意味着API与杂质的紫外吸收有差异，采用单一波长检测会造成误差。

3. **有关物质的计算方法**　是否采用外标法或校正因子法，通常如果API与有关物质的紫外吸收相近，采用自身稀释对照法是最简便易行的方法。但若采用外标法或校正因子法，则意味着API与有关物质的紫外吸收有差异，不能采用自身稀释对照法。

4. **色谱类型**　除了液相色谱法外，是否采用了其他方法对有关物质进行监控，如薄层色谱法或颜色控制方法等，这同样说明液相方法有局限性。

（三）分析方法系统适用性评估

系统适用性试验对分离度的要求，提示分离系统的关键点；对峰谷比的要求，提示系统完全分离可能是有困难的；对拖尾因子的要求，提示色谱峰尾部可能会有杂质峰，应引起注意；对连续进样色谱峰精密度的要求，是系统平衡的最低条件，同时也提示系统中最容易出现问题的色谱峰。以上这些信息在分析方法的可操作性上均有着重要的提示作用。

（四）分析方法的修正与完善

在对文献分析方法评估的基础上，确定测定方法是否已经完善以及尚存在的问题，针对问题进行修改。同时可通过强制降解试验，从多角度探知API的降解途径，确认所建立的色谱条件的有效性以及方法是否能真实反映产品的稳定性。并且在强制降解试验之后，应注意是否有新的杂质出现，特别应该关注新增杂质是否与加速试验和长期稳定性试验中出现的杂质相重合。如果有，应关注其实际含量，并根据其含量是否超过鉴定限，确认有无必要进行杂质的定性和后续的安全性研究。修改后的分析方法通过方法学验证，确认其有效性和可操作性，为后续的杂质谱分析奠定基础。分析方法的验证应参照相关的技术指导原则进行，重点关注专属性和灵敏度的验证。

第四节　一致性评价程序

一、确定拟评价品种

国家药品监督管理局发布开展仿制药质量和疗效一致性评价的品种名单。药品生产企业按照国家药品监督管理局发布的品种名单，对所生产的仿制药品开展一致性评价研究。

评价品种的选定原则是以基本药物中用药人群广泛，内在质量差异大的品种优先。前期挑选拥有原研信息且原研企业在国内有生产的相同剂型和规格的品种先行探索，积累经验，然后逐步推开，全面推进。

二、确定参比制剂

参比制剂的要求与选择参见本章"第二节　参比制剂的要求与遴选原则"。

三、产品一致性评价

（一）药学一致性评价

药学一致性评价应执行：①《化学药品仿制药口服固体制剂质量和疗效一致性评价申报资料要求（试行）》；②《普通口服固体制剂溶出曲线测定与比较指导原则》。

（二）生物等效性评价

生物等效性（BE）评价首选以药代动力学参数为终点评价指标，但当出现以下情况时，不建议应用药代动力学方法进行评价：①血浆药物浓度与临床疗效没有相关性；②血浆或尿液中的药物或代谢产物浓度太低甚至可以忽略；③用现有的分析方法无法准确测量目标药物或代谢产物浓度；④测量的药物浓度并不能准确地评价药品的有效性和安全性。在以上情况下，可以采用药效学（药物在生物体内作用部位的浓度与药理作用或不良反应的关系）参数为终点指标或溶出结合体外试验方法评价。

1. **体内药代动力学终点方法**　以药代动力学参数为终点指标评价生物等效性的方法（PK-BE）为评价生物等效性的首选方法，应按照《以药动学参数为终点评价指标的化学药物仿制药人体生物等效性研究技术指导原则》及《化学仿制药生物等效性研究摘要》的原则和要求进行研究和报告。对于高变异药物和/或窄治疗指数药物的研究，还应符合相关的指导原则要求。

2. **体内药效动力学终点方法**　以药效动力学参数为终点指标评价生物等效性的方法（PD-BE）可用于不适用常规PK-BE评价的药物和剂型。例如，碳酸镧咀嚼片是一种磷结合剂，用于高磷血症的治疗。本品口服吸收非常低，不适合采用常规的PK-BE评价。可以尿磷排泄变化为药效动力学终点开展体内生物等效性评价研究。再如，支气管扩张剂经口吸入制剂，可进行充分验证的PD-BE研究，进行单次给药支气管舒张试验或支气管激发试验等予以评价。

3. **体外试验法**　对于不适合体内PK-BE和/或PD-BE评价的药物，也可采用与药效相关的特性动力学终点评价。例如，醋酸钙通过在消化道与食物中的磷酸盐结合成磷酸钙盐沉淀，减少磷酸盐吸收而降低血中磷酸盐浓度。因为钙为内源性物质，测定干扰因素多、个体差异大，且血钙浓度与本适应证相关性小，不适合采用PK-BE评价。建议采用体外试验评价磷酸盐结合能力的一致性。

四、临床试验数据核查

1. 对生物等效性试验和临床有效性试验等临床研究数据的真实性、规范性和完整性的核查，由国家药品监督管理局食品药品审核查验中心（简称核查中心）负责总体组织协调。其中，对申请人提交的国内仿制药品的临床研究数据，由省级食品药品监督管理部门进行核查，核查中心进行抽查。

2. 对申请人提交的进口仿制药品的国内临床研究数据，由核查中心进行核查；对申请人提交的进口仿制药品的国外临床研究数据，由核查中心进行抽查。一致性评价办公室可根据一致性评价技术审评过程中发现的问题，通知核查中心开展有因核查。

五、药品复核检验

承担一致性评价和补充申请复核检验的药品检验机构，收到申报资料和三批样品后进行复核检验，并将国内仿制药品的复核检验结果报送药品生产企业所在地省级食品药品监督管理部门；进口仿制药品的复核检验结果需报送受理中心。

六、资料汇总

各省级食品药品监督管理部门将形式审查意见、研制现场核查报告、生产现场检查报告、境内临床研究核查报告、复核检验结果及申报资料进行汇总初审，并将初审意见和相关资料送交一致性评价办公室。

受理中心对进口仿制药品的申报资料进行形式审查，将形式审查意见、境内研制现场核查报告、境内临床研究核查报告、复核检验结果及申报资料进行汇总初审，并将初审意见和相关资料送交一致性评价办公室。

由核查中心开展的国内仿制药品的境内抽查、进口仿制药品的境外检查和境外核查的结果，及时转交一致性评价办公室。

七、技术审评

一致性评价办公室组织药学、医学及其他技术人员，对初审意见、药品研制现场核查报告、药品生产现场检查报告、境内临床研究核查报告、已转交的境外检查和核查报告、药品复核检验结果和申报资料进行技术审评，必要时可要求申请人补充资料，并说明理由。

一致性评价办公室形成的综合意见和补充申请审评意见，均提交专家委员会审议。审议通过的品种，报国家药品监督管理局发布。

八、公布审评结果

对一致性评价工作中参比制剂备案信息、接收与受理信息、核查和检查结果、复核检验结果、审评结果和专家审议信息等内容，由国家药品监督管理局及时向社会公布，确保一致性评价工作的公开和透明。

国家药品监督管理局对通过一致性评价的结果信息，及时向社会公告。

仿制药一致性评价工作是一项系统工程，加强一致性评价研究过程的质量管理，是保证项目顺利、高质量完成评价的关键；是提高一致性评价研究效率，保证仿制药产品质量的保障。在一致性评价的研究过程中，对评价的每一阶段都要进行计划、实施、检查和处理，并将质量源于设计(QbD)的理念和方法贯穿于一致性评价的整个研究过程，包括项目的前期调研、研究方案的设计、实验开展、实验结果的总结，分析讨论、研究报告的撰写、申报资料整理等。应紧跟政策，加强事前充分调研准备、事中过程控制、事后总结提高，加强对药品关键质量属性和关键工艺步骤与参数的理解，建立合适、合理的控制策略，协调各项研究的进展和逻辑安排，为药品上市后工业化生产的源头控制、过程控制和终点控制可行性打下坚实的研究基础，最大程度地减少频繁的工艺变更及其他生产变更。企业只有不断提升自身的研发实力和研究质量管理水平，才能在这场优胜劣汰的角逐中抢占先机、脱颖而出。

思考题

1. 仿制药一致性评价的基本内容有哪些？
2. 仿制药一致性评价研究方法有哪些？
3. FDA 对仿制药一致性标准的要求有哪些？

（陈安家）

参考文献

[1] 国务院办公厅. 国务院办公厅关于改革完善仿制药供应保障及使用政策的意见. [2024-07-03]. https://www.gov.cn/zhengce/zhengceku/2018-04/03/content_5279546.htm.

[2] 国务院办公厅. 国务院办公厅关于开展仿制药质量和疗效一致性评价的意见. [2024-07-03]. https://www.gov.cn/gongbao/content/2016/content_5054719.htm.

[3] 国家药品监督管理局. 关于仿制药质量和疗效一致性评价工作有关事项的公告. [2024-07-03]. https://www.nmpa.gov.cn/xxgk/ggtg/ypggtg/ypqtggtg/20170825205601306.html.

[4] 国家药品监督管理局. 仿制药质量和疗效一致性评价品种分类指导意见. [2024-07-03]. https://www.nmpa.gov.cn/xxgk/ggtg/ypggtg/ypqtggtg/20170405150501352.html.

[5] 国家药品监督管理局. 化学药品仿制药口服固体制剂质量和疗效一致性评价申报资料要求（试行）. [2024-07-03]. https://www.nmpa.gov.cn/zhuanti/ypqxgg/ggzhcfg/20160817223701984.html.

[6] 国家药品监督管理局药品审评中心. 以药动学参数为终点评价指标的化学药物仿制药人体生物等效性研究技术指导原则. [2024-07-03]. https://www.cde.org.cn/zdyz/domesticinfopage?zdyzIdCODE=1e218f70d9b7c99c2663de9f6655bc5b.

[7] 国家药品监督管理局药品审评中心. 高变异药物生物等效性研究技术指导原则. [2024-07-03]. https://www.cde.org.cn/zdyz/domesticinfopage?zdyzIdCODE=333fd2eac0928e881578082373233f8a.

[8] 国家药品监督管理局药品审评中心. 窄治疗指数药物生物等效性研究技术指导原则. [2024-07-03]. https://www.cde.org.cn/zdyz/domesticinfopage?zdyzIdCODE=c9dcb8bcee80de942f9d0410ef6c2faf.

[9] 国家药品监督管理局药品审评中心. 经口吸入制剂仿制药生物等效性研究指导原则. [2024-07-03]. https://www.cde.org.cn/zdyz/domesticinfopage?zdyzIdCODE=086bbc1572ed7f747e169a3948edd916.

[10] 国家药品监督管理局药品审评中心. 醋酸钙片生物等效性研究技术指导原则. [2024-07-03]. https://www.cde.org.cn/zdyz/domesticinfopage?zdyzIdCODE=eaecc8eeaef7e673c38f85856ef14c1e.

[11] 国家药品监督管理局药品审评中心. 碳酸镧咀嚼片生物等效性研究技术指导原则. [2024-07-03]. https://www.cde.org.cn/zdyz/domesticinfopage?zdyzIdCODE=9edc10348b45e2084c91c4dcadc991f6.

[12] 国家药品监督管理局. 化学仿制药生物等效性研究摘要. [2024-07-03]. https://www.cde.org.cn/main/news/viewInfoCommon/41ab2cdcabfd5220ac9eab7ab3423d7c.

[13] 沈朝壮, 孙华, 李超, 等. 以药效学参数为终点指标的生物等效性评价方法. 药物评价研究, 2022, 45(4): 796-803.

第六章 治疗药物监测

第一节 概 述

治疗药物监测(TDM)为近40年在临床药学领域内崛起的一门新的边缘学科,是应用现代先进的体内药物分析技术,测定血液或其他体液中的药物浓度,利用计算机手段,在临床药代动力学原理的指导下,使临床给药方案个体化,以提高疗效、避免或减少毒副反应。治疗药物监测是指在临床进行药物治疗过程中,观察药物疗效的同时,定时采集患者的血液(有时采集尿液、唾液等体液),测定其中的药物浓度,根据药代动力学原理和计算方法拟定最佳的个体化给药方案,包括药物剂量、给药间隔和给药途径等,以提高疗效和降低不良反应,使给药方案个体化,从而达到有效、安全治疗的目的。因此,治疗药物监测对临床药物治疗具有指导作用,主要体现在设计或调整合理的给药方案,为药物过量中毒的诊断和处理提供有价值的实验依据。近年来,国外又将其统称为临床药代动力学监测(clinical pharmacokinetic monitoring, CPM)。

一、治疗药物监测的目的与特点

1. **目的** 治疗药物监测的主要目的包括:①核心目的是实现合理的给药方案个体化;②协助诊断和处理药物过量中毒:包括明确诊断,筛选出中毒药物;判断中毒程度并为制订治疗方案提供依据;同时可进行药物过量时的临床药理学研究;③了解患者是否遵医嘱用药,提高用药依从性。

2. **特点** 治疗药物监测有别于临床药代动力学的研究,它具有如下特点:①血药浓度结果用于调整患者的用药剂量,设计个体化给药方案;②一般只监测一次血药浓度,不测药物在机体内的经时血药浓度;③监测方法要求快速、简便、准确,以适应临床需求。

二、治疗药物监测的原则

用于临床的药物种类繁多,并非所有的药物或任何情况下都需要进行TDM。

1. **无须治疗药物监测的情况** 在以下几种情况下无须进行TDM:①当药物本身具有客观而简便的效应指标时,就不必进行血药浓度监测。血药浓度虽然是药效的间接指标,但良好的临床指标显然优于TDM。如血压监控相对于抗高血压药,血糖测定相对于降血糖药,监测凝血酶原时间相对于抗凝血药等,均不需测定药物浓度。②血药浓度不能预测药理作用强度时,TDM便毫无临床意义。如前所述,TDM 是建立在血药浓度与药理效应之间存在相关性的基础上的,如果没有这一基础,血药浓度就不能成为评价指标。③有些药物的有效血药浓度范围宽,可以允许的治疗范围亦很大,凭临床医生的经验给药即可达到安全、有效的治疗目的,也不需要 TDM。

2. 实施治疗药物监测的条件 实施 TDM 的药物必须符合以下一些基础条件:①血药浓度变化可以反映药物作用部位的浓度变化;②药效与药物浓度的相关性超过与剂量的相关性;③药理效应不能用临床间接指标评价的药物;④有效血药浓度范围已知;⑤血药浓度监测方法具有特异性、敏感性及精确性高的特点,简便快速。

3. 适用于治疗药物监测的情形 在血药浓度与药理效应关系已经确立的前提下,下列情况通常需要进行 TDM:

(1) 治疗窗窄的药物:药物有效血药浓度范围狭窄,AUC 或者稳态血药浓度(steady plasma drug concentration, C_{ss})与临床疗效之间有非常明显的相关性。血药浓度稍高则出现不良反应,稍低则无疗效。代表性药物有地高辛、奎尼丁等。

(2) 剂量小、毒性大的药物:代表性药物有利多卡因、地高辛等。

(3) 体内个体差异大的药物:相同的给药剂量在不同个体中的系统暴露量有明显的差异,即药物体内过程个体差异大,具有非线性药代动力学特性,难以通过控制给药剂量来估计给药后的血药浓度。代表性药物有苯妥英钠、茶碱、水杨酸等。

(4) 特殊人群用药:某些有心、肝、肾、胃肠道疾病的患者,婴幼儿及老年人的药代动力学参数与正常人会有较大的差别,胃肠道疾病影响药物的吸收,肝脏疾病影响药物的代谢,肾脏疾病影响药物的排泄,在上述病理状况下应用药物治疗时,有必要监测血药浓度。

(5) 合并用药有相互作用:合并用药时,药代动力学参数会发生改变从而影响疗效或有中毒危险,需要监测血药浓度。如地高辛与维拉帕米合用时,后者可使地高辛的 $t_{1/2}$ 显著延长,血药浓度明显升高。

(6) 毒副作用与疾病症状相似:一些药物的毒副作用表现与某些疾病本身的症状相似,怀疑患者药物中毒而临床又不能明确辨别时,应当监测血药浓度。代表性药物如地高辛、呋塞米等。

(7) 长期用药患者:长期用药患者依从性差;或者长期使用某些药物后产生耐药性;或诱导和抑制肝药酶的活性而引起药效降低和升高,以及原因不明的药效变化时,可考虑监测血药浓度。

(8) 其他情况:常规剂量下出现严重毒性反应;诊断和处理药物过量中毒;为药物引起的医疗事故提供法律依据时,需要监测血药浓度。

三、监测药物的种类

经过 TDM 工作在临床治疗中的大量应用,国内外已筛选出明确需要进行 TDM 的药物,按其作用类别分类,有强心苷类药物、抗心律失常药、抗癫痫药、三环类抗抑郁药、抗狂躁药、抗哮喘药、氨基糖苷类药物及其他抗生素、抗肿瘤药、免疫抑制剂及抗风湿药等。相关的 TDM 手册对这些药物进行监测的采血时间、相关药代动力学参数、有效血药浓度范围、潜在的中毒浓度、不良反应等均有详尽的收载,可供 TDM 实践时参考。现将目前临床常进行 TDM 的药物归纳于表 6-1。

表6-1 需要进行 TDM 的药物

药物类别	药物名称	应用
心脏疾病治疗药物	地高辛、洋地黄毒素、胺碘酮、利多卡因、奎尼丁、普鲁卡因胺[N-乙酰基-丙烯酰胺(普鲁卡因胺的代谢产物)]	充血性心力衰竭、心绞痛、心律失常
抗生素	氨基糖苷类(庆大霉素、妥布霉素、阿米卡星)、万古霉素、氯霉素	对低毒抗生素具有耐药性的细菌感染
抗癫痫药	苯巴比妥、苯妥英钠、丙戊酸、卡马西平、乙磺酰亚胺、加巴喷丁、拉莫三嗪、左乙拉西坦、托吡酯、唑尼沙胺、醋酸艾司利卡西平、非氨酯、拉考沙胺、奥卡西平、普瑞巴林、卢非酰胺、司替戊醇、噻加宾、维加巴林	癫痫,预防癫痫发作,有时可以稳定情绪
支气管扩张剂	茶碱	哮喘、慢性阻塞性肺疾病
中枢神经系统刺激药	咖啡因	早产新生儿呼吸暂停
免疫抑制剂	环孢素、他克莫司、西罗莫司、吗替麦考酚酯、硫唑嘌呤	预防移植器官排斥反应、自身免疫性疾病
抗癌药物	甲氨蝶呤,所有细胞毒性药物	银屑病、类风湿关节炎、各种癌症(非霍奇金淋巴瘤、骨肉瘤等)
精神病药物	碳酸锂、丙戊酸、某些抗抑郁药(丙米嗪、阿米替林、去甲替林、多塞平)、地西泮	双相情感障碍、抑郁症

需要指出的是,表 6-1 所列的许多药物在血液或其他体液中的浓度很低,通常在 ng/ml~μg/ml 的水平。因此,TDM 采用的是一些高灵敏度、高专属性的微量、超微量以及痕量分析方法,需要花费较长的时间和经费。滥用 TDM 无疑将造成不必要的浪费。因此,对表 6-1 所列的需要进行 TDM 的药物,也要根据监测的原则和临床指征,确定有无必要进行常规化监测。

第二节 药物的体内过程与存在形式

一、药物的体内过程

人体所摄取的药物必须在作用部位(靶器官的受体)达到足够的浓度才能产生其特征性的药理效应。药物在作用部位的浓度不仅与给药剂量相关,亦受到药物在体内的代谢动力学过程——吸收、分布、生物转化(代谢)和排泄的影响。其中,吸收和分布过程与药物在作用部位的峰浓度及达峰时间的关系尤为密切。

(一) 药物的吸收

药物的吸收是指药物从给药部位进入血液循环系统的过程。药物的给药途径可以简单地分为血管内与血管外给药。血管内给药没有吸收过程,一般指药物直接通过静脉或动脉进入血液循环系统。血管外给药途径包括口服给药、舌下含服、肌内注射、皮下注射、经皮给药、吸入给药以及直肠给药等途径,药物进入血液循环前均经历吸收过程。药物在体内发挥药理效应的快慢及效应强度取决于药物在体内吸收的速度与程度,即药物在体内的达峰时间与峰浓度。药物在机体内的吸收受诸多因素的影响,包括药物的理化性质与转运类型、药物剂型与给药途径以及吸收部位的血流状况等。

1. **口服固体制剂**　如普通片剂、胶囊等须首先于胃液中崩解、分散和溶解,口服液体制剂则直接溶解于胃液,然后经小肠(包括十二指肠、空肠和回肠)进入大肠(包括盲肠、结肠和直肠),最终排出体外。所以,口服药物的吸收部位是胃、小肠和大肠,主要通过被动转运从胃肠道黏膜上皮细胞吸收,经门静脉进入肝脏,经首过效应后进入全身血液循环。

(1) 胃的吸收:由于大多数药物以非离子扩散的方式通过生物膜被吸收,药物在胃中的吸收是一个跨膜转运的过程,其吸收的快慢和程度与药物解离度及药物分子的脂溶性密切相关。胃液 pH 低,因此有机弱酸性药物易在胃中吸收;在 pK_a 相近的情况下,分子状态药物中脂溶性大者,其吸收也快。但胃黏膜表面积比小肠小很多,对多数药物的吸收能力较弱;同时由于药物在胃内滞留时间较短,药物的吸收量有限。

(2) 小肠的吸收:药物在小肠中停留的时间比在胃中停留的时间长,且小肠黏膜的吸收面积极大、血流量丰富。因此,小肠(特指十二指肠)是药物吸收的主要部位,一般有机弱碱性药物易在小肠吸收。

(3) 大肠的吸收:大肠表面积小,药物吸收弱,只有一些缓释制剂和肠溶制剂在到达肠道并溶解于近中性液体中才被吸收,可避免药物对胃的刺激。

2. **其他给药途径的吸收**

(1) 肠道外注射给药的吸收:肠道外的注射给药途径理论上期望较口服给药有如下优点:①适用于在胃肠中易降解的药物,如青霉素类;②适用于大量而迅速地在肝脏中有首过效应的药品,如利多卡因;③促进药理效应尽快发生;④保证患者用药的依从性。身体各部位不同的肌肉群吸收药物的速度不同,例如将利多卡因注射于三角肌中比臀大肌中的吸收要迅速得多。与口服给药相比,肌内注射吸收较慢而完全,皮下注射均匀而缓慢。

(2) 直肠内给药的吸收:直肠内给药途径的优点主要是防止药物对上消化道的刺激性。传统亦认为,药物自直肠吸收后直接进入下腔静脉系统而不首先经过肝脏,避免了首过效应。但近年研究发现从直肠吸收的大部分药量经痔上静脉通路仍然进入肝门静脉到达肝脏,因此直肠吸收的药物大部分仍避免不了首过效应。直肠吸收药物的机制与胃肠道其他部位大致相同,但因其吸收表面积很小,故吸收不如口服给药迅速而规则。

(3) 肺部给药的吸收:挥发性或气体药物以被动扩散方式由肺吸收,吸入药物可通过肺泡扩散而较快地进入血液,吸收的速度与吸入气中药物浓度(或分压)成正比。吸入给药特别适用于吸入性全身麻醉药或能制成气雾剂吸入的平喘药。临床上常利用气道吸入给药的局部吸收治疗上呼吸道感染和哮喘。

(4) 皮肤给药吸收:局部搽贴药物于皮肤除产生局部药理作用外,不少药物也能透皮吸收。脂溶性药物易自皮肤吸收,所用于贴皮的药物通常要制成缓释剂型以延迟药物释放、延长药物作用时间。炎症和创伤的皮肤或皮肤较单薄部位(如耳后、臂内侧、胸前区、阴囊的皮肤部位)更易吸收药物。在治疗学应用的实例有:将硝酸甘油软膏敷贴于前臂内侧或胸前以防止心绞痛发作;雌二醇用于经期后综合征、骨质疏松;芬太尼用于中至重度慢性疼痛的缓解等。

(二) 药物的分布

药物在体内发挥效应,依赖通过血液的转运并分布于相应的靶器官。药物在其他组织中的分布具有不同的速度和程度,并受多种因素的影响。这些因素包括药物自身的化学结构和理化性质,组织的血流量和膜的通透性,与血液和组织蛋白的结合率等。

1. **药物体内转运** 药物的化学结构决定着药物的酸碱性质(pK_a),在生理 pH 条件下的解离度以及未解离分子的亲脂性等理化性质。药物分子所具有的特征官能团又决定了与血浆蛋白结合的类型及亲和力的强弱。这些性质对药物的分布、排泄过程中的转运产生很大影响。

药物从给药部位吸收再经过血液循环转运,一般分布于组织间质液或细胞内液中。由于细胞内pH(一般为 7.0)稍低于细胞外液(一般为 7.4),有机弱酸性药物在细胞外液中的解离度较高,不易从细胞外液扩散进入细胞内,故弱酸性药在细胞外液的浓度较细胞内液中浓度稍高。反之,有机弱碱性药物由于相同的原理,在细胞内液中浓度稍高。由于水溶性及解离型药物必须依靠特异性主动转运机制才能跨膜进入细胞,故许多药物大部分分布在细胞外液,小部分分布在细胞内液。与血浆蛋白或组织蛋白结合的药物更不能进入细胞,而游离型、未解离的脂溶性药物或能与细胞内组分结合的药物,可分布于细胞内。

2. **体内特殊屏障**

(1) 血脑屏障:血脑屏障隔离着血浆与脑细胞外液以及由脉络膜形成的血浆与脑脊液,对许多大分子或极性高的解离型药物起着屏障作用。血脑屏障隔绝药物并不是绝对的,实际上它也属于一种膜的转运,只不过药物由血浆或细胞外液进入脑内需要穿过多层细胞膜。其药物的转运以被动扩散为主,高度解离的、非脂溶性和蛋白结合率高的药物(如季铵盐类、青霉素)一般都难以通过血液循环进入脑组织,而脂溶性较高的、非极性的以及蛋白结合率低的药物仍能穿透血脑屏障进入脑组织,例如脂溶性高的全身麻醉药、静脉麻醉药硫喷妥钠、磺胺嘧啶等进入脑脊液和脑的量就很多。血脑屏障的通透性并非一成不变,值得注意的是炎症可以改变其通透性。例如,脑膜炎患者的血脑屏障对青霉素及喹诺酮类抗菌药的通透性增高,使其易于透过血脑屏障,在脑脊液内达到有效治疗浓度。

(2) 胎盘屏障:药物穿透胎盘主要是通过被动转运,在母体循环中的所有药物都能不同程度地跨越胎盘,其中脂溶性的非离子化药物很容易穿过胎盘。以药物分子量大小而言,低于 600 的药物易通过胎盘,600~1 000 的药物中等量通过胎盘,而高于 1 000 的较难通过。

3. **药物与血浆蛋白结合** 药物进入体内后,经历生物转化生成代谢产物,同时原型药物及代谢产物又与血浆蛋白、受体、组织等生物大分子不同程度地结合。因此,来自体内的含药物的生物样品已经发生体内代谢和与蛋白质相结合的变化。

(1) 游离药物与结合药物:药物在体内转运、转化过程中,可与组织蛋白(包括受体)和体液蛋白结合。因此,在组织和体液中除含有游离的药物和游离的代谢产物(统称为游离药物)外,还含有结合的药物和结合的代谢产物(统称为结合药物)。

药物与血浆蛋白的结合为可逆过程,一般认为通过非共价键相连,即依靠范德瓦耳斯力、氢键、离子间的静电力以及生成电荷转移络合物等,解离速度亦很快,故存在结合与解离的动态平衡:

$$D + P \rightleftharpoons D\text{-}P \qquad\qquad 式(6\text{-}1)$$

式(6-1)中,D 代表药物,P 代表血浆蛋白,D-P 代表药物 - 血浆蛋白结合物。平衡后血浆中药物总浓度

(C_t)分为两部分：与血浆蛋白结合的药物浓度(C_b)和游离血药浓度(C_f)，C_b/C_t即为药物的血浆蛋白结合率(plasma protein binding rate，PPBR)。药物的血浆蛋白结合率在0~1.0，比值>0.9的药物，表示高度结合；<0.2者，则与血浆蛋白结合很少。

（2）药物血浆蛋白结合率的临床意义：药物血浆蛋白结合率是临床合理用药依据的药物体内重要参数之一。由于药物在白蛋白同一结合点上的结合是非选择性的，所以许多理化性质相似的药物或内源性物质可能在相同的结合点上发生竞争，将其他药物置换游离出来。这种竞争血浆蛋白结合产生的药物间相互作用，是否能显著升高被置换药物的游离药物浓度，从而显著增强其药理效应或毒性，尚须满足如下条件：①被置换的药物必须是高血浆蛋白结合率（例如PPBR>90%）的；②与白蛋白的亲和力必须低于置换药物。对于PPBR为90%~99%的药物，若被其他药物置换使PPBR下降10%，将使血浆的游离药物浓度倍增。只有游离药物才能透过细胞膜屏障，到达受体周围产生药理效应。表6-2显示了药物血浆蛋白结合被置换的百分率与其游离药物浓度倍增的关系。

表6-2 能引起血浆游离药物浓度倍增的血浆蛋白结合被置换率

药名	PPBR/%	被置换/%	药名	PPBR/%	被置换/%
地西泮	99	1	普萘洛尔	96	4
甲苯磺丁脲	99	1	甲氨蝶呤	94	6
保泰松	99	1	苯妥英钠	91	9
华法林	97	3	洋地黄毒苷	90	10
吲哚美辛	97	3	氯贝丁酯	90	10
氯丙嗪	96	4	阿司匹林	84	16
阿米替林	96	4	卡马西平	80	20

二、药物的体内存在形式

药物经不同途径给药，尤其是经口服给药后，在体内经历吸收、分布、生物转化（代谢）和排泄（ADME）的过程。除原型药物外，摄入体内的药物常以Ⅰ相和/或Ⅱ相代谢产物的形式存在体内。不同的存在形式将发挥不同的药理效应。

（一）游离药物

一般而言，药物疗效强弱与维持时间长短，在理论上取决于在受体部位的有活性药物是否保持足够的浓度。由于药物可以从细胞外液进入组织与受体作用，故对大部分药物而言，药物作用的强弱与细胞外液中的药物浓度成正比。而组织中细胞外液的药物浓度又与血液中药物浓度相平衡。因此，我们把血药浓度作为间接反映受体部位药物浓度的指标。从药物与血浆蛋白结合的角度分析，这里提到的药物浓度，准确地讲应该是指未与血浆蛋白结合的游离药物浓度。因为只有游离药物才能跨膜转运到达受体部位，所以游离药物浓度才真正与药物的药理效应乃至不良反应关系密切。

目前，绝大多数文献报道的血药浓度监测和药代动力学研究，都是通过测定药物总浓度进行的，所测的药物总浓度是结合型与游离药物浓度的总和。一般情况下，药物的总浓度及其变化能够反映出药

理作用的强弱及持续时间的长短,但在下列特殊情况下,药物总浓度的变化与游离药物浓度的变化并不平行:

1. **与血浆蛋白具有高度亲和力的药物**　该类药物的血浆蛋白结合呈明显的浓度依赖性,其血浆蛋白结合率随着药物浓度的改变而改变,导致非线性动力学特性。如丙吡胺是血浆蛋白诱导非线性动力学的典型,但该药的游离浓度为线性动力学,且游离药物浓度与该药抗心律失常作用的相关性明显优于药物总浓度。

2. **致使药物与血浆蛋白结合率改变的病理因素**　当患有肝、肾疾病时,由于血浆蛋白的浓度降低以及内源性蛋白结合抑制物增多,使许多药物的血浆蛋白结合率降低,游离药物分数增加。如肝硬化患者奎尼丁的游离药物分数几乎增加 3 倍;肾衰竭时苯妥英钠、水杨酸、氯贝丁酯(clofibrate)等药物的血浆蛋白结合率明显降低,游离药物浓度增加。

3. **与血浆蛋白结合率存在着明显个体差异的药物**　如奎尼丁血浆蛋白结合率为 50%~90%,虽然测得的血药总浓度相同,但由于血浆蛋白结合率的悬殊,不同个体间游离药物浓度差可达 10 倍之多。致使血浆蛋白结合率高的患者疗效不明显,而血浆蛋白结合率低者却可引起毒性反应。

鉴于血中游离药物浓度与药理效应真正相关,当上述因素影响到血浆蛋白结合率而致游离药物分数变化时,监测血中游离药物浓度比总药物浓度更能真实地反映与药理效应的相关性。

(二) 活性代谢产物

许多药物在体内形成具有药理活性的代谢产物。一般情况下,除以前体药物形式用药外,由于药物活性代谢产物浓度低,故对药理效应的影响显得并不重要。然而,在药物活性代谢产物浓度较高、活性较强,在心、肝、肾衰竭的病理状态下,对于那些治疗指数狭窄的药物,如抗心律失常药等,其活性代谢产物的存在应引起足够的重视。

抗心律失常药在体内广泛代谢,某些抗心律失常药的活性代谢产物可达到与原药相同甚至超过原型药的药理强度。如苯丙胺(amfetamine)、奎尼丁、胺碘酮(amiodarone)、维拉帕米(verapamil)、普鲁卡因胺,利多卡因等药物的活性代谢产物的血药浓度可蓄积到与原型药物相同甚至更高的浓度。此时,除非测定活性代谢产物浓度,否则原型药物浓度与药理效应的相关性很差。又如,阿普洛尔(alprenolol)作为 β 受体拮抗药,口服给药比静脉给药活性更高。由于该药肝清除率很高,口服给药的生物利用度很低,故从原型药角度很难解释这一现象。然而,大量的活性代谢产物如 4- 羟基阿普洛尔在吸收过程中形成,增强了口服给药途径的药理效应。三环类抗抑郁药阿米替林是另一个很好的例子,其抗抑郁活性与原型药的血浆浓度相关性很差,只有在同时考虑其活性代谢产物去甲替林的药理作用后,才能建立有临床价值的相关性。

当全部的药效和毒性均由特定的代谢产物产生时,药理效应和代谢产物浓度之间的相关性简单明了。若原型药物和代谢产物都具有药效与毒性,只在少数情况下,效应可能与血浆中药物和代谢产物浓度线性相加后的总浓度相关;更常见的是,效应与浓度之间的关系更复杂而难以估测。但毫无疑问,测定活性代谢产物的浓度对解释临床观察结果,阐明药理效应的变异性是有帮助的。

第三节 血药浓度与治疗药物监测

一、血药浓度与药物临床效应

(一)血药浓度与药物临床效应的关系

药物的临床效应体现为药物对机体产生作用的"量",药物作用的"量"的概念包括两方面:作用强度与作用时间,即起效的快慢、维持时间的长短,以及效应幅度的宽窄。要使药物作用的"量"恰好符合治疗的需要,就必须熟悉药物作用"量"的规律。需要特别指出的是,许多药物的作用并非固定不变,而要受到药物制剂工艺、患者机体状态以及环境条件等多方面因素的影响,从而产生一定量的、甚至质的变化。这种表现在患者个体上的药物效应的变化,很大程度上是药物在体内过程的转运中受到上述因素的影响,造成其血药浓度发生个体差异,进而影响到受体周围药物的"量"(即浓度)的变化,表现为临床疗效的差异。所以,血药浓度的变化与药物药理作用"量"的变化之间存在着必然联系,那些影响血药浓度变化的因素,必然要影响到药物临床效应的变化。

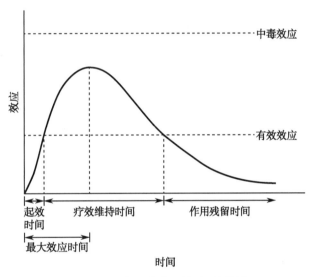

图 6-1 单剂量给药后的时 - 效曲线

1. **时效关系与时 - 效曲线** 临床用药之后,随着时间的推移,药物作用有一动态变化的过程。单剂量用药之后相隔不同时间测定药物的临床效应,以时间为横坐标,药物效应强度为纵坐标作图,即得到时 - 效曲线(图 6-1)。如在图上标明有效效应线和中毒效应线,则在时 - 效曲线上可得到下列信息:

(1)起效时间:指时 - 效曲线与有效效应线首次相交点的时间,代表药物发生疗效以前的潜伏期。起效时间的长短在处理急症患者时非常重要。

(2)最大效应时间:即药物的药理效应达到最大值的时间。在应用诸如降血糖药、抗凝血药等须密切观察和控制最大作用的药物,尤需重视这一参数。

(3)疗效维持时间:指从起效时间开始到时 - 效曲线下降,第二次与有效效应线相交点之间的时间。这一参数对选择连续用药的间隔时间具有参考价值,可与 $t_{1/2}$ 结合确定给药间隔时间。

(4)作用残留时间:指曲线从降到有效效应线以下到作用完全消失之间的时间。若在此段时间内第二次给药,则须考虑前次用药的残留作用。

上述参数可结合药物的血药浓度 - 时间曲线(称为药 - 时曲线)及药代动力学参数,作为制订个体化给药方案的参考。

2. **药物体内经时过程与药 - 时曲线** 以时间为横坐标,以药物的血药浓度或其他特征数量(如体内药量、尿药排泄速度、累积尿药量等)为纵坐标绘制的曲线,称为药 - 时曲线(图 6-2)。药 - 时曲线动态地反映了药物的吸收、分布、代谢和排泄的体内过程,通过用数学模型进行曲线的模拟可以获得相关的药代动力学参数。用于治疗药物监测的主要参数如下:

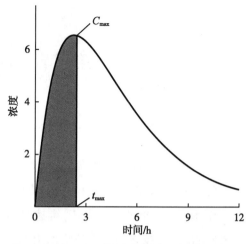

图 6-2 口服给药后的血浆药 - 时曲线

(1)达峰浓度(maximum of drug concentration, C_{max}):血管外给药后血浆最高药物浓度。C_{max} 常用于阐述血药浓度水平与毒性反应之间的关系。

(2)达峰时间(time for maximum of drug concentration, T_{max}):血管外给药时,达到峰值血药浓度的时间。T_{max} 常用于判断血管外给药后机体对药物吸收的快慢。

(3)表观分布容积(V_d):表观分布容积是 t 时体内药物总量与血药浓度的比值 $V_d = \dfrac{D_t}{C_t}$,意为体内药物按血浆中同样浓度分布时所需的体液总容积,并不代表具体的生理空间。V_d 用于推测药物在体液中分布的广泛程度和组织对药物的摄取量。

(4)半衰期(half-life, $t_{1/2}$):药物的消除半衰期($t_{1/2ke}$ 或 $t_{1/2\beta}$)是指药物在体内消除一半所需的时间,或者血药浓度降低一半所需的时间:

$$t_{1/2} = \frac{0.693}{k} \qquad\qquad 式(6\text{-}2)$$

半衰期是判断药物在体内残留量的重要药代动力学参数。当体内药物经过 3.32 个、6.64 个、9.96 个生物半衰期时,药物在体内消除分别为总量的 90%、99% 和 99.9%。

(5)稳态血药浓度(C_{ss}):临床用药绝大多数都是多剂量给药。若以一定的时间间隔,用相同的剂量多次给药,则在给药过程中血药浓度将逐次叠加。当药物的吸收速率与消除速率达到平衡时,血药浓度可维持在一定水平内上下波动,该波动范围定义为 C_{ss},它有一个稳态峰值血药浓度($C_{ss,max}$)和谷值血药浓度($C_{ss,min}$),如图 6-3 所示。C_{ss} 常用于判断治疗药物监测时的采血样时间以及不良反应和疗效。

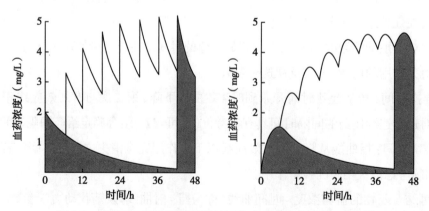

图 6-3 静脉和口服多剂量给药达到稳态血药浓度的药 - 时曲线

3. 时-效曲线与药-时曲线的关系 建立在血药浓度随时间变化基础上的药-时曲线与时-效曲线有许多相似之处,在多数情况下药-时曲线也可反映药物效应随时间的变化趋势。但有些药物必须通过在体内产生新的活性物质(代谢产物)才起作用,或者是通过其他中间步骤以间接方式起作用,这些过程使得药-时曲线和时-效曲线的变化在时间上产生差异。另一方面,由于药物作用的性质和机制不同,有的药物的作用强度往往有自限性(即为受体饱和),并不能随着血药浓度的升高而一直增大;有的药物在体内生成的代谢产物的半衰期长,作用持续时间也长,往往在原型药物血药浓度已经降低之后仍能保持有效作用。因此,药-时曲线和时-效曲线可以互相参考,但不能相互替代,在制订临床给药方案时要综合评价。

4. 药物的蓄积与中毒反应 从血药浓度的角度看,在前次给药的体内药物尚未完全消除时即作第二次给药,就会产生体内药物蓄积。同样,在前次给药的"作用残留时间"内即作第二次给药则可产生药物作用的蓄积。体内药物蓄积和作用蓄积都能使连续用药时药物作用"量"的规则发生改变。体内蓄积达到过量的程度就可产生蓄积中毒反应。因此,在制订连续用药方案时,必须同时考虑连续用药时的药代动力学资料和量效、时效关系,以防发生药物体内蓄积中毒。

(二)有效血药浓度范围

多数药物的血药浓度与药理效应具有良好的相关性,这种相关性甚至持续到血药浓度与不良反应程度的相关上。如苯妥英钠的血浆浓度为 10~20μg/ml 时具有抗癫痫及抗心律失常作用,当血浆浓度达到 20~30μg/ml 时,出现眼球震颤,30~40μg/ml 时运动失调,超过 40μg/ml 时可出现精神异常;而当低于10μg/ml 时,则可能不表现出药理效应。因此,临床上提出"有效血药浓度范围"的概念。有效血药浓度范围(therapeutic range)通常是指最低有效浓度(minimum effect concentration,MEC)与最低毒性浓度(minimum toxic concentration,MTC)之间的血药浓度范围。临床用药常将此范围作为个体化给药的目标值,以期达到最佳疗效和避免不良反应。表 6-3 显示的是一些常用药物的有效血药浓度范围。

表 6-3 一些常用药物的有效血药浓度范围及中毒血药浓度

药物	可能有效的血药浓度范围	中毒血药浓度
地高辛	0.8~2μg/L	>2.4μg/L
奎尼丁	2~5mg/L	>10mg/L
利多卡因	1.5~5mg/L	>9mg/L
普鲁卡因胺	4~10mg/L	>10mg/L
盐酸普萘洛尔	20~50μg/L	
丙吡胺	2~5mg/L	>7mg/L
胺碘酮	0.5~1.5mg/L	>2.5mg/L
普罗帕酮	0.15~2mg/L	>2.0mg/L
丙戊酸	50~100mg/L	>200mg/L
卡马西平	4~10mg/L	
苯巴比妥	15~40mg/L	>50mg/L
苯妥英钠	10~20mg/L	>20mg/L
扑米酮	5~12mg/L	>15mg/L

药物	可能有效的血药浓度范围	中毒血药浓度
乙琥胺	40~100mg/L	
氯硝西泮	13~90mg/L	
丙米嗪	200~300μg/L	>500μg/L
普罗替林	70~240μg/L	>500μg/L
多塞平	110~250μg/L	
茶碱	10~20mg/L(成人及儿童) 5~10mg/L(新生儿)	>20mg/L >15mg/L
碳酸锂	0.8~1.3mol/L(治疗) 0.6~1.0mol/L(预防)	>1.5mol/L
庆大霉素	2~10mg/L	(峰浓度)>10~12mg/L (谷浓度)>2mg/L
妥布霉素	2~10mg/L	(峰浓度)>10~20mg/L (谷浓度)>2mg/L
卡那霉素	10~30mg/L	(峰浓度)>30~35mg/L (谷浓度)>10mg/L
阿米卡星	15~30mg/L	(峰浓度)>30~35mg/L (谷浓度)>10mg/L
链霉素	5~30mg/L	(峰浓度)>30mg/L (谷浓度)>3mg/L
奈替米星	2~10mg/L	(峰浓度)>10~12mg/L (谷浓度)>4mg/L
万古霉素	5~10mg/L	(峰浓度)>90mg/L (谷浓度)>5~10mg/L
氯霉素	10~20mg/L	(峰浓度)>50mg/L (谷浓度)>10mg/L
环孢素	100~450μg/L(全血)	(全血)>600mg/L
水杨酸盐	25~300mg/L	>500mg/L

在应用有效血药浓度范围指导临床调整给药方案时,必须清醒地认识到有效血药浓度范围仅是一个统计学结论,是对大部分患者而言有效且能很好耐受的范围,并不适用于每一个人和每一个具体情况。事实上,没有一个对所有人均有效而无不良反应的血药浓度范围。所以,参考有效血药浓度范围时应注意:

1. **同时考虑患者因素** 如患者的病理生理、年龄、联合用药对药物的特殊敏感性及临床症状等诸方面因素,判断是否已达到疗效或是药物中毒,然后再及时调整剂量。

2. **兼顾药物的适应证** 有些药物用于治疗几种疾病,而有效血药浓度范围会随病种而改变。例如,茶碱用于治疗早产儿窒息反复发作的血药浓度就低于用于实质性改善慢性气管炎患者肺功能时的血药浓度。

3. **关注患者的个体差异** 患者之间存在的显著性个体差异可能表现在疗效和不良反应,从而导致个体患者之间有效血药浓度范围的不同。而且这些数值是在服用该药物的患者人群中获得的,仅适用于这些患者群中的典型患者。

因此,要重视血药浓度与药理效应之间的相关关系可能因某些因素如衰老、疾病、合并用药等而产生变异,致使有效血药浓度范围在某个患者体内显著不同于一般人。为避免完全照搬有效血药浓度所造成的治疗失误,近年来有人提出目标血药浓度的概念。与有效血药浓度范围不同,目标血药浓度无绝对的上下限,也不是大量临床数据的统计结果,而是根据具体病情和药物治疗的目标效应为具体患者设定的血药浓度目标值。显然,目标血药浓度的设立必须考虑治疗指征、患者的各种生理病理学参数、以往治疗该患者的经验以及患者的临床反应等因素,所以更注重血药浓度与药理效应之间相关关系的个体化特性。

(三)影响药物临床效应的因素

一般而言,凡是影响药物体内过程的因素,即影响血药浓度变化的因素,都会影响到药物的临床效应。表6-4列出了影响药物临床效应的主要因素,包括药物、机体和环境条件3方面。

表6-4 影响药物临床效应的因素

一、药物方面的因素	5. 疾病状态
1. 药物的剂量	(1) 疾病对药物体内过程的影响
2. 药物的剂型	(2) 疾病影响机体对药物的反应性
3. 制剂工艺	6. 遗传因素
4. 复方制剂	三、环境条件方面的因素
二、机体方面的因素	1. 给药途径
1. 年龄	2. 时辰药理学
2. 性别	3. 连续用药产生耐药性
3. 营养状态	4. 联合用药的药物相互作用
4. 精神因素	5. 吸烟、嗜酒与环境污染

(四)血药浓度的检测方法

鉴于临床药物监测对临床合理用药的重要影响,根据国家卫生健康委员会规定,把开展TDM纳入我国三级甲等医院准入的必要条件之一。随着监测药物种类的日益增多,检测方法的快速发展,在多学科交叉的推动作用下,治疗药物监测方法也有了长足的发展。临床药物监测分析方法应具备高灵敏度、高通量和无偏向性的特点,主要采用的分析技术有色谱-质谱(LC-MS),核磁共振(NMR)、红外光谱(IR)等,其中NMR和LC-MS为最常用的分析工具。

分析技术的进展使TDM的应用范围进一步拓展,分析方法更加灵敏、简便、快速、可靠。如表6-5所示,目前使用的体内药物分析方法在精神神经系统药物TDM等领域广泛采用,极大地方便了TDM工作。

1. **色谱分析法** 色谱分析法以HPLC法在TDM中最为常用,技术更新最迅速。目前,液相色谱-质谱联用法(LC-MS^n)技术在TDM中得以应用。

表6-5 精神神经系统药物的监测浓度、半衰期和监测方法

药物	有效治疗浓度 / (μg/ml)	中毒浓度 / (μg/ml)	生物半衰期 /h	监测方法
阿米替林	0.1~0.25	>0.50	17~40	RIA, GC, HPLC
异戊巴比妥	5~15	>20	20	RIA, GC, HPLC
阿莫沙平①	50~400	>500	8	GC, HPLC
咖啡因①	8~14	>30	新生儿30	HPLC
卡马西平	6~12, 联合用药4~8	>12, 联合用药>8	10~25, 儿童9~19	EMIA, GC, HPLC
氯氮䓬	0.1~3	>23	16~27	TLC, GC, HPLC
氟硝西泮①	10~50	>100	20~40	GC
地昔帕明	0.15~0.30	>0.50	12~54	RIA, GC, HPLC
地西泮	0.2~1.5	>5	21~37	EMIA, GC, HPLC
多塞平	1~0.2	>0.3	8~36	GC, HPLC
乙氯维诺	2~8	>20	10~20	GC, HPLC
乙琥胺	40~100	>100	50~60(儿童30)	EMIA, GC, HPLC
氟西泮①	0~4	>2 000	40~114	TLC, HPLC
氟西汀	0.1~0.8	>2	24~96	GC, HPLC
氟奋乃静①	5~20	>50	12~60	RIA, GC, HPLC
格鲁米特	5	>10	5~22	GC, HPLC
氟哌啶醇①	5~15	>50	20	GC, HPLC
丙米嗪	75~250	>300	9~24	RIA, GC, HPLC
锂②	0.6~1.2	>1.2~1.5	18~24	FAAS
马普替林	0.2~0.6	>1	27~58	GC, HPLC
美芬妥英	15~30	>50	144	GC
甲丙氨酯	8~24	>50	10	GC
甲喹酮	1~5	>8	—	RIA, GC
去甲西泮	0.1~0.5	>5	—	HPLC
去甲替林	50~150	>500	15~90	RIA, GC, HPLC
苯巴比妥	15~35	>35	84~108	EMIA, GC, HPLC
苯妥英钠	10~20	>20	20~40(儿童10)	FPIA, GC, HPLC
扑米酮	5~12	>12	10~12	EMIA, GC, HPLC
普鲁替林	50~150	>500	54~92	RIA, GC, HPLC
司可巴比妥	1~5	>10	25	RIA, GC, HPLC
曲唑酮	0.5~2.5	>2.5	4~7.5	GC, HPLC
丙戊酸	50~100	>100	8~17(儿童4~14)	EMIA, FPIA, GC, HPLC

注:①浓度单位 ng/ml;②浓度单位 mEq/L;RIA:放射免疫分析法;GC:气相色谱法;HPLC:高效液相色谱法;TLC:薄层色谱法;FAAS,火焰原子吸收光谱法;FPIA:荧光偏振免疫分析法;EMIA:酶增强免疫分析法。

2. 免疫分析技术　免疫分析技术的应用不断更新。20 世纪 70 年代初,放射免疫分析法(RIA)的应用曾促进了 TDM 的开展;70 年代后期,酶免疫分析法(enzyme immunoassay, EIA)成为常规测定方法,克服了 RIA 的同位素污染问题;80 年代后,荧光免疫分析法又提高了免疫学方法的稳定性,尤其是荧光偏振免疫分析技术的应用不断更新,既提高了测定灵敏度,又使 TDM 真正成为常规化的工作。如美国 FDA 批准上市的新型免疫抑制剂他克莫司(tacrolimus, FK506)用于临床不久,国外仪器公司即根据其生理活性更强、用药剂量小但个体差异大、需要监测血药浓度的特点,迅速推出在全自动免疫分析仪 IMX 上应用的分析试剂盒,满足了临床个体化用药的需求。

二、血药浓度指导临床合理用药

(一)根据血药浓度选择给药途径

临床给药途径可以分为两大类:静脉给药途径和血管外给药途径。从药物体内处置过程分析,这两类给药途径的最大差异是静脉给药较血管外给药少了药物的吸收过程。因此,两类给药途径的血药浓度 - 时间曲线迥然不同,如图 6-4 所示。

静脉给药可以使血药浓度迅速达到较高水平,特别适用于急症的缓解;持续滴注或恒速泵推注可维持相对稳定的血药浓度,适宜于住院危重患者的治疗。静脉给药后,随着药物分布入组织,药物在血浆与组织间开始建立动态平衡,此后血药浓度的下降主要是药物从体内消除所致,其限速因素是 $t_{1/2}$。$t_{1/2}$ 长的药物,血药浓度下降缓慢;

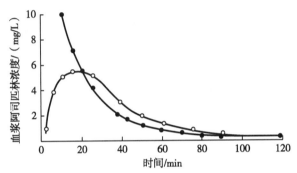

图 6-4　静脉(●)和口服(○)650mg 阿司匹林后的药 - 时曲线比较

$t_{1/2}$ 短的药物,血药浓度下降迅速。单次静脉给药经过 7 个半衰期,血药浓度基本清除完毕(>99%)。综上所述,静脉给药初期要侧重预防不良反应的发生,后期则要重点观察是否能维持疗效,这些都可以通过血药浓度测定来选择是否采用静脉给药途径。

与静脉给药相比,血管外给药常见吸收延迟和血药浓度的峰浓度下降,其血药浓度的变化是吸收速率和消除速率综合作用的结果。若某药的吸收过程为一级过程,给药初始,所有药物集中于吸收部位,体内无任何药物,此时吸收速率最大,而消除速率为零。此后,随着药物的逐渐吸收,吸收速率下降,同时消除速率上升,二者之间的差异缩小。当血药浓度达到 C_{max} 时,消除速率与吸收速率相等。随后,消除速率逐渐超过吸收速率,血药浓度随之下降。

血管外给药的峰浓度始终低于同一剂量静脉给药的峰浓度,因为前者达到 C_{max} 时,仍有部分药物残留在吸收部位,且同时已有部分药物被消除;而静脉给药时,全部药物几乎同时进入体内。达峰浓度后,血管外给药的血药浓度又高于同剂量的静脉给药,因前者仍有药物不断被吸收。以上药 - 时曲线的差异,可以通过血药浓度测定并结合临床疗效反应,作为选择合适的给药途径的依据。对于血管外给药的血药浓度 - 时间曲线,在消除相的末段采血测定血药浓度(如下次给药前采血测定的谷浓度),基本代表了药物在作用部位或靶器官的浓度,这对选择何种给药途径往往具有重要的临床参考价值。

就血管外口服给药途径而言,所选药物是否具有首过效应也是值得重视的问题。由于药物首过效应使进入血液循环的药物部分减少,势必使血药浓度及分布到作用部位的药物浓度降低,通过血药浓度监控,可以为选择其他血管外给药途径以避免首过效应提供依据。此外,连续口服给药达到 C_{ss} 的时间长短(一般需要 6.64 个 $t_{1/2}$ 的时间),对临床疗效的判断也至关重要。对于 $t_{1/2}$ 长的药物,可以考虑首剂给予负荷剂量,使血药浓度迅速升至较高水平,以避免达到 C_{ss} 的时间过长而贻误病情。给予首剂负荷剂量时,应该同时监测峰值血药浓度,以免血药浓度过高引起严重不良反应。

（二）根据血药浓度选择给药剂量

以群体药代动力学参数设计临床给药方案,给药后监测血药浓度,可用于计算个体药代动力学参数,再用一定的公式计算调整后的给药剂量,这个过程是治疗药物监测在个体化给药方案设计中应用的一个重要方面。从某种意义上讲,血药浓度在给药剂量与药理作用之间起着桥梁的作用,它既和给药剂量之间有一定相关性,也是分布到作用部位的药物浓度的来源。所以,血药浓度是目前间接反映大多数药物药理作用的理想指标,通过血药浓度指导选择药物剂量,往往易于达到期望的临床治疗目标。

（三）根据血药浓度的半衰期确定给药次数

许多疾病要求治疗药物在人体内的血药浓度波动在一个最佳的治疗范围内,过高会导致不良反应的增加,甚至引起死亡;过低又不能达到较好的治疗作用。为获得满意的临床疗效,需要确定个体化给药方案。其中,通过消除半衰期这个重要的药代动力学参数确定合理的给药次数(即给药间隔),是确定个体化给药方案的重要方面。

1. **超快速消除类药物** ($t_{1/2} \leqslant 1$ 小时)　此类药物大多吸收快,消除亦快,不易在体内蓄积,每日可多次应用。如用药不当,可能使血中药物浓度偏低而达不到治疗效果。例如青霉素静脉用药,若静脉滴注时间过长,虽然体内维持药物浓度的时间较长,但达不到最低抑菌浓度(MIC),不仅疗效差,还易引起细菌的耐药性。所以,此类药物宜快速进入体内,维持较高的血药浓度而达到治疗目的;或者加大用药量,使血药浓度高出 MIC 数倍的冲击疗法治疗,此时要注意过高的血药浓度是否会引起药物不良反应。

2. **快速消除类药物** ($t_{1/2}$ 1~4 小时)　此类药物吸收与消除亦偏快,也主张每日多次应用。但此类药物由于其消除较快,往往易忽视某些药物可能会在体内蓄积,长时间用药将使毒性增加。例如氨基糖苷类抗生素随着用药时间的延长,其室间转运速率常数(K_{21})明显延长,稳态后的分布容积($V_{d,ss}$)明显增加,使谷浓度升高,表明组织中有蓄积,故造成耳、肾毒性增加。因此,氨基糖苷类抗生素可用每日一次的用药方案,既降低了体内蓄积,又利用其有较长抗生素后效应(PAE)的特点,起到较好的杀菌效果。

3. **中速消除类药物** ($t_{1/2}$ 4~8 小时)　此类药物拟采用 3~4 次 /d 的给药方案,其给药间隔最好是 1 次 /6h 或 1 次 /8h,使血药峰谷浓度波动在最小范围内,一方面比较安全,另一方面可减少晚上至次日晨由于服药间隔时间长引起血药浓度下降而造成疾病的复发,如氨茶碱、扑米酮的用药。标准服药间隔给药方案往往因为打乱了患者的作息规律而致依从性下降。将此类药物制成缓释制剂可以提高患者的用药依从性,如茶碱缓释片每日仅需服 2 次或 1 次,其有效血药浓度仍可维持 12 小时甚至 24 小时。

4. **慢速消除类药物** ($t_{1/2}$ 8~12 小时)　此类药物因半衰期较长,拟采用 2~3 次 /d 给药方案,其给药间隔最好为 1 次 /8h 或 1 次 /12h,如丙戊酸钠、硝苯地平的用药。由于患者需长期服用此类药物,对 2~3 次 /d 的服药方法感觉不便而致依从性下降。因此,这类药物也有不少缓释制剂,如丙戊酸钠缓释片可维持较高血药浓度 24 小时,硝苯地平控释片可维持较高血药浓度 12~14 小时。

5. 超慢速消除类药物($t_{1/2}$ > 24 小时) 此类药物可采用 1 次 /d 或数日 1 次服药的方案,但前者优于后者。因为 1 次 /d 的服药剂量往往比隔日 1 次的服药剂量少一半,其稳态血药浓度波动范围小,用药更安全,且患者服药依从性好,如地高辛($t_{1/2}$ 36~51 小时),替勃龙($t_{1/2}$ 48 小时)。

6. 非线性药代动力学类药物 此类药物 $t_{1/2}$ 随剂量的变化而变化,且个体差异较大,给药间隔与剂量较难掌握。若临床治疗需要长期用药,最好在血药浓度监测下调整给药方案,尤其在接近中毒浓度水平左右的剂量调节需增加监测频率,以防体内药物转运酶或转运载体饱和,致血药浓度突然较大幅度升高而出现严重毒副作用,如苯妥英钠的用药。

7. 消除半衰期和抗生素后效应(PAE)与临床给药间隔 由于 β- 内酰胺类、氨基糖苷类、氟喹诺酮类抗生素的 $t_{1/2}$ 大多较短,以往多采用 2~3 次 /d 的给药方案。随着对 PAE 认识的不断深入,认为给药间隔时间可根据药物浓度 > MIC 或 MBC 的时间加上 PAE 的持续时间来确定。因此,PAE 已成为抗菌药物合理用药中的重要参数。PAE 的长短与药物剂量(浓度)呈依赖性;与抗菌活性成正比关系;与患者机体的免疫系统也有直接的关系。因此,不同类型的抗菌药物其 PAE 长短不同。如氨基糖苷类抗生素及喹诺酮类抗菌药的 PAE 比 β- 内酰胺类抗生素更强、时间更长、更适合每日 1 次的给药方案。一般认为氨基糖苷类抗生素峰值血药浓度与最低抑菌浓度 MIC 的比值为 5~10 倍为最佳,每日 1 次的用药法比每日多次的用药方法安全、有效、经济、合理,提高了药物的价值效应。青霉素类抗生素一般主张 1~2 次 /d 冲击疗法。

8. 通过消除半衰期估计体内药物浓度的变化 一次性用药或长期用药停药后 5 个 $t_{1/2}$,药物在体内的浓度已消除 95%,在没有特殊病理、生理等因素造成 $t_{1/2}$ 明显改变的前提下,没有必要监测血药浓度,如氨茶碱停药 3 天($t_{1/2}$ 8~12 小时),地高辛停药 10 天($t_{1/2}$ 36~51 小时)。若患者停药时间小于 5 个 $t_{1/2}$,突然发病需要加用静脉负荷用药,应根据消除半衰期预先估测体内药物残留量,再酌情增加剂量,保证临床用药的安全性。

连续用药达 7 个消除半衰期,血药浓度可达 99% 稳态浓度。这时监测血药浓度对长期用药的患者而言,最具有临床价值,往往可以给患者调整一个比较理想的个体化给药方案。如某患者服氨茶碱 0.1g, 1 次 /8h,连续 3 天后测得茶碱血药浓度为 6μg/ml,患者肝、肾功能稳定。由于茶碱治疗支气管哮喘的有效血药浓度为 8~20μg/ml,可考虑修改用药方案为氨茶碱 0.2g, 1 次 /8h。另若患者病情严重伴多脏器衰竭,用药品种也较多的情况,要重视有药物相互作用的可能性。此种情况最好在用药 2~3 个 $t_{1/2}$ 时即监测血药浓度,如已达有效血药浓度范围,说明患者的病理状况或药物相互作用使该药的 $t_{1/2}$ 延长,需立即减低用药剂量,否则达稳态血药浓度时会造成药物中毒。等到药物浓度达稳态时再复测一次血药浓度,检验目标血药浓度是否落在有效血药浓度范围内。再如患者病情不稳定,特别是肝、肾、心等功能变化较大时,患者的药物半衰期往往处在动态变化之中,需随时监测血药浓度,方可保证给药方案的有效性及安全性。

综上所述,血药浓度的临床应用的核心,是实现临床给药方案个体化,包括如何根据血药浓度选择合适的药物剂型与给药途径,适宜的给药剂量及时间间隔。掌握了临床用药的这些关键环节,就能基本做到临床合理用药。如果临床用药时还能根据血药浓度结合患者的生理病理状况,以及临床的药效学指标和不良反应表现,运用药代动力学的相关参数进行综合分析和评价,则临床用药就达到了相当高的个体化用药水平。

第四节 给药方案个体化

传统的治疗方法是平均剂量给药,其结果是部分患者得到有效治疗,部分患者未能达到预期疗效,而部分患者还可能出现毒性反应。这一不同源于个体差异、药物剂型、给药途径及生物利用度、疾病情况、合并用药引起的药物相互作用等。为了保证合理用药,需要根据患者的具体情况,设计个体化的给药方案。

一、给药方案个体化的意义

临床给药方案通常包括确定药物的剂型与给药途径、该药剂量与时间间隔以及疗程等。所谓给药方案个体化,是指根据不同患者的生理、病理状况,调整适合的剂量及给药间隔,使临床用药更安全、有效。在确定给药方案时,虽然有些医生习惯于用群体给药方案来处置个体,但大多数临床医师在临床实践中都下意识地实施着个体化给药方案,只不过其特点是通过监测视患者的疗效和不良反应来调整剂量和给药间隔。例如,对于心脏换瓣手术患者,术后常需通过反复测定凝血酶原时间,以调整每个患者服用华法林的剂量,这是以药效学指征作为监测指标;至于用水杨酸治疗风湿病,一般先将剂量递增到出现耳鸣、恶心,然后采用略低于此的剂量,则是以毒性症状作为监测指标。利用临床药效学指标的观察实施个体化给药方案,是临床上最习惯采用且行之有效的方法,如监测血压来控制抗高血压药物剂量,测定血糖以调节降血糖药的用量。

但是,对于体内代谢呈零级动力学或饱和动力学的药物,却难以通过上述药效学指标来确定最佳剂量。如苯妥英钠用药个体差异较大,常规处方是300mg/d,有些患者尚不能有效控制癫痫发作,而另一些患者则已出现神经系统的不良作用。与此相似,在采用地高辛治疗心力衰竭、奎尼丁治疗心律失常和三环类抗抑郁药治疗抑郁症时,单凭临床表现都难以判断所用剂量是否恰当。基于血药浓度与药理作用具有更好的相关性,通过监测血药浓度来实现用药个体化的设想,就自然而然地产生了。大量治疗药物监测的实践证明,有效地结合血药浓度监测、临床药效学指标及毒副反应的观察,才能使临床给药方案个体化得到有效的保证。个体化给药方案的步骤如图6-5所示:

许多药物的血药浓度与药理作用之间的关系,比剂量与药效之间的关系更为密切。当我们讨论临床具体患者的处方剂量和药效之间的关系时,必须考虑到下面6个问题(Koch-Weser,1981):

(1)医生开具了处方,但患者是否按医嘱中的给药方案用药?

(2)患者是否使用了不同品牌的产品,由于产品的生物利用度不同而影响疗效?

(3)是否由于每个患者的药代动力学特点存在个体差异,造成血药浓度的个体差异,从而影响疗效?

(4)虽已按医生的愿望调整并建立了一定的血浆药物浓度,但能否反映作用部位的药物浓度?

(5)即使控制了作用部位的药物浓度,是否一定能保证满意的疗效?

(6)是否考虑了由于其他药物的存在而出现药效协同或拮抗作用?

对上述6个问题进行透彻的分析,可以明确血药浓度在给药方案个体化中的地位。第1、2两个问题,在一定程度上能通过监测血药浓度,发现患者是否按医嘱用药或制剂质量问题而造成处方剂量和

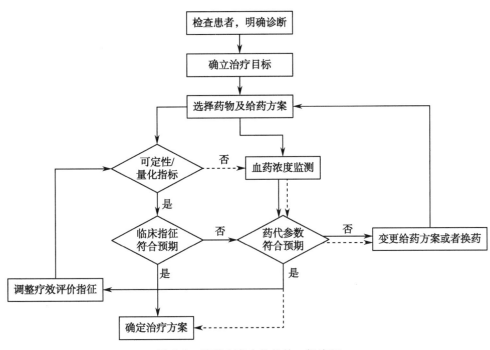

图 6-5　给药方案个体化的一般步骤

药效关系的不一致,并予以纠正。对第 3 个问题,即药代动力学的个体差异造成药效的个体差异,正好在血药浓度水平上得以充分反映,可以依靠监测血药浓度予以发现和调整。由于大多数药物的血药浓度能间接地反映作用部位的药物浓度,血药浓度监测在解决第 4 个问题方面常常给临床提供有价值的参考依据。第 5 个问题涉及药效动力学的研究范畴,但我们仍可以从血药浓度数据中发现相关的信息。至于第 6 个问题,即药物相互作用方面的问题,我们可以测定合并药物血药浓度的变化以及游离药物浓度,对肝药酶诱导、抑制或竞争,血浆蛋白结合反应所造成的药理作用强度的差异进行监控。因此,测定血药浓度已成为指导制订合理给药方案和监测某些药物疗效的重要手段。

二、给药方案个体化的实施

(一)给药方案个体化实施的基础

实现给药方案个体化,需要血药浓度监测实验室与临床医师的密切配合,应当重视下面两方面的工作。

1. **获得正确的血药浓度监测数据**

(1)为了获得正确的血药浓度测定数据,首先要求实验室应用的测定方法在专属性、灵敏度和准确度等方面达到规定的水平。关于体内药物浓度测定方法及其质量保证,参见第一章与第二章相关内容。

(2)血药浓度监测实验室还必须注意及时测定,及时出具报告,使有关血药浓度的信息具有最大的利用价值。

(3)正确的采样时间和采样方法对获得正确的血药浓度测定结果极其重要。可以根据下列原则掌握采样时间:①多剂量服药达到稳态血药浓度(即多次服相同剂量超过 6.64 个半衰期)后采血;②达到稳态血药浓度后,若评价疗效则采谷值血样,若判断中毒则采峰值血样;③对于急症患者,可以首剂给负荷剂量后再采峰值血样;④口服给药在消除相取样,血浆药物浓度可以反映作用部位的药物浓度;⑤当怀疑患者出现中毒反应或急救时,可以随时采血。

关于采样时间的几点解释：

1）为什么要达到稳态血药浓度后取样？这是因为多剂量服药达到稳态血药浓度后，此时药物的吸收速率与消除速率达到平衡，血药浓度稳定在一定范围内波动，此时观察血药浓度是否落在有效血药浓度范围内才具有临床意义。若在稳态浓度前取样，则测得的血药浓度较稳态浓度低；若以此为依据提高剂量，则因药物在体内的进一步蓄积而致过量中毒。

2）为什么达到稳态血药浓度后还需间隔一定时间取样？这是因为即使达到稳态血药浓度，它仍然在给药间隔时间内波动，有一个峰值浓度和一个谷值浓度。此时若测定峰值血样，主要观察波动范围是否超过中毒浓度；若测定谷值血样，主要观察波动范围是否低于最低有效浓度。

3）为什么要首剂给予负荷剂量后测定峰值血药浓度？给予负荷剂量的目的，是期望血药浓度能尽快达到治疗窗的范围，这是对急症患者又服用半衰期长的药物治疗时采取的特殊治疗手段。但此时要特别注意，由于首剂翻倍造成血药浓度过高而引起严重不良反应，故一定要测定峰值血药浓度。

2. 正确解释和合理评价血药浓度监测数据 当根据血药浓度调整剂量时，首先要密切联系临床用药各方面的因素，对测定结果做出合理解释后方可决策。一般建议从以下各方面加以分析：

（1）给药途径：如静脉给药途径较血管外给药途径省去了吸收因素的影响，在剂量调整时要有别于口服、肌内注射等血管外给药途径。又如充血性心力衰竭患者口服药物后吸收较差，应考虑改用其他给药途径。

（2）药物剂型：口服制剂通常有普通剂型、速溶剂型和缓释（或控释）剂型 3 类，其药代动力学曲线存在显著性差异，尤其表现在 C_{max} 和 T_{max} 上的差异往往很大。在调整剂量时，应当充分考虑 3 种剂型的药代动力学特点，才能对药效及安全性做出判断。如对测得茶碱血浓度谷值的分析，就应联系患者所服药物的剂型（缓释剂型或速溶剂型）进行考虑。

（3）患者的依从性：患者不按医嘱用药（所谓"非依从性"，non-compliance）是临床常见的现象。在对血药浓度进行分析时考虑到患者依从性的问题，不仅可以防止得出错误结论，而且使测定结果成为判断患者依从性的依据。因此，当血药浓度结果难以得到合理解释时，应当考虑询问患者是否遵医嘱用药。

（4）采血样时间：如前所述。

（5）患者生理和病理因素对药物处置的影响：生理因素应重视年龄的影响，一些重要的药代动力学参数如 V_d、$t_{1/2}$ 等均表现出年龄相关性。对于特殊患者群体，如老年人、儿童、婴儿、新生儿、孕妇等均有其特殊的药代动力学变异，更需加以注意。病理因素则应着重考虑对药物体内处置起重要作用的器官病变的影响，如胃肠道疾病影响药物的吸收，肝脏疾病影响药物的代谢，肾脏疾病影响药物的消除。这些因素有时对血药浓度测定结果影响巨大，在调整剂量时不容忽视。

（6）食物或合并用药的影响：食物可以通过影响胃排空、胃肠蠕动或血流速率而改变药物的吸收。药物间的相互作用则通过改变药代动力学性质及竞争血浆蛋白结合反应，使血药浓度甚至游离药物浓度的变化"异常"。在依据血药浓度调整剂量时，应当重视这方面的影响。

（二）给药方案个体化实施的依据

设计或依据血药浓度监测结果调整给药方案，首先必须明确目标血药浓度范围及药代动力学参数的来源。

1. **目标血药浓度范围**　一般以文献报道或临床治疗指南确定的安全有效血药浓度范围为目标浓度范围。特殊患者可根据临床观察药物的有效性和不良反应来确定。

2. **药代动力学参数的确定**　可采用文献或手册报道的群体药代动力学参数。特殊患者需测定及求算其个体化参数，但应在临床药理学专家和临床药师的协助下完成。

（1）稳态一点法：多剂量给药达到稳态血药浓度时，若此时采血测得的血药浓度与目标浓度相差较大，可根据式（6-3）对原有的给药方案进行调整：

$$D' = D \times \frac{C'}{C} \qquad \text{式（6-3）}$$

其中，D 为原剂量，C 为测得浓度，D' 为校正剂量，C' 为目标浓度。使用本公式的条件：①血药浓度与剂量之间呈线性依赖关系。②采血必须在达到稳态血药浓度后进行，通常在下次给药前测定稳态谷浓度。

此方法对于体内转运呈一级动力学过程的药物较适合，公式简便易行，缺点是对于半衰期长的药物，达到稳态血药浓度需耗费较长的时间。

（2）重复一点法：对于一些药代动力学参数偏离群体参数较大的患者，往往需要根据其个体药代动力学参数值来设计或调整给药方案。测定和求算患者药代动力学参数的系统方法，是在给药后于不同时间采取一系列血样并测定其血药浓度，应用计算机程序拟合相应的房室模型并求得药代动力学参数。此法虽然获得的药代动力学参数齐全准确，但往往难以操作而不便采用。Ritschel 在 20 世纪 70 年代末提出了简便的重复一点采血法，只需采血两次即可求算出与给药方案相关的两个重要参数：消除速率常数（K）和表观分布容积（V_d）。

具体方法是：给予患者第一次和第二次试验剂量时，在消除相的同一时间点各采血 1 次。准确测定 2 次血样的浓度，按式（6-4）和式（6-5）求算 K 和 V_d：

$$K = \frac{\ln \dfrac{C_1}{C_2 - C_1}}{\tau} \qquad \text{式（6-4）}$$

$$V_d = \frac{De^{-K\tau}}{C_1} \qquad \text{式（6-5）}$$

其中，C_1 和 C_2 分别为第 1 次和第 2 次所测血药浓度值，D 为试验剂量，τ 为给药间隔时间。使用该法应注意：①该方法只适于在给予第 1 次和第 2 次试验剂量时采血，而不能达到稳态血药浓度；②血管外给药时，要在消除相固定时间点采血；③血样测定务求准确，否则计算的参数误差较大。

示例 6-1　冠心病伴心律失常患者服用地高辛的药学监护及个体化给药方案设计

地高辛（强心苷类药物）通过抑制强心苷受体 Na^+-K^+-ATP 酶活性，达到加强衰竭心脏的收缩力、减慢心率的作用，因此该药临床常用于治疗急慢性充血性心力衰竭、室上性心动过速、心房纤颤等疾病。地高辛由于治疗指数低，安全范围窄，一般治疗量已接近 60% 的中毒剂量，且地高辛用药个体差异大，容易发生剂量不足或过量中毒。

病例概况：患者，女，73 岁，体重 46kg，近 6 年来反复出现胸闷、气喘现象，症状逐渐加重，出现气急症状并发展至平日仅能轻度活动，有阵发性夜间呼吸困难及双下肢水肿，曾多次就诊。2015 年查心电图显示：窦性心律，完全左束支传导阻滞；心脏彩超示：左室增大伴左室整体活动性减弱（EF30%），左心室舒张末期内径(LVDD)75mm,考虑"冠状动脉粥样硬化性心脏病、心力衰竭",间断药物治疗,反复多次入院治疗。

患者上一次出院(5月10日)带药地高辛片(0.125mg, q.d., p.o.),此外还有阿司匹林肠溶胶囊、氟伐他汀胶囊、螺内酯片、布美他尼片、美托洛尔缓释片、厄贝沙坦片、莫沙必利胶囊、雷贝拉唑肠溶胶囊。

3天前开始,患者无明显诱因下出现胸闷气急加重,稍活动则气急,夜间不能平卧,无双下肢肿,伴食欲减退,乏力,腹胀,有恶心、呕吐感,无胸痛、黑矇、晕厥,无畏寒、发热,无咳嗽、无咳痰。

入院后发现患者食欲减退,乏力,腹胀,恶心呕吐,窦性心动过缓、完全左束支传导阻滞,与地高辛中毒症状相符。地高辛中毒诊断依据如下①心脏反应:窦性心动过缓、房室传导阻滞、快速型心律失常;②胃肠道反应:呕吐、厌食、恶心、腹泻;③中枢神经系统反应:失眠、头痛、眩晕、绿视、黄视;④地高辛停用或减量后心律失常好转或消失。患者符合①②两项。入院后立即予以停用地高辛。

临床药师查阅相关文献,地高辛中毒原因存在多种可能:

(1)药物自身治疗窗窄,治疗剂量与中毒剂量相近。

(2)高龄是地高辛中毒的高危因素之一,由于高龄患者肝、肾功能下降,清除率下降,进入人体的地高辛50%与骨骼肌结合,但高龄患者骨骼肌明显少于年轻人,因此高龄患者表观分布容积小于年轻人。此外,高龄患者心肌细胞中的 Na^+-K^+-ATP 酶减少,机体对地高辛的敏感性增强,加大了中毒反应发生率。因此年龄 >70 岁的老年患者规律服用地高辛时应定期监测血药浓度。本病例患者73岁,院外自行服用地高辛,并未定期监测血药浓度,因此发生中毒症状。

(3)地高辛在体内转化代谢很少,60%~80%以原型从肾脏排泄。本病例住院期间,监测了3次内生肌酐清除率(Ccr):6月5日为3.292ml/min,6月8日为26ml/min,6月12日为35.268ml/min,经入院支持治疗好转。入院时患者 Ccr 为 3.292ml/min,地高辛剂量不能按照肾功能正常患者使用剂量来服用。对于初次服用地高辛的高龄患者,服药6~7天后血药浓度基本达稳态,最晚不超过5天应监测地高辛的血药浓度,避免严重不良反应发生。

(4)本例患者上次出院时同时服用多种药物,可能与地高辛有药物相互作用。查阅地高辛说明书,布美他尼与地高辛同用可引起低钾血症而导致洋地黄中毒。螺内酯可延长地高辛半衰期,厄贝沙坦也可导致地高辛血药浓度增高,上述原因均可能导致地高辛中毒。

患者已处于心功能Ⅲ级阶段,出院后继续规律服用地高辛。地高辛重要药代动力学参数:半衰期$(t_{1/2})$ = 36 小时,V_d = 6.8L/kg,口服生物利用度(F) = 70%,血浆蛋白结合率25%。参考血药浓度范围为0.5~2.0ng/ml。地高辛的最高血药浓度在 1.50ng/ml 以下相对安全,根据公式 $D = C_{ss,max} \times V_d \times (1 - e^{-k\tau})$。其中,$D$,维持剂量;$C_{ss,max}$,最高血药浓度;$k$,消除速率常数;$\tau$,给药间隔。本病例 τ = 24 小时,而给药剂量相应调整为:肾衰竭剂量 = 正常人剂量 $\times [1 - F(1 - Ccr/100)]$。其中,$F$ 为原型药物从尿中排出的分数。该患者的 Ccr = $[(140 - 73) \times 46(kg)] / [0.818 \times 976.9(\mu mol/L)] \times 0.85$ = 3.27ml/min。维持剂量 D = $1.5 \times 6.8 \times (1 - e^{-0.693/36 \times 24})$ = 3.77μg/kg,肾衰竭患者剂量 = $3.77 \times [1 - 0.7(1 - 3.77/100)]$ = 1.217μg/kg,该患者地高辛的给药剂量 = 1.217μg/kg $\times$ 46kg $\times 10^{-3}$ = 0.055 9mg。出院带药用药教育:地高辛 0.055 9mg(1/5 片),p.o.,每日 1 次,或者 0.112mg(约半片),p.o.,隔日 1 次。出院后定期门诊随访。

第五节 治疗药物监测的发展与展望

随着药代动力学的基础知识及基本理论在临床治疗上的广泛应用,分析技术的发展,计算机的普及和程序软件的研发,TDM 必将不断发展。近年来 TDM 的进展主要体现在以下几方面:

一、游离药物浓度监测

游离药物浓度的监测成为 TDM 今后的主要研究方向。研究表明,有些药物的血浆蛋白结合率存在明显个体差异,如奎尼丁的血浆蛋白结合率范围为 50%~90%,不同个体间游离药物浓度差可达 10 倍。此外,疾病可改变药物血浆蛋白结合率,如肝硬化患者奎尼丁的游离药物分数几乎增加 3 倍;肾病时,苯妥英钠、水杨酸、氯贝丁酯等的血浆蛋白结合率则明显下降。因此,游离药物浓度的监测愈来愈受到体内药物分析工作者的重视,成为研究的主要方向。目前已经可以监测游离药物浓度的有抗癫痫药物(苯妥英钠、卡马西平、丙戊酸)和抗心律失常药物(利多卡因、丙吡胺)。

二、活性代谢产物与手性药物监测

1. 药物活性代谢产物的监测 药物活性代谢产物的监测已引起广泛重视。常见的已经监测的活性代谢产物有:胺碘酮及 *N*-去乙基胺碘酮,利多卡因及甘氨酸(GX)、单乙基甘氨酸(MEGX),奎尼丁及 3-羟基奎尼丁,扑米酮及苯巴比妥,普鲁卡因胺及 *N*-乙酰普鲁卡因胺(NAPA),普萘洛尔及 4-羟基普萘洛尔。

2. 手性药物的拆分与监测 手性新药的不断问世,促进了手性药物浓度监测领域的扩展。众所周知,立体异构体药物的药代动力学特性和药效学特性均存在差异,这是由于药物的吸收、分布、生物转化(代谢)和排泄都存在着立体选择性,导致手性药物的 *S*- 和 *R*- 对映体的血药浓度及药理作用强度产生显著性差异,其血药浓度监测已引起临床治疗的关注。此外,世界范围内手性药物的开发比例已占开发总新药数的 50% 以上。据专家预测,未来这一比例还将进一步提高,这些都使手性药物血药浓度监测面临新的机遇和挑战。目前,手性药物血药浓度测定的研究,集中体现在对映体的 HPLC 法研究上,主要应用化学键合手性固定相、在流动相中加入手性添加剂(手性流动相)或用手性试剂衍生化等方法,分离消旋体中的对映体。如,手性固定相柱已广泛用于分离阿托品、丙吡胺、布洛芬、酮洛芬、美托洛尔、喷他佐辛、普萘洛尔、妥卡尼、维拉帕米、特布他林等酸性和碱性药物。其次是对映体选择 RIA 的研究,现已有氚标记的戊巴比妥、华法林及已巴比妥的试剂盒问世。

三、群体药代动力学

群体药代动力学(population pharmacokinetics, PPK)是把经典药代动力学的基本原理与群体统计学模型相结合,分析研究药物当中过程群体规律的药代动力学研究方法。群体药代动力学定量考虑患者群体当中药物浓度的决定因子,其中包含固定效应参数、个体自身变异、群体典型值以及个体间变异,分析研究采取常规剂量方案时药代动力学特点个体间的变异性。

PPK 在 TDM 当中的应用涉及个体化使用药物、药代动力学群体影响因素的定量化分析以及药代动力学 - 药效学相结合研究等相关方面,是目前 TDM 研究的重点之一。国外关于群体药代动力学在 TDM 当中的研究包含多方面,临床监测的药物包括有抗逆转录病毒药物、心血管药物以及抗精神病药物。另外,根据相关实践研究,即采取非线性混合效应模型法(NONMEM)研究造血干细胞移植(hematopoietic setm cell transplantation, HSCT)受者静脉注射白消安的 PPK 特点,结果显示,患者个体的体重是静脉注射白消安清除率(CL)和分布容积(V)的决定因素。国内关于群体药代动力学在治疗药物监测当中的研究大部分在免疫抑制剂以及抗肿瘤药物领域,以 52 例肾移植患者采取三联免疫抑制治疗措施的 TDM 为例,通过非线性混合效应模型法建立麦考酚酸(MPA)的 PPK 模型,考察患者身高、体重、性别、用药剂量、血清肌酐、移植术后时间、合并用药、*UGT1A9* 基因位于启动子的多态性等对相关 PPK 参数的影响。临床结果显示,体重和移植术后时间是影响 MPA 清除率的主要因素。另外,根据相关实践研究,即在淋巴瘤化疗患者当中建立一个大剂量的甲氨蝶呤(MTX)的 PPK 模型,以评价病理、临床及生理因素对药物分布及消除的影响。临床结果显示,血清肌酐以及体重分别对甲氨蝶呤体内清除率以及表观分布容积具有较大影响。

群体药代动力学的研究进展,使零散的常规血药浓度监测结果可用于群体参数值的估算,使临床应用更为简便。而计算机的普及和个体化用药程序软件的开发应用,使复杂的公式和计算简单化,更适于临床个体化给药方案的运用。

总之,虽然 TDM 的适用范围尚有一定的局限性,如国内外公认需要进行血药浓度监测的药物只有几十种,很多药物的有效血药浓度范围尚需研究确定。但 TDM 在保障临床合理用药、减少药物不良反应、提高患者医疗质量方面的贡献已达成共识。随着临床个体化用药意识的提高和现代医学的不断进展,TDM 将得到进一步的普及和发展。

思考题

1. 治疗药物监测的目的是什么?
2. 治疗药物监测需要具备的条件有哪些?
3. 临床哪些情况下用药需要进行治疗药物监测?

(彭金咏)

参考文献

[1] 国家药典委员会. 中华人民共和国药典:2020 年版. 北京:中国医药科技出版社,2020.

[2] 钟明康,王宏图,张静华. 精神神经系药物的监测及临床参考. 中国医院药学杂志,1995,15(3):106-107.

[3] 蔡明虹,谈恒山,李金恒. 药物半衰期与合理用药. 中国医院药学杂志,2002,22(6):365-366.

[4] 张弨,翟所迪. 群体药动学在治疗药物监测中的应用. 临床药物治疗杂志,2010,4(1):45-50.

[5] 何大可,王丽,秦炯,等. 癫痫儿童拉莫三嗪群体药代动力学模型的研究. 上海交通大学学报(医学版),2010,30(2):135-139.

[6] 李松花,毛国富. 冠心病伴心律失常患者服用地高辛的药学监护及个体化给药方案设计. 中国现代医生,2018,56(1):92-95.

第七章 中药药代动力学研究

第一节 概 述

中医药是我们中华民族的传统瑰宝。然而,多数情况下无论是单方还是复方,由于中药化学成分的复杂性,我们始终无法像西药那样阐明其在体内发挥疗效的药效物质基础和作用机制。这严重制约了中药走向国际医药市场的步伐,并成为实现中药现代化的主要瓶颈。

作为我国历代医家经过长期实践积累的宝贵财富,中药及其复方是一种重要的药用资源,其被用于疾病的预防和治疗已有几千年的历史。近来也吸引西方国家对其进行越来越多的研究和应用。但是,中药中效应成分从体外如何吸收进入体内,效应成分如何在体内分布、代谢和排泄,对于这些动力学过程人们却知之甚少。中药药代动力学正是借助于动力学原理,研究中药中的活性成分、组分、中药单方和复方在体内吸收、分布、代谢和排泄(absorption, distribution, metabolism and excretion, ADME)的动态变化规律,以及其体内时 - 量 - 效关系,并用数学模型提供药代动力学参数的一门学科。近年来,中药效应成分药代动力学得到极大关注。通过对中药药代动力学的研究,可以更科学、系统地阐明中药作用的物质基础及作用机制,为探索中药组方原理提供科学依据;为设计及优选中药给药方案提供基础和依据;为研究古方、筛选新方、开发新药提供科学依据和方法;对推动中药的现代化和国际化具有十分重要的意义。

一、中药药代动力学研究内容

(一) 中药有效成分药代动力学研究

中药有效成分是指从中药中提取分离纯化,有一定生物活性,具有治疗作用,可以用分子式和结构式表示,并具有一定物理常数(如熔点、沸点、旋光度、溶解度等)的单体化合物。研究其体内过程、药代动力学参数以及药物浓度与效应之间的关系,可采用血药浓度多点动态测定的方法。

(二) 中药有效部位药代动力学研究

中药有效部位,是指当一味中药或复方中药提取物中的一类或几类化学成分含量达到总提取物的50%以上,而且这一类已知化学成分被认为是有效成分,该一类或几类成分的混合体即被认为是有效部位。中药有效部位属于新药申报类别,其特点是中药有效部位制剂符合中医药的基本理论,突出中医药的特色,同时富集原药材的中药有效成分,使用剂量相对降低。常用的中药有效部位有总黄酮、总生物碱、总皂苷、总多糖、总有机酸等,而中药的有效部位药代动力学的研究将有助于揭示有效部位的作用机制,促进有效部位的新药开发。

(三) 中药单方药代动力学研究

中药单方是指由一味中药组成的方剂,虽然组方单一,但疗效显著,简单易行。中药单方药代动力学是在中医药理论的指导下,研究中药单方在生物体内的吸收、分布、代谢和排泄的一系列动态变化规律,建立起时 - 量 - 效关系。研究中药单方药代动力学,将对单味中药的作用机制、剂型、开发以及复方的配伍使用等有着重要的指导意义。

(四) 中药复方代谢动力学研究

中药复方是中医治病的主要临床应用形式,研究中药复方的药代动力学规律,可以阐明和完善中药复方组方原理及其作用机制,获取中药复方药代动力学参数,为提高中药复方制剂质量和优化给药方案提供科学依据,同时也为在研究中发现新活性代谢产物而创新中药新药奠定科学基础。中药复方化学成分的复杂性和多样性、中药配伍的变异性和机体状态的不可预测性,给中药复方药代动力学研究带来许多问题,但是现代分析技术和仪器的发展,为认识中药体内过程提供了有力武器,成为中药复方的药代动力学研究的热点。

二、中药药代动力学的特点与难点

中药药代动力学是在药代动力学研究基础上发展起来的一个研究领域,是中药药理学、体内药物分析与药代动力学相互结合、相互渗透而形成的。中药成分复杂,成分微量,未知和干扰因素较多,其药代动力学的研究较通常化学药物的药代动力学研究更为复杂,面临诸多困难、问题和挑战。

(一) 中药药代动力学研究的特点

1. **整体观** 目前的中药药代动力学研究多为单一成分研究,但临床用药以复方为主,单一成分的药代动力学参数难以完整地表达中药复方药物在体内作用的规律。中药复方是一个巨大的复杂体系,其药效是多种化学成分相互作用产生的综合效果。而中药复方的"七情和合"、方药中的"君臣佐使"关系、组方配伍的多因素性可影响中药化学成分在体内的药代动力学。"君臣佐使"的配伍理论和辨证论治的原则,正是中药复方整体观思想的体现,因而,整体观是中药复方药代动力学研究的一大特点和应遵循的指导思想。

2. **科学性** 随着现代分析仪器及分析技术的飞速发展,中药药代动力学的研究在中医基础理论指导之下,依靠现代分析技术对中药复方在体内成分进行分析研究的本质,也充分体现了中药复方药代动力学的科学性。因此,如何定量地表达中药各类有效成分的相互作用,阐明中药的原理及其作用机制,获取中药药代动力学参数,是中药工作者研究的重点。

(二) 中药药代动力学研究的难点

由于中药具有化学成分的复杂性、中药药效的多效性和中医临床应用的辨证施治及复方配伍的中医特色等特点,使得中药药代动力学研究有别于化学药药代动力学研究,有其特殊性和复杂性。

1. **中药成分及其体内过程的复杂性** 中药成分的复杂性,表现为单味中药含多种成分,复方成分更为复杂,且配伍后的各成分可能发生变化。中药是一个复杂的体系,不论是单味中药还是中药复方均含有大量化学成分,而且有些成分极微。这些客观存在的问题均构成其药效学和药代动力学研究的难点,其原因可能是发挥药效是多种成分相互作用产生的综合结果,难以系统、全面地解析中药药效作用的物质基础。

2. 研究方法的难度 多数中药发挥药效作用的物质基础尚不确定,使药代动力学研究的目标化学成分选择困难;目标化学成分在复方中的含量低,其血、尿和组织中的浓度无法检测;多种成分同时吸收入血,其代谢产物均能干扰测定,这增加了生物样品测定的难度;因药材的特殊性,中药制剂中所含成分的含量往往不确定,只规定含量不低于某个值,而药代动力学研究是需要确定剂量的,剂量不同其药代动力学特征有可能不同,这也给药代动力学研究增加了难度。

3. 中药的整体观难以认识 中药的药效往往是多种化学成分相互作用产生的综合效果,其复杂性导致药代动力学测定指标选择困难,到底选择哪些指标能代表该中药的药效往往是一个难以定论的问题。中药药代动力学研究必须揭示中药配伍的真正内涵,辨证论治,君臣佐使等原则是中医药的精髓。因此,如何从整体观研究中药药代动力学是一项挑战。

三、中药药代动力学的发展概况

国内中药药代动力学研究起步较晚,始于 1963 年陈琼华教授对大黄的研究;进入 20 世纪 80 年代,中药代谢及其药代动力学研究取得了很大的进步,逐步形成了具有自己特色的理论和实践。其发展大致经历了 3 个阶段:

第一阶段(20 世纪 50 年代至 70 年代):主要进行活性成分的体内过程研究,并未应用现代药代动力学理论对实验数据做动力学分析。

第二阶段(20 世纪 70 年代至 20 世纪末):中药的药代动力学得到了迅速发展,高灵敏的现代分析仪器和测定方法的应用,在许多有效成分的药代动力学研究中动力学模型理论普遍应用。

第三阶段(20 世纪末至 21 世纪初):中药药代动力学,一门新兴学科初步形成,主要表现在论文发表的数量急剧增加;体内药物分析手段的发展,如气相色谱-质谱联用、液相色谱-质谱联用等分离分析技术在中药药代动力学研究中得到了广泛的应用,中药复方代谢动力学得到广泛研究,相对于第一阶段主要活性成分的药代动力学研究及第二阶段的部分中药的药代动力学研究,此阶段开展了如六味地黄丸、麻黄汤等著名方剂的研究。此外,新理论、新方法的提出也丰富了中药药代动力学的研究内容。

现阶段,许多新理论的不断出现活跃了中药药代动力学的研究,中药药代动力学学科正在快速发展中。随着中药研究的不断深入,新的理论、新的研究方法不断涌现,中药药代动力学取得令人瞩目的快速发展。例如,中药多组分整合药代动力学研究,明确药代动力学标志物研究,中药复杂非靶标成分的快速检测与结构鉴定,谱效动力学与网络谱效动力学理论,中药复方指征药代动力学,靶细胞药代动力学等蓬勃发展。美国食品药品管理局(FDA)于 2004 年正式颁布了 *Guidance for Industry Botanical Drug Products*,Botanical Drug 即是植物药,与中药类似,含有多种成分、化学组成及有效成分均不明确。此原则强调进行植物药等非临床药代动力学研究,这对于中药的药代动力学研究具有借鉴意义。FDA 强调进行植物药非临床药代动力学研究的目的是辅助设计合理的毒理学研究方法,并能解释毒理学实验的结果。对植物药有效物质基础的复杂性和不确定,FDA 建议可以采用已知的有效成分、代表性的标识成分或主要化学成分进行药代动力学研究。如果现有化学技术不能满足检测需要,可用生物效价检测方法进行药代动力学研究。

四、中药药代动力学的展望

新药研发模式的转变必将推动药物评价技术的革新。中药传统方剂由于其多组分、多靶点的协同作用机制而尤其适合疾病的对因治疗，可能成为复杂疾病药物研发的主要来源。近年来，中药药代动力学研究取得了一些进展，但总的来说仍处于探索之中。由于中药复方成分复杂及成分间的相互作用，其研究方法应不同于传统单组分的药代动力学研究技术。借鉴和充分利用现代科学技术成果，是中药药代动力学学科发展的必由之路。

第二节　中药药代动力学的基本理论

中药与化学药物相比，具有"化学组成复杂"及"多物质共同作用"的特点。同时，中药与化学药物有着不同的发展历程，早期难以简单照搬化学药物研究模式对中药开展相关研究。随着现代分析技术的广泛应用，迫切需要从理论、方法、技术、标准、应用等多角度发展中药药代动力学，满足中药现代化发展需求。

一、中药药代动力学研究技术指导原则

国家药品监督管理局相继于 2007 年发布了《中药、天然药物注射剂基本技术要求》、2014 年发布了《药物非临床药代动力学研究技术指导原则》、2015 年发布了《中药新药临床研究一般原则》、2020 年颁布了《中药注册分类及申报资料要求》。其中，涉及中药药代动力学研究技术的原则要求如下：①对于活性成分单一的中药、天然药物，其非临床药代动力学研究与化学药物基本一致；②对于非单一活性成分但物质基础基本清楚的中药、天然药物，其中药效或毒性反应较强、含量较高的成分，一般需要进行药代动力学探索性研究；③对于活性成分复杂且物质基础不太清楚的中药、天然药物，应根据对其中部分已知成分文献研究的基础上，重点考虑是否进行有明确毒性成分的非临床药代动力学研究。若有足够证据表明某类结构相似的一类成分中，某一成分的药代动力学属性可以代表该类成分的药代动力学特征，可从同类成分中选择一个代表性成分进行测定。被测成分应根据机体的暴露水平和暴露形式以及药效作用与安全性相关性等因素来确定。此外，在进行中药、天然药物非临床药代动力学研究时，应充分考虑中药、天然药物所含化学成分不同于化学合成药物的特点，结合其特点选择适宜的方法开展体内过程或活性代谢产物的研究。

二、中药的体内过程及药代动力学相关参数

(一)中药的体内过程

中药药代动力学是应用动力学原理，研究中药的活性成分、组分、药材/饮片和方剂的体内吸收、分布、代谢、排泄（ADME）的动态变化规律，进而观察其体内时-量、时-效关系。中药（包括单味药材和复方）含有多种成分，各成分会因结构、理化性质和含量的不同导致其在体内的 ADME 过程不同。通过对给药前后收集的血、尿样品进行分析，就能发现中药所含的许多成分因含量低或药代动力学属性

差,给药后的体内水平不显著,这些成分即使有药效活性,可能也很难对中药的整体药效产生贡献。而能够发挥药效的通常是一些含量高且药代动力学属性较好的成分或在体内由其他成分转化而来的成分,这些成分在体内以原型化合物或代谢物的形式发挥药效。

(二)中药药代动力学相关参数

1. **药-时曲线**　在实际工作中,中药药代动力学研究大多是通过测定血药浓度或尿药浓度,绘制各种药-时曲线或半对数曲线,最终说明中药药代动力学特征。

2. **达峰浓度(C_{max})**　达峰浓度指给药后出现的血药浓度最高值。该参数是反映药物中药活性成分在体内吸收速率和吸收程度的重要指标。

3. **达峰时间(T_{max})**　达峰时间指给药后中药活性成分浓度达到峰值所需的时间。该参数反映中药活性成分进入体内的速度,吸收速度快则达峰时间短。

4. **曲线下面积(AUC)**　曲线下面积(AUC)是血药浓度-时间曲线(drug concentration-time curve)的重要参数。一般采用公式推算法计算。

5. **半衰期($t_{1/2}$)**　半衰期是衡量一种中药活性成分从体内消除快慢的指标,对于线性动力学特征的中药活性成分而言,$t_{1/2}$是特征参数,不因药物剂型或给药方法而改变。

6. **清除率(CL)**　清除率是表示中药活性成分被从血液或血浆中清除的速率或效率的药代动力学参数,单位:体积/时间。清除率具有加和性。

7. **速率常数**　速率常数是描述中药活性成分在体内转运和消除速率快慢的药代动力学参数,速率常数越大,则生物半衰期越短。

三、中药药代动力学基本模型

在中药药代动力学研究中,通常首先通过实验测得人或动物的一组血药浓度或其他体液药物浓度,然后对数据进行解析,建立数学模型,以求得有关药代动力学参数。目前,对数据进行解析的方法主要有三类:房室模型分析,药代动力学与药效动力学结合模型分析,以及生理药代动力学模型分析。

(一)房室模型分析

房室模型分析又称房室分析,是经典药代动力学数据解析的基础,能对药物体内动态变化过程给予最详细和最有价值的描述,是目前化学药物药代动力学数据解析最常用、最成熟的方法。与化学药物一致,中药代动力学研究也常采用房室模型分析法,即首先通过实验测得一组血药浓度数据(或尿药浓度数据),然后根据血药浓度时程确定合适的房室模型,并应用相应的公式求算药代动力学参数。其解析结果的准确性依赖于所确定的房室模型的准确性,房室模型确定不当,将导致错误的结果。目前大多数中药的药代动力学过程基本符合双室模型,其原理是将人体分为两个房室即中央室和周边室,以中央室的消除为主而不考虑周边室的消除,并假设药物的吸收交换和消除都是一级过程。

(二)药代动力学/药效动力学结合模型(PK-PD模型)分析

药代动力学(pharmacokinetics,PK)和药效动力学(pharmacodynamics,PD)是按时间同步进行的两个密切相关的动力学过程。前者着重阐明机体对药物的作用,即药物在体内的吸收、分布、代谢和排泄及其经时过程;后者描述药物对机体的作用,即效应随着时间和药物浓度而变化的动力学过程。PK-PD模型是将药物这两种动力学过程通过数学公式建立起来的一种研究模式。与化学药物一致,中药 PK-PD 模型建立的基础依旧离不开有效性和安全性两大核心问题。关于中药 PK-PD 相关的国内外文献报道甚多,其中药效动力学模型大多采用直接效应模型,又称 Sigmoid-Emax 模型。利用这一模型有助于更为全面和准确地了解中药效应随剂量(或浓度)及时间的变化规律,更加准确地评价中药在体内的动力学过程和产生药理效应的动态变化,已逐渐成为中药药代动力学研究的热点方法。PK-PD 模型在中药药代动力学中的主要有以下应用:

1. **在中药有效成分研究中的应用** 在中药药代动力学研究中,由于化学成分非常复杂,以其中的一个或几个化学成分为检测指标,测得的药代动力学特征不一定能代表中药整体的体内过程。因此,近年来研究人员开始采用 PK-PD 模型进行中药药代动力学研究。PK-PD 模型将时间、浓度和效应结合起来,更加准确地评价中药在体内的动力学过程和产生药理效应的动态变化,正逐渐成为中药药代动力学研究的热点方法。

王晓红等采用 PK-PD 模型对苦参碱及氧化苦参碱进行药代动力学研究,发现其药效与血药浓度不存在直接相关性,但药效与效应室浓度之间符合 S 型 E_{max} 模型。宋珏建立 PK-PD 模型,以黄芩苷含药血清对 PC12 细胞氧化损伤的保护作用为药效指标,研究黄芩苷的体内药代动力学及药效动力学过程的相关性,结果表明黄芩苷在体内、体外均具有抗氧化作用,且效应的时效关系与血清中黄芩苷的时量关系呈正相关。

2. **在中药有效部位研究中的应用** 中药有效部位至少是一类化学成分,或者是由几类化学成分组成,而非单一的某种活性成分。中药有效部位的药理活性涉及多方面,具有中药作用多系统、多靶点和多层次的特点。因此,在进行有效部位的药代动力学研究中,PK-PD 的应用越来越广泛。黄芳等应用 PK-PD 模型研究板蓝根总生物碱中主要成分表告依春在酵母致热大鼠体内的药代动力学和药效动力学之间的关系。采用 3 种 PK-PD 拟合模型,分别对药效动力学参数进行拟合。结果药理效应与效应室浓度之间的关系用间接反应中的药效产生抑制模型拟合较好,板蓝根总生物碱中表告依春在正常大鼠和发热大鼠体内的药代动力学行为无明显差异,表告依春在发热大鼠体内药代动力学与药效动力学符合间接反应中的药效产生抑制模型。

3. **在中药复方研究中的应用** 随着中药有效成分及单一药味药代动力学研究的不断深入,中药复方药代动力学的研究越来越受到医药学者们的重视。从临床角度出发,中药复方更符合中医传统的用药规律,更能体现中药配伍的整体性。随着检测技术和方法的不断提高,中药复方药代动力学研究的基本出发点应立足于对复方中多种有效成分的研究。把复方中有效成分药代动力学的研究与中医"证"的研究结合起来,探讨两者之间的内在联系,同时进一步探讨以血药浓度为指标的药代动力学与以生物效应为指标的药效动力学的相关性,开展更深层次的 PK-PD 模型的研究,对于全面反映中药复方的药代动力学特征具有重要的意义。

(三) 生理药代动力学模型

生理药代动力学模型(physiologically based pharmacokinetic model, PBPK)是以解剖学、生理学、生物化学和物理化学为基础,由血液循环连接一系列具有明确生理意义的组织构成的能够模拟药物在体内处置过程的数学模型。PBPK 模型主要由 3 部分组成:数学机制模型、机体的生理学性质参数和药物的相关性质参数。PBPK 模型的优势在于使用数学模型模拟药物在体内的变化过程,可以代替部分动物实验或临床试验。通过计算机模拟,PBPK 模型可以提供药物及其代谢产物在血浆及特定组织器官

的浓度 - 时间曲线,在预测药物生物利用度和了解体内药代动力过程方面有巨大优势。

1. **中药多成分药代动力学拟合**　因中药成分复杂、有效成分不明确,单一成分无法代表整体。而目前各组分的药代动力学研究是孤立的,PBPK 则可有效地将多种成分的药代动力学研究结果进行整合。Law 等将 3 个儿茶素单体的 PBPK 模型拟合,构建了茶多酚混合物 PBPK 模型。该混合物模型能够根据摄入绿茶剂量推算出内源性靶标器官的暴露量,准确预测了 3 种儿茶素单体在人体血浆中的药代动力学过程。

2. **解决中药药代动力学研究中动物模型的局限性**　目前中药药代动力学的研究大部分是采用健康动物或疾病动物模型,模拟中药的体内药代动力学特征。也有部分研究直接测量人体血药浓度,获得血药浓度经时变化曲线。实际上所得的研究结论不能客观地反映中药药代动力学属性。PBPK 模型可以克服参加血药浓度测定的患者数量少、试验结果代表性差,以及参与者自身生理状况的差异导致血药浓度波动范围大所导致的偏差定量化的影响。同时,动物实验操作复杂、周期长,而且实验结果无法克服种属差异导致难以直接应用到人体的局限,限制了中药开发速度。

3. **解决特殊人群安全用药问题**　儿童、妊娠期妇女、老年人和肝肾功能受损等特殊人群,在使用中药时常常面临更大的风险。然而,针对这些特殊群体的临床试验样本量少,还常常面临伦理问题。PBPK 模型的应用可以避免这类问题。在研究特殊人群的药代动力学研究中,通常先建立健康人体模型,然后根据特殊人群的生理病理特征调节参数,建立虚拟的特殊人群模型,预测中药活性成分在特殊人群中的体内药代动力学过程。

四、中药药代动力学数据分析及常用分析软件

药代动力学从描述体内药物处置规律研究逐渐向更深层的机制研究发展。国内外药代动力学软件多种多样,随着计算机的发展而逐步完善进步。国内软件中应用最多的是 DAS,它是 3P87/3P97 的升级版,输出结果尤其适合国内新药申报研究要求。当数据处理所需模型超出 DAS 模型库范围或出现双峰等复杂情况时,可选择 WinNonlin、Kinetica、NONMEN 等国外软件。其中,WinNonlin 是国内应用最广的国外软件;Kinetica 次之,如果无法接受 WinNonlin 昂贵的价格,Kinetica 是最好的选择;NONMEN 更多地结合了统计学元素,是群体药代动力学研究中的重要工具。

(一)3P87/3P97 实用药代动力学计算程序

3P87 实用药代动力学计算程序是由中国药理学会数学药理专业委员会于 1987 年编制的,1997 年新编版本定名为 3P97,当时在国内应用较广。此软件只用于房室模型的药代动力学分析。3P87/3P97 特点及主要功能包括:①可处理不同房室数的静脉推注、静脉滴注(包括滴注期以及滴注后)及非静脉用药(包括有或无滞后时间)的各种线性和非线性药代动力学模型的血药浓度 - 时间数据,计算并打印药代动力学参数及各种图表;②计算机自动计算给出可能的房室数及权重系数的计算结果及图表;③对多剂量组数据进行批处理及统计分析;④用户可自定义房室模型、权重系数、计算方法、收敛精度、初始值等,便于药代动力学的科学研究和分析探讨;⑤提供 12 种模型,其中 9 种属于一级速率消除的线性房室模型,3 种属于 Michaelis-Menten 消除的一房室非线性模型。但是,随着计算机开始普遍采用 Windows 系统,基于 DOS 平台设计、BASIC 语言编写的 3P87/3P97 应用起来开始变得很不方便。

（二）DAS 统计软件

DAS 统计软件是由安徽省药物临床评价中心开发的大型药理学计算软件,涵盖了基础药理学、临床药理学及医学统计学的各种计算。DAS 软件的特点及主要功能包括:①智能化分析:自动判别房室模型,同时也给出各模型的计算数据,并可改变内设的权重、精度、步长等专业数据。有曲线图及半对数图,拟合的一级和二级参数,统计距参数和实测的 AUC, T_{max}, C_{max} 等新药报审需用的数据;②各种指定的房室模型的计算,成批数据分析及非线性药代动力学的计算。DAS 统计软件可以用于处理国内的大部分相关研究,在国内各科研高校与科研院所应用广泛。但 DAS 模型不够多,对双峰等特殊的药代动力学曲线处理尚不理想。DAS 也不能进行群体药代动力学计算。

（三）WinNonlin 软件

WinNonlin 软件是国外应用最广的药代动力学软件,由美国 Pharsight 公司研发,可用于几乎所有的药代动力学、药效动力学分析。WinNonlin 的 3 个版本中,标准版最为常用,其计算分析包括:①房室模型分析:处理各种非线性回归问题;参数估计;各种微分方程求解;模拟不同用药方案或参数调整后的药效动力学的变化;提供广泛的模型库,能解决各种模型拟合问题,包括药代动力学模型,药效动力学模型,间接响应模型及药代动力学 / 药效动力学联合模型等;②非房室模型分析:可由血或尿数据计算各项参数;可计算稳态数据的参数;可在半对数图中选择终末消除相或由程序自动选择;三种方法计算 AUC;计算任意终点的 AUC 等。WinNonlin 在功能上远远超越 3P87/3P97,提供全面丰富的模型库,既用于房室模型,又用于非房室模型的分析。数据的输入输出与 Excel 兼容,具有强大的数据处理和编辑能力,自动进行单位转换和剂量换算,可由图表来显示和编辑数据。该软件的主要缺点是价格昂贵,在国内不如国外应用广泛。

（四）Kinetica 软件

Thermo Scientific 公司的 Kinetica 软件为在动态环境中进行数据的分析和报告提供了便利。Kinetica 能为临床、潜伏期、发现后的药物代谢和药物投放设置提供高效的数据分析。其界面直观、灵活、易学,与 Excel 兼容实现数据交换,功能与 WinNonlin 相当。Kinetica 最大的特色在于人口分析,将提供准确的初步估计和快速精确的结果,其强大的多维搜索附件便于识别模型参数和可用变量之间的关系。

（五）NONMEN 软件

NONMEN 软件主要用于群体药代动力学的参数估算及分析,由美国旧金山加利福尼亚大学的 NONMEN 课题组根据非线性混合效应模型理论编制而成。近年来有多种算法及软件可用于群体药代动力学的分析,但 NONMEN 软件始终处于主流地位,其 Windows 版本 NM-WIN,使用较简便。NONMEN 应用于群体药代动力学研究,可将经典药代动力学基本原理和统计学方法相结合,研究药物体内过程的群体规律,研究药代动力学参数的统计分布及影响因素,具体可应用于:①治疗药物监测及个体化用药;②分析药代动力学参数及其影响因素;③新药开发与药物评价;④群体药效学;⑤药代动力学 / 药效动力学联合模型;⑥其他方面的研究,如药物相互作用、药代动力学生理模型、生物利用度等。

第三节 中药药代动力学研究方法

我国开展的中药药代动力学研究已有20余年,研究内容从早期的单味常用中药到近些年开展的经典复方的研究,业已积累大量的成果和经验。目前,中药药代动力学研究主要有两大类方法。一类是针对成分(有效成分或指标成分)明确的中药而进行的药代动力学研究,该类主要以血药浓度法为研究手段;另一类是成分尚不明确的中药复方,该类主要以生物效应法为研究手段,主要有药理效应法、药物累积法、效量半衰期法、微生物法等。中药药代动力学的研究方法包括药物浓度法、生物效应法以及中药药代动力学研究的新理论、新方法,如整体药代动力学。

一、药物浓度法

大多数药物的血药浓度与药理作用强弱之间呈平行关系,而且相同的血药浓度在不同种属动物中得出的药理反应极为相似。经典药代动力学就是通过研究血药浓度的变化规律来认知药理作用强度的变化规律,同时还进一步探讨药物的脏器分布、滞留时间、生物利用度、代谢方式、排泄途径等药代动力学研究的关键问题。通过测定给药后不同时间的血药浓度,得到血药浓度 - 时间数据,然后通过房室分析或非房室分析方法学或生理药代动力学模型,计算药代动力学参数,从而阐明效应成分在体内的动态变化规律。此法适用于效应成分明确的中药或中药制剂的药代动力学研究,也是评价药代动力学特征最常用、最准确的一种方法。该法对于新药开发、中药作用机制的阐明及临床合理用药具有重要的意义。学者认为被选用于药代动力学研究的指标性成分应该具备以下特征:能代表复方的主要药效成分;是药物的质控指标;在靶器官内有较高的分布;其体内浓度与复方药效在时间上具有密切联系等。药物浓度法又分为两种:直接血药浓度法和中药效应成分血药浓度法。

(一)直接血药浓度法

与通常的化学药物药代动力学研究方法完全相同,适用于已分离提纯的中药活性成分。至今,应用该法的中药活性成分已有160种以上,得到的参数较准确,这对于开发新药、阐明中药作用机制及临床合理用药有着重要意义。但是,通过该法所获得的资料只能说明活性成分本身的药代动力学特点,未必能反映含有这种成分的中药的整体药代动力学特点。

(二)中药效应成分血药浓度法

研究单味中药或成方制剂给药后体内多成分的吸收、分布、代谢和排泄等特点,与直接血药浓度法比较,其结果更接近于中药的临床实际情况。这种测定中药的血中移行成分浓度的方法可以称为效应成分血药浓度法,以区别于测定给予单一或数个已知成分后血药浓度的"直接血药浓度法"。本法属于近年提出的血清药理学范畴。血清药理学认为,中药给药后产生作用时血清中必定含有真正的活性成分,此时所收集血清可认作含有真正活性成分的粗制药物(crude drug),从而可用于药理研究,并能从中找出其有效成分。日本学者称这种分离、测定血清中移行成分谱的研究为血清药物化学(serum pharmaceutical chemistry)。与目前常用的以药理效应为测试指标的药理效应法和以毒理效应为测试指标的药物累积法相比,以中药血清药理学方法研究中药方剂(常称中药复方或复方中药)药代动力学具有如下特点：①由于采用细胞药理学体外实验方法，可以进行大量的药理效应实验观察，较整体动物容易控制；②同一批试验，分离出的含药血清可以进行多项药理效应试验指标观察，求出多个药理效应的药代动力学参数；③如同步检测含药血清中某一成分的血药浓度，可以分析它与哪一项药理效应指标有关联，若能与 PK-PD 模型相结合，则可建立药效 - 药动 - 时间三维模型。

此外，有研究探讨了中药配伍对方剂药代动力学的影响和中药药代动力学与"证候"的关系，并有学者提出了"复方效应成分动力学"的假说和"中药胃肠药代动力学"的概念。

二、生物效应法

尽管现有的分析技术已经允许我们对中药中的大量成分进行同时检测，中药中仍然有大量未知成分不能测定。对于很多中药，不能因为部分成分含量较低就在研究中对其忽略。针对成分不明或成分复杂难以检测的药物，Smolen 等于 1971 年首次提出了以药理效应指标计算药代动力学参数的研究方法——生物效应法，并成功地应用于中药药代动力学研究。生物效应法以药物的效应强度为测定指标，通过将剂量 - 效应关系和时间 - 效应关系转换为时间 - 剂量关系，从而求出药代动力学参数。根据不同效应，生物效应法主要分为药理效应法和药物累积法。

（一）药理效应法

药理效应法是一种以药效为指标测定药代动力学参数的方法。其基本思想是假定药物在体内呈线性配置，药物在作用部位的浓度 $Q(t)$ 与给药量 D 呈正比，而 $Q(t)$ 又与药物效应强度 $E(t)$ 有对应的函数关系，即 $Q(t) \propto D$；$Q(t)=f[E(t)]$。进而，$D=f[E(t)]$，表明给药后某一时刻作用部位药物浓度与药效强度具有一定的函数关系，可用给药量 D 与药效强度 $E(t)$ 的函数关系来表示，并由此进行模型分析和推算药代动力学参数。药理效应法主要用于有效成分不完全清楚及成分复杂难以检测的中药方剂药代动力学研究，如以升压作用为指标研究陈皮水溶液生物碱的药代动力学规律，以镇痛作用为指标研究川芎挥发油药代动力学规律，实验结果表明：其体存量在体内的表现药代动力学过程具有一室开放模型特征。药理效应法研究中药方剂药代动力学，更能体现中医药的整体性，符合中医药基本理论。但中药方剂的作用是多方面的，如何选择合适的药理效应指标是关键，如分别以解热、发汗、抗炎、抑制肠蠕动等药理效应为指标进行麻黄汤、桂枝汤，银翘散和桑菊饮等 4 个解表方的药代动力学研究，则发现药代动力学参数有较大差异。这说明以中药方剂的某一药理效应为指标进行药代动力学研究具有一定的局限性。在选择观察指标时，原则上应选择药物的主要作用，而且尽可能与临床用药目的相一致，并要求药效指标选择时，应具备直观性、灵敏性、可代表性、可定量性和现实可行性等要求。

1. Smolen 法 20 世纪 70 年代，Smolen 等经过系统研究提出了以药理效应指标测定药代动力学参数和生物利用度的方法。该法是以药物的效应强度（包括量 - 效关系、时 - 效关系）为基础来研究中药及其方剂，特别是有效成分不明的中药及其方剂的药代动力学。例如：刘延福等利用小鼠热板法测定了小活络丸不同剂量、不同时程的痛阈，结果其镇痛药效成分的吸收、消除半衰期分别为 1.28 小时和 13.16 小时。

2. 效量半衰期法 是根据药物剂量与药效强度的函数关系计算体内有效剂量（效量）半衰期，测定药代动力学参数和生物利用度的一种方法，其中有效剂量包括原型药物及其他具相同药理效应的成分的总量。

3. 药效作用期法　是以药效作用期为药理效应强度指标,测定药代动力学参数和生物利用度的方法,因不用建立量-效曲线和时-效曲线而比效量半衰期法方便。例如:宋洪涛等以大鼠心肌营养性血流量为效应指标,研究了麝香保心 pH 依赖型梯度释药微丸(麝香保心微丸)和麝香保心丸的药效动力学参数,结果麝香保心丸在大鼠体内呈一室模型特征,最低起效剂量为 0.54mg/kg,效应呈现半衰期为 0.53 小时,消除半衰期为 1.21 小时,药效作用期为 3.48 小时,效应达峰时间为 1.13 小时,效量吸收半衰期为 0.23 小时,消除半衰期为 1.47 小时,达峰时间为 0.88 小时;麝香保心微丸和麝香保心丸的平均效应维持时间分别为 5.05 小时和 2.33 小时,效量平均滞留时间分别为 7.70 小时和 3.21 小时,微丸的效量相对生物利用度为 104.03%。

4. 效应半衰期法　以给药后药效强度的变化为依据,通过适当剂量的时间-效应曲线,计算药效动力学参数的研究方法,其消除半衰期称为效应半衰期或药效清除半衰期。近年来报道的研究大多是应用效应的对数对时间作图的方法。例如:卢贺起等研究了四物汤的药代动力学参数,结果家兔灌胃给予四物汤后符合一房室模型,药效吸收,消除半衰期分别为 0.37 小时和 0.40 小时。

（二）药物累积法

药物累积法与药理效应法反映的都是总体效果的药代动力学基本参数,都具有表观性。这些参数对临床用药及进一步研究具有较重要的意义。药物累积法是通过多组动物按不同间隔时间给药,求出不同时间体存百分率的动态变化,依此推算药代动力学参数,主要适用于具有一定毒性的中药及中药方剂的药代动力学研究。目前,用药物累积法进行中药方剂药代动力学研究也比较多。如以此法测定川芎挥发油的表观动力学参数,结果表明:其体存量的表观动力学过程符合一室开放模型。应用该法研究羚羊感冒胶囊在体内的药代动力学规律,阐明了该药的体内动态过程,为临床合理用药提供了依据。利用药物累积法研究药物在体内的动态变化,测算有关药代动力学参数,能体现方剂配伍的整体性,符合中医基本理论。但它的应用也有一定的局限性,其主要适用于毒理与药理效应由同一组分产生的中药方剂,而且只能在某种程度上反映毒性成分的药代动力学。

1. 毒代动力学　毒代动力学(toxicokinetics,TK)是将药代动力学中血药浓度多点动态测定原理与用动物急性累计死亡率测定蓄积性的方法相结合,以估测药代动力学参数。该法系在用药后不同间隔时间对多组动物重复用药,从而求出体存率,并计算药代动力学参数的方法。该法系于 1985 年由我国学者赫梅生等提出,也称动物急性死亡率法。

2. LD_{50} 补量法　该法于 20 世纪 90 年代在急性死亡率法基础上发展形成。其改进之处是,将第 2 次腹腔注射同量药物改为求测 $LD_{50}(t)$。间隔时间越短,LD_{50} 降低量越大。与急性死亡率法比较,本法优点是结果更精确、误差小、死亡指标在曲线中段;缺点是所需要的动物数成倍增加,而且分组、给药及时间把握上更加复杂。

3. 微生物指标法　微生物指标法又称琼脂扩散法。具有抗菌活性的中药方剂,可选择适宜试验菌株,通过测定体液中样品的浓度,计算有关药代动力学参数。根据抗菌药物在含有试验菌株的琼脂平板中扩散,对细菌产生抑菌环,在一定浓度范围内,其抑菌环直径的大小与药物对数浓度呈线性关系。可根据标准溶液的标准曲线与测得的未知浓度样品的抑菌环直径,求出待测样品的浓度。如应用微生物法对鹿蹄草素进行药代动力学研究,结果表明鹿蹄草素在家兔体内药代动力学过程符合双室模型。微生物指标法方法简单,指标明确,操作容易,重复性好,有较高的灵敏度,为成分复杂的有抗菌作用的中药方剂药代动力学研究提供了一个新的思路。但中药方剂干扰因素多,同时血清有效成分很难达到抑菌浓度,因此微生物指标法在中药方剂药代动力学研究中应用还不多。

三、中药药代动力学研究的新理论和新方法

(一) 证治药代动力学

证治药代动力学(syndrome and treatment pharmacokinetics)简称证治药动学或 S&T 药代动力学,包括辨证药动学(Syn- 药代动力学)和复方药动学(Tre- 药代动力学)。其中,辨证药动学是指同一药物对应于不同证的药代动力学参数经统计学处理有显著差别,这种差别明显影响药物疗效和毒副作用。经用辨证施治后,这种差异可消失和减轻。分析对象既可是中药,也可是西药,还可以是中西药合用;复方药动学主要是指分析方剂的药代动力学,方剂中的君臣佐使和剂量加减将严重影响其药代动力学参数,这种影响所引起的变化经统计学处理,具有显著意义并与临床疗效和毒副作用密切相关,可以证明中药七情理论的正确与否。另外,还可将辨证药动学和复方药动学联合研究,研究对象还可以是中药方剂、中药与西药的合用者。但由于其中"复方药动学"这一术语,因无法区分所用药代动力学研究手段是血药浓度法(分析化学法),还是非血药浓度法(非化学分析法,如药理效应法和药物累积法等),而由黄熙等于 1997 年撰文修正为"复方效应成分动力学",以明确地表述为方剂在体内的活性或毒性成分动力学。其中"效应"既可以是活性效应,也可以是毒性效应。所以提出"药物效应动力学"这一新概念:中药方剂的君臣佐使(药味合用)可明显影响彼此在体内(血清)化学成分的药代动力学参数,并与疗效和毒副作用密切相关。因为所定性定量的化学成分与母方的治疗效应和毒性效应相关,所以称为"复方效应成分"。所测定的效应成分可以是母方中的原型单体,也可以是母方中不含有的一种或多种新成分。新成分的来源可能是母方在体外煎煮(或制备)时发生了化学成分的结构改变,或者是母方中的原型单体成分被机体作用后产生的代谢产物或新结构成分。

(二) 中药代谢组学与药代动力学

代谢组学研究的对象主要是内源性小分子及其变化规律,反映了生物体对自身病理状态和药物等外界刺激的应答。代谢组学能够精确表征生物体自身的病理状态和对外界刺激后的响应,其中内源性生物标志物可以用来简单而直接地描述生物的生理、病理状态,其水平的上调或下调反映了生物体的生理平衡被扰动,药物干预的结果在代谢层面上实质是反映其恢复了内源性标志物的平衡水平。研究表明,内源性生物标志物可作为疾病分子层面的药效指标或诊断指标,在 PK-PD 研究中,可以用内源性生物标志物代替药效指标以构建 PK-PD 模型,旨在融合二者在分析技术方法上的相通性及研究对象上的互补性,同步揭示中药方剂复杂的体内药效物质基础与整体药效作用,并试图通过有效成分体内动力学过程与相关生物标志物群的整体量变关系,揭示各成分的药效作用特点与其对整体药效作用的贡献度。中药药代动力学不仅要研究中药 ADME 的动态变化,而且要研究其时量 - 时效关系,基于代谢组学的技术平台与系统整体的研究思路,给中药药代动力学研究提供重要的发展契机,一方面可以通过辨识和解析内源性代谢物组的变化,促进中医"症"本质的研究,预测疾病的发生。另一方面通过追踪中药体内代谢物组的组成和变化,可以整体性评价中药的疗效和安全性,阐明中药作用的机制。

(三) 基于统计矩自定义权重系数的多组分整合药代动力学

中药的复杂组分均具有不同的药理学活性与药代动力学性质,为了能获得最大程度表征制剂的整

体行为的整体动力学参数,提出"中药多组分整合药代动力学研究"。研究者在建立多组分同步定量分析方法的基础上,根据各组分的 AUC 值计算各组分的药代权重系数,进而使用数学模型进行多组分整合,建立基于 AUC 自定义权重系数整合模型。中药多组分整合药代动力学在应用的过程中不断地得到发展,岳鹏飞等在前人的基础上提出基于多维向量归一的"总量"药代动力学思路,运用多维向量与矩阵计量方法计算各成分浓度或效应归一化的数学意义的"总量",表征所有可分析成分体内的总体量变动力学规律,获得相应的药代动力学参数。

(四) 基于中药药代动力学标志物 / 标志物群的研究方法

与多组分整合药代动力学不同,中药药代动力学标志物是选取与药效作用相关的药物有效成分或代谢产物,使用现代分析方法,通过体现标志物浓度变化充分表征中药整体在体内的药代动力学行为和暴露程度。针对有效成分较为复杂甚至未知的中药方剂,选取药代动力学标志物 / 标志物群可以有效表征方剂的整体药代动力学性质,具有较好的实用性和可行性。

(五) 中药指纹图谱药代动力学

指纹图谱是先在体外利用液相色谱等方法测定建立血浆中药物指纹图谱,作为质控标准,其主要峰面积与药效相关,然后通过探讨药物被实验动物或人体吸收入血后的相应指纹图谱变化,得到药代动力学参数。血清指纹图谱对阐明中药整体的药代动力学特性、药理活性及作用机制有重要意义。在 PK-PD 结合模型的基础上,以各组分药代动力学数据为该系统的输入,多指标的药效动力学产生相应变化的数据为输出,通过定量描述中药方剂中成分或代谢产物及药效,结合适当的数学方法来分析和研究它们之间的关系和规律。

(六) 中药胃肠药代动力学

由于中药方剂成分复杂、理化性质各不相同,受胃肠道环境,例如酸性或碱性、肠道细菌的分解、消化酶等的影响和成分之间相互作用的影响,因而在胃肠道内的溶出速率不同。同时,这些成分的吸收亦受上述因素的影响。研究这些因素对中药方剂有效成分溶出和吸收的影响,揭示其各有效成分之间协同或拮抗的规律,阐明其有效成分在胃肠内药代动力学变化的学科,称为"中药胃肠药代动力学"。中药胃肠药代动力学,是涉及药物、机体和两者之间相互作用规律的研究,是将中药药理学、中药化学和中药方剂学有机连接起来的桥梁,并借助这些学科的现代科学技术和手段,去探索中药学和方剂学的理论与经验,探索中医药防病治病机制,使之更易与国际规范接轨。

四、中药药代动力学常用的相关分析技术

近年来随着现代分析技术的发展,越来越多的新技术、新方法被用于体液药物浓度检测方面,使中药药代动力学得到了快速发展。中药药代动力学除了采用分光光度法、薄层色谱法、气相色谱法、高效液相色谱法、气相色谱 - 质谱联用及液相色谱 - 质谱联用法外,还应用了微透析技术、分子生物学技术、生物电阻抗分析法、神经网络模型、Caco-2 细胞模型等新技术,这些新方法和技术在中药药代动力学发展中将起到非常重要的作用。

(一) 分光光度法

分光光度法是通过测定被测物质在特定波长处或一定波长范围内光的吸光度或发光强度,对该物质进行定性和定量分析的方法。其主要包括紫外分光光度法、荧光分光光度法、原子吸收分光光度法

等。分光光度法的优点是仪器设备简单、投资少、成本低,对操作者的技术要求低。但分光光度法灵敏度较低,对体内许多内源性物质难以区分,所以分光光度法常与色谱法联用,目前紫外分光光度法和荧光分光光度法被广泛用作高效液相色谱仪的检测手段。

(二) 气相色谱法

气相色谱法(GC)已经成为分离分析中药中挥发性化学成分的重要分析方法之一,它在中药定性鉴别、杂质检查、含量测定、挥发油分析、农药残留量测定等各项分析中都有广泛的应用。气相色谱法是一种高效能、高选择性、高灵敏度、操作简单、应用广泛的分离分析方法,但其受样品挥发性的限制,在中药药代动力学研究中应用的比例很小。

(三) 高效液相色谱法

高效液相色谱法(HPLC)不受药物的热不稳定性和挥发性限制,具有样品适用范围广、预处理简单等优点,是一种快速、灵敏、专一的体内药物分析方法。目前常用 3 种检测器,其分离能力和检测限有所差异:① UV 检测器的检测限为 1ng;②荧光检测器的检测限为 0.1ng;③电化学检测器的检测限为 0.01ng。HPLC 具有十分良好的精密度、稳定性和回收率,且操作简单,准确度高和重复性好,对临床治疗以及新药制剂开发具有指导意义,而超高效液相色谱(UHPLC)由于更高的分离度和灵敏度可以保证更低浓度的代谢产物被检测到的优点,在代谢产物分析方面的能力达到甚至超越了已经获得普遍认可的液相色谱法。

(四) 色谱联用技术

色谱 - 质谱联用技术作为一种具分离和鉴别为一体的分析方法应用于中药单一药味及方剂的研究中,开创了中药药代动力学研究的新思路。一些联用技术已在体内药物分析中得到了广泛应用,如 GC-MS,LC-MS/MS,固相提取与液相分离联用技术等。

1. 液相色谱 - 质谱联用 液相色谱 - 质谱联用体现了色谱和质谱优势的互补,在药代动力学研究中得到了广泛的应用,主要有以下优点:

(1) 高灵敏、高专属:提高了对目标物的分析灵敏度和专属性,以质谱仪作为检测系统,特定选择离子作为信号记录对象,使其对目标物的响应更高,有更低的检出限,而特定检测离子选择条件,使得其对该目标物的检测专属性更强。因此,其在中药药代动力学研究中备受青睐,成为中药药代动力学研究中不可或缺的有效工具。

(2) 高效率:极大提高了分析效率。质谱仪对碎片离子的筛选,使得一部分极性相当的物质可以被轻易区别开来,使得分析人员在分离极性相似的物质时,可以相同色谱条件,在分离度不佳的情况下分析出在高效液相色谱仪中无法去除干扰的样品,极大提高了分析效率。

2. 气相色谱 - 质谱联用 气相色谱 - 质谱联用法具有以下优点:

(1) 分离效果好:可用于组分复杂血液样品的分析。气相色谱 - 质谱联用继承了气相色谱分离效果好的特点,更兼顾了质谱仪专属性强的特点,可以在血液中干扰物质多的情况下进行多组分的分析。

(2) 较高的灵敏度及专属性:具有 MS 或 MS/MS 检测的高灵敏度及专属性,但由于使用毛细管色谱柱,受载量限制,灵敏度低于 LC-MS 或 LC-MS/MS。

(3) 可用于未知物质的分析:气相色谱 - 质谱联用仪通过对电离后离子碎片的比对分析,可以进入相应谱库进行检索,按离子碎片组成比较进行相似度比较,从而找出与当前分析物质离子碎片相似的已知物质名称,为未知物的鉴定提供参考依据。

综上,随着色谱分析技术的发展,药代动力学可采用的方法更加丰富。各种方法互有优势与缺点,可相互补充。气/液相色谱-质谱联用均有灵敏度高、抗干扰强、专属性好的优点。液相色谱-质谱联用由于不受被测组分沸点的影响,适用范围较气相色谱-质谱联用更广;气相色谱-质谱联用虽然受被测组分沸点、热稳定性影响,应用受到局限,但较液相色谱-质谱联用法而言,有更好的分离效能,可以对未知组分进行鉴别。因此,在日常科研活动中,可以采取多种手段相互补充的方式进行研究,对药代动力学研究的推进有积极的影响。

思考题

1. PBPK 模型的中药药代动力学研究中具有何种优势?
2. 中药药代动力学目前的研究内容主要集中在哪几个方面?
3. 现今中药药代动力学研究的困难以及解决方法是什么?

(李　倩)

参考文献

［1］国家药典委员会. 中华人民共和国药典:2020 年版. 北京:中国医药科技出版社,2020.

［2］赵云丽. 体内药物分析. 4 版. 北京:中国医药科技出版社,2019.

［3］丁黎. 药物色谱分析. 北京:人民卫生出版社,2008.

［4］刘昌孝. 中药药物代谢动力学研究思路与实践. 北京:科学出版社,2013.

［5］陈卫东,肖学凤. 中药药物代谢动力学. 北京:北京科学技术出版社,2017.

［6］丁黎,刘瑞娟. 中药药代动力学研究的思与行. 世界科学技术(中医药现代化),2017,19(7):1118-1137.

［7］郝海平,郑超湳,王广基. 多组分、多靶点中药整体药代动力学研究的思考与探索. 药学学报,2009,44(3):270-275.

［8］叶祖光. 评美国 FDA 的《植物药研制指导原则》. 医药世界,2004,6(11):32-33.

［9］向铮,蔡小军,曾苏. 基于复杂网络与代谢组学的中药药代动力学研究思考与探索. 药学学报,2012,47(5):558-564.

第八章 中药代谢组学分析

第一节 概　述

一、代谢组学的发展史

代谢组学(metabonomics/metabolomics)是研究生物体被扰动后(如基因的改变或环境变化后),其代谢产物(内源性代谢产物)种类、数量及其变化规律的科学。代谢组学通过揭示内在和外在因素影响下代谢整体的变化轨迹,来反映某种病理生理过程中所发生的一系列生物事件。

代谢组学的萌芽思想可以追溯到公元300年前,人们意识到观察体液或组织的改变可以预测疾病,这与代谢组学用于疾病诊断的思路是类似的。20世纪70年代,Devaux等提出了"代谢轮廓分析(metabolic profiling analysis)"的概念。20世纪80年代初,Nicholson研究小组利用核磁共振技术(NMR)分析大鼠的尿液,发现尿液代谢产物的变化与病理变化具有相关性,于1999年系统地提出代谢组的概念,即"一个细胞、组织或器官中所有代谢组分的集合,尤其指小分子物质",而代谢组学(metabonomics)则是一门"在新陈代谢的动态进程中,系统研究代谢产物的变化规律,揭示机体生命活动代谢本质"的科学。该课题组利用代谢组学技术在疾病诊断、药物筛选等方面做了大量的探索性工作,使代谢组学研究得到了极大的扩展。Oliver Fiehn于20世纪90年代后期在植物代谢分析的基础上提出了代谢组学(metabolomics)的概念,之后很多植物化学家开展了该方面的研究。目前国际上形成了代谢组学的两大主流领域:metabonomics和metabolomics。一般认为,metabonomics研究的是生物体在病理生理刺激或基因修饰下其所有代谢产物在不同时间的动态变化规律,而metabolomics是通过定性和定量地分析生物体内所有代谢产物组成来研究生物代谢途径的一种技术。前者一般以动物的体液和组织为研究对象,后者则更注重细胞研究。两个流派发展到今天已经互相交融,研究手段也涵盖了NMR、气相色谱-质谱(GC/MS)和液相色谱-质谱(LC/MS)等技术。

二、代谢组学的优势

生物体是由成千上万的生物大分子与小分子相互作用而构成的复杂系统。生物体在基因、mRNA、蛋白质、代谢产物、细胞、组织、器官、个体和群体各层次有机结合和共同作用下,展现了多种多样的生命现象。人类在和疾病作斗争的过程中,不断地认识生物体这个复杂的系统,也逐渐形成了以基因、

mRNA、蛋白质、代谢产物为研究对象的基因组学(genomics)、转录组学(transcriptomics)、蛋白质组学(proteomics)和代谢组学,由此构成了一门新的学科——系统生物学(systems biology)。

系统生物学是后基因组时代最具挑战性的一个研究领域。基因组学主要研究生物系统的基因结构组成,即 DNA 的序列及表达。转录组学是从 RNA 水平研究基因表达的情况。蛋白质组学研究由生物系统表达的蛋白质及由外部刺激引起的蛋白质表达差异。代谢组学是研究生物体(细胞、组织或生物体)在不同条件下所产生的所有代谢产物的变化,可以认为代谢组学是基因组学和蛋白质组学的延伸与终端。随着组学的深入研究,科学家们逐渐认识到:基因组的变化不一定能够得到表达,从而无法发现系统产生的影响。某些蛋白质的浓度会由于外部条件的变化而升高,但由于这个蛋白质可能不具备活性,从而也不对系统产生影响。同时,基因或蛋白质具有功能补偿作用,因此某个基因或蛋白质的缺失会由于其他基因或蛋白质的存在而得到补偿,最后反应的净结果为零。而小分子的产生和代谢才是这一系列事件的最终结果,它能够更直接、更准确地反映生物体的病理生理状态。此外,就生物体和细胞而言,其生命活动大多发生于代谢层面,如神经递质、激素、受体作用效应、细胞信号释放、能量传递和细胞间通信等,所以代谢组学被认为是"组学"研究的最终方向。与基因及蛋白质表达高度相关的代谢产物则能更多地反映细胞所处的环境,如营养状态、药物和环境污染等影响。正如科学家所言,"基因组学和蛋白质组学告诉你可能发生什么,而代谢组学则告诉你已经发生了什么"。代谢组学与其他组学比较,其优势在于:首先,基因和蛋白质表达的有效的微小变化会在代谢产物上得到放大,从而使检测更容易;其次,代谢组学的技术需要一个相对完整的代谢产物信息库,但它远没有全基因组测序及大量表达序列标签的数据库那么复杂;最后,代谢产物的种类要远小于基因和蛋白质的数目,物质的分子结构要简单得多。每个生物体中代谢产物大约在 10^3 数量级,而最小的细菌,其基因组中也包含几千个基因。另外,代谢产物在各生物体系中都是类似的,所以代谢组学研究中采用的技术更容易在各领域中应用。

三、代谢组学的应用

代谢组学研究的核心思想在于运用现代分析技术,定量分析生物体不同状态下(生理病理状态、给药前后等)功能蛋白如何产生能量和处理体内物质,评价生物体体液(包括血浆、尿液、组织液等)中的内源性和外源性代谢产物浓度与功能关系。通过代谢产物图的整体分析可直接认识生理病理及生化状态,结合化学信息学分析方法获得相应的生物标志物群(biomarkers),表征或揭示生物体在特定时间、环境下整体的功能状态。代谢组学的研究发展极为迅速,在疑难疾病诊断、新药研发、药效作用机制研究、药物毒性及安全性评价等多个生命科学领域展示了广阔的应用前景,现已发展成为系统生物学研究领域中最为活跃的分支学科之一。

(一) 中药现代化研究

代谢组学具有整体性、动态性和精细化的特点,这与中医用药的基本哲学观点(整体观和辨证观)相符合。因此,代谢组学在中药整体药效、中药药效物质基础和作用机制、中药方剂配伍的科学性、中药资源和质量研究等方面有着广泛的应用。

1. 中药整体药效、药效物质基础和作用机制研究　中药成分多样,其对疾病的治疗往往是多种成分以多种途径对机体整体作用的结果。中药代谢组学的研究以中医的整体观念和辨证论治思维为指导,结合整体性思路的代谢组学方法,把中药作为一个有机的整体,对中药成分在体内的代谢变化情况进行动态跟踪检测、定量和分类,追寻中药提取物的原型"关联"成分(群),揭示中药成分的相关性,明确药效物质基础。中药治疗疾病是通过多成分系统调控生命体的代谢网络,使代谢网络中的缺陷部分恢复正常,同时又不干扰其他维持健康所必须的代谢途径的调控。中药作用机制的研究就是要阐明中药在这种调控中所起的作用以及如何起作用。代谢组学通过认识体液"代谢指纹图谱"变化的原因,分析中药作用的靶点或受体,从而应用于机制研究。

2. 中药方剂配伍研究 中医临床多为配伍使用,药味多、成分复杂,加上辨证论治的运用,使组方差异很大;药味相互影响复杂,组方中可能应用有毒中药,如附子、防己、木通、细辛、巴豆等。运用机体对药物作用的整体反应性进行代谢组学研究,可系统研究现有方剂中有无配伍后对人体有害组方成分及药物毒性作用的靶器官,并进一步研究毒性的量效关系,为可能存在毒副作用的组方成分提供科学、合理和安全的应用依据。

3. 中药资源和质量研究 植物资源中药的化学组成取决于品种、栽培、环境、季节以及加工过程等因素,因此合适的质量控制方法是保证中药道地性的关键。传统方法常以"个别标志物"的检测控制中药质量,而代谢组学是从整体出发,系统、全面地研究植物中的小分子物质,并研究其随时间和环境的变化关系。依靠这种创新性方法学策略研究中药的代谢表型,为中药资源的可持续发展提供科学依据,从源头保证中药的"安全、高效、稳定、质量可控"。

（二）药物安全性评价

药物安全性评价是通过对动物、人群等试验数据进行分析,发现药物的毒性及潜在危害,以决定其能否进入市场或明确其安全使用条件,最大限度地减小危害作用,保护人类健康。代谢组学在药物安全性评价中起着重要作用。由于药物的毒性可破坏正常细胞的结构功能,改变代谢网络平衡,并通过直接或间接效应改变靶组织或体液中内源性代谢产物。代谢组学可以通过比较生理及药理条件下代谢指纹图谱的变化来确定药物毒性的大小及其靶器官,推测出其作用机制,并寻找出生物标志物。与基因组学和蛋白质组学相比,代谢组学在发现毒性物质、揭示毒性规律、确定药物毒性靶组织、阐释毒性机制等方面更具有优势。

（三）新药创制与作用机制研究

药物治疗的最终目的是使代谢网络中的缺陷部分正常化,但对维系健康的其他代谢调控通路不产生影响。因此,给药前后生物体代谢产物轮廓图的改变能反映出机体对药物作用的应答,通过探索这些变化的原因,就可从代谢网络调控角度阐释药物作用的靶点,揭示药物的作用机制。在药物研发过程中,确定候选药物的药代动力学、代谢特征以及毒副作用等是必须开展的工作,药物代谢产物的检测、鉴定以及表达分析已经成为药物研发的首要任务。运用代谢组学技术可以对不同种属、不同品系动物模型间的代谢状态进行区分;对生物体给药后的整个生化反应过程的检测,可考察药物的药效和毒性与各代谢产物的浓度及其动态变化之间的相关性,综合分析代谢产物的变化特点及规律,全面评价药物的应用价值和开发前景。

（四）个体化药物治疗

基因、环境和生活习惯等多种因素均可影响机体对于药物的处置,从而导致药物反应的个体差异。这些差异对于治疗窗较窄的药物,在临床应用方面造成了一定困难,因此从千人一药、千人一量的对症下药,到量体裁衣的对人下药,成为未来医学的发展趋势。个体化治疗涉及个体化的疾病易感性预测、诊断、治疗和治疗评价等多个环节,它强调和关注人体内在因素和个体差异在疾病诊疗上的影响和关联。由于代谢组学所揭示的是在基因与环境共同作用下,个体生物体系功能状态的整体特征,这就为以药物反应表型预测为基础的个体化治疗提供了新的技术平台。2006年,Clayton等以对乙酰氨基酚所致的肝脏毒性模型为研究对象,分别对大鼠给药前后的尿液样本进行核磁共振(NMR)分析,并对染毒动物的肝脏样本进行病理分级。该研究首次证实了药物在个体上可能引起的反应能够被给药前的代谢产物表型所预测,而给药前代谢产物的表型能够反映药物代谢和药物效应相关的多种因素。此后,国内外学者就代谢组学在个体化治疗中的作用展开了诸多研究,进一步证实代谢组学对个体反应具备预测性,这是代谢组学用于个体化治疗和指导临床合理用药的前提。代谢组学代表了即时的体内外刺激物的总和分析,内科医生可据此分析患者的病程并制订治疗方案,其应用价值显而易见。代谢组学在个性化药物治疗和其他医学方面有很大的发展空间,可能补充基因组学、蛋白质组学、转录组学去完成临床疾病的诊断、预后和治疗。

第二节 代谢组学研究方法

代谢组学关注的对象是分子量1 000以下的小分子化合物。根据研究的对象和目的不同,科学家将生物体系的代谢产物分析分为4个层次:

1. **代谢产物靶标分析** 某一个或某几个特定组分的定性和定量分析,如某一类结构、性质相关的化合物(氨基酸、有机酸等)或某一代谢途径的所有中间产物或多条代谢途径的标志性组分。

2. **代谢产物指纹分析** 同时对多个代谢产物进行分析,不分离鉴定具体单一组分。

3. **代谢轮廓分析** 限定条件下对生物体内特定组织内的代谢产物的快速定性和半定量分析。

4. **代谢组分析** 对生物体或体内某一特定组织所包含的所有代谢产物的定量分析,并研究该代谢产物组在外界干预或病理生理条件下的动态变化规律。

严格地说,只有最后一个层次才是真正意义上的代谢组学研究。目前,由于分析技术上的局限性,尚未产生出一种分析技术可以精确描述样本内所有可能的化合物。鉴于这种分析手段上的欠缺,代谢组学的最终目标还只是科学家们的理想。值得庆幸的是,分析仪器公司也将代谢组学目标设定为今后研发的一个重要方向,随着分析技术的发展,更精确、更全谱的分析仪器被研发出来,这为代谢组学提供了更强大的技术平台。

针对代谢组学的研究对象,其研究方法一般包括生物样本的采集、生物样本的预处理、数据的采集、数据的处理、代谢标志物的确定及代谢通路的分析等。在生物样本的采集和预处理过程中,要对生物样本进行及时的淬灭,以免受残留酶或其他活性物质的影响而发生改变。生物样本的预处理,是将样本中的大分子物质和一些杂质去除的过程,针对不同的生物样本或者不同的化合物要选择不同的溶剂进行提取,并且还要对提取的方法进行优化。与此同时,要尽可能保留代谢组分的完整信息,然后使用多变量数据分析方法对获得的多维复杂数据进行降维和信息挖掘,识别出有显著变化的代谢标志物,并研究所涉及的代谢途径和变化规律,以阐述生物体对相应刺激的相应机制,达到分型和发现生物标志物的目的。

一、样品的采集与预处理

(一) 样品的采集

代谢组学的研究对象通常是生物样本,如:生物体液(血液、唾液和脑脊液等)、细胞提取液、组织提取液以及排泄物(尿液、粪便)等。由于尿液和血液样品易采集且其代谢产物信息可表征生物体整体特征,是目前最常用的代谢组学分析样品。实验设计中应充分考虑样品收集的种类、部位、时间、样本群体等因素。在研究人类样本时,还需要考虑组间性别、种族、年龄、体重、饮食习惯和地域等因素,具体采集方法参见"第一章 第二节 生物样品的采集"。

(二) 样品预处理

生物样品预处理的目的是去除生物基质中的干扰成分(如蛋白质等),以提高检测的选择性和灵敏度,其核心原则是最大程度地保留代谢产物信息,减少干扰信息。样品预处理方法详见"第一章 第四节 分析样品的制备"。样品预处理通常遵循如下原则:①保持样品的原始性,尽量多地保留样品中小分子组分;②有利于样品中各组分的相互分离;③不改变样品中各组分的相对浓度;④以尽量少的步骤达到目的;⑤注意内标物的加入。代谢组学研究中,生物样品的预处理方法有液-液萃取、固相萃取、有机溶剂沉淀等。依据分析仪器和样本的不同,样品预处理所采取的方法也有所不同。

1. 基于 GC-MS 的样品预处理 采用 GC-MS 进行样品分析的代谢产物可分为两大类:挥发性代谢产物和非挥发性代谢产物。挥发性代谢产物预处理方法主要包括直接收集和分析顶空样品,用固体吸附剂、富集顶空或液体样品中的代谢产物、固相微萃取和溶剂萃取等。对于挥发性代谢产物,通常不需要进一步样品预处理也可用于仪器分析。但非挥发性代谢产物如血液、尿液中的氨基酸、脂肪酸、胺类、糖类、甾体类物质等极性强,挥发性差,须经适当的化学处理转化成相应的挥发性衍生物方可检测。转化成衍生物后,生物样品中结构极其近似的化合物也更易被区分,还可解决载体、柱壁对高极性、低挥发性样品的吸附问题,改善组分峰形。因此采用 GC-MS 测定样品时,应关注代谢产物中可能存在的羟基、氨基、羧基、巯基等官能团的物质信息,需进行衍生化处理,常见的衍生试剂主要有硅烷化试剂、烷基化试剂(包括酯化试剂)、酰化试剂、缩合反应试剂和手性衍生试剂等。

2. 基于 LC-MS 的样品预处理 LC-MS 特别是 LC-MS^n 集中了分辨率、灵敏度和专一性的优势,非常适合于极端复杂基质中靶标代谢产物的分析和鉴定。采用 LC-MS,可以使用非常简单的样品预处理步骤,在很短的时间内对选定的靶标化合物进行检测。当使用 LC-MS 分析平台进行样本检测时,最常用预处理方法为蛋白质沉淀法。

在当前的代谢组学研究中,通常使用的样品预处理方法主要有蛋白质沉淀法、液-液萃取(liquid-liquid extraction, LLE)和固相萃取(solid phase extraction, SPE)。采用蛋白质沉淀法时,血浆或血清样本最常用的预处理方法为以 3 倍预冷(4℃)甲醇加入样品;尿液通常采用加入 1:1 的预冷乙腈,从而达到去除蛋白的效果。液-液萃取一般用于从固体组织中提取代谢产物。通常用液氮对待分析组织进行冷冻,在萃取前使用研磨等方法将组织匀浆,然后用某种或某几种溶剂对组织中的代谢产物进行萃取。一般使用异丙醇、乙醇、酸化的甲醇、乙腈、水,以及甲醇和水的混合物来提取极性代谢产物,使用三氯甲烷和乙酸乙酯提取亲脂性较强的代谢产物。与液-液萃取相比,固相萃取可以选择性地吸附某些具有特殊性质的代谢产物,从而达到去除杂质和富集待测组分的目的。因此,SPE 具有更强的偏向性,一般用于针对目标代谢产物或代谢轮廓分析的方法中。另外,在针对某些生物体液(如尿样)的代谢组学研究中,研究者也可能使用直接进样的方式来避免提取方法的偏向性问题,但这种方式往往会牺牲色谱柱的寿命及整个系统的稳健性。

3. 基于NMR的样品预处理 当采用NMR分析平台进行样本检测时,样品预处理相对简单,只需使用缓冲液调节pH,尽量减少由酸碱度变化引起的化学位移偏差,同时加入少量D_2O或其他氘代试剂(氘代三氯甲烷、氘代乙腈或氘代甲醇等)。在使用不同的氘代试剂和观测谱宽时,需设置不同的观测偏置,以使所有吸收峰出现在谱图合适的位置上,并避免谱带的折叠。在使用氘代试剂时,由于氘代度无法达到100%,因此谱图中常会出现残留质子的吸收。在^{13}C-NMR谱中也会出现相应的吸收峰。在配制样品溶液时,除考虑溶解度以外,还要考虑可能的溶剂峰干扰。在仪器使用外锁操作时,某些不含质子的溶剂如四氯化碳、四氯乙烯、二硫化碳等也可以使用。常规NMR测定使用5mm外径的样品管,根据不同核的灵敏度取不同的样品量溶解在0.4~0.5ml溶剂中,配成适当浓度的溶液。对于^{1}H-NMR谱可取5~20mg样品配成0.05~0.2mol溶液;^{13}C-NMR谱取20~200mg样品配成0.05~0.5mol溶液;^{31}P-NMR谱的用量介于两者之间。对于^{15}N-NMR谱,如果使用非^{15}N富集的样品,由于灵敏度低,需要使用10mm或16mm直径的样品管,配制很高浓度的样品溶液(0.5~2mol)经过长时间累加,才能得到较好信噪比的谱图。超导NMR谱仪具有更高的灵敏度,毫克乃至微克级的样品就可以得到很高信噪比的谱图。采用魔角旋转技术,样品中仅加入非常少量的D_2O而不必进行预处理,就可以直接对完整组织进行分析。

二、样品的检测方法

代谢组学研究的对象并非某些特定的物质,而是要尽可能多地获取所有代谢产物的信息。而分析对象的大小、数量、官能团、挥发性、带电性、电迁移率等物理化学参数的差异对分析结果影响极大。现有的主要检测手段包括:核磁共振技术(NMR)、液相色谱-质谱联用技术(LC-MS)、气相色谱-质谱联用技术(GC-MS)以及毛细管电泳质谱联用技术(CE-MS)。其中NMR和LC-MS为最常用的分析工具。

(一) 气相色谱-质谱联用技术

GC-MS已经发展了50多年,是目前应用广泛的分离分析技术。气相色谱技术是利用一定温度条件下不同化合物在流动相(载气)和固定相中分配系数的差异,使不同化合物按时间先后在色谱柱中流出,从而达到分离分析的目的。保留时间是气相色谱进行定性的依据,而色谱峰高或峰面积是定量的手段,所以气相色谱对复杂的混合物可以进行有效的定性定量分析。在代谢组学的分析策略中,不同类型的样品通过不同的提取方法和衍生反应方法获得相应的GC-MS总离子流色谱图,然后经过数学转换得到不同生理或病理状态下机体的代谢谱,并建立数学模型,获得体内内源性代谢产物的变量,再利用MS中强大的谱库检索系统或谱图解析功能进行分析,最后解释这些代谢产物变化的生物学意义。

1. GC-MS信号采集 GC-MS分析时,高效毛细管气相色谱柱较为常用;进样体积约1μl,可采用不分流进样方式以提高检测灵敏度;但如果代谢产物的浓度差异很大且沸程很宽,不分流进样方式易引起歧视效应,建议采用分流进样方式。从气相色谱被分离出的组分可由电子轰击电离(EI)或化学电离(CI)质谱检测。EI 得到的质谱图所包含的质谱碎片可用于解释代谢产物的结构,它是最普遍采用的质谱电离方式;CI 方式得到的质谱碎片最少。不同类型的质谱仪检测灵敏度也不同。与飞行时间质谱和离子阱质谱相比,四极杆质谱中的选择性离子检测(SIM)方式可增强检测灵敏度,但 SIM 方式仅适合样品中已知的代谢产物。飞行时间质谱(TOF-MS)是全扫描质谱,采集到的每一个数据点都对应一个完整的质谱图。与四极杆质谱相比,GC-TOF-MS 方法可以检测到的挥发性化合物要多得多。由于可以检测到更多的代谢产物,即使不清楚代谢产物的相关信息也可得到较好的检测灵敏度,常可以检测到特殊的或不常见的代谢产物。但对于非常复杂的生物样品而言,一维毛细管气相色谱还不能提供足够的分辨率,检测出的组分有较多的重叠峰。随着技术的进步,全二维气相色谱 - 质谱技术在代谢组学方面有了较多的应用,如目标化合物研究、特定化合物寻找、代谢指纹图谱等,该项技术在代谢组学方面可发挥更大的作用。

2. GC–MS 的优势 与 LC-MS 或 NMR 等分析仪器相比,GC-MS 仪器中经气相色谱柱分离后的样品呈气态,流动相也是气体,与质谱的进样要求相匹配,最容易将这两种仪器联用;它具有灵敏度高、分离效率高、易用、耐用、成本低、可选择性地分离和检测大量痕量代谢产物及同质异构体等优点。由于其高标准化地应用了电子电离,能产生广泛的和高重复性的破裂片段,即使得到的质谱数据在数据库中不存在,其破碎模式亦可用于获得更多关于代谢产物定性或化合物种类的信息。故 GC-MS 已成为代谢组学中广泛应用的重要分析方法,目前发展也较为成熟,是复杂混合物分析的主要定性和定量手段之一。

(二)液相色谱 – 质谱联用技术

LC-MS 以液相色谱作为分离系统,质谱为检测系统,样品在色谱部分和流动相分离,被离子化后,经质谱的质量分析器将离子碎片按质荷比分开,经检测器得到质谱图。同 GC-MS 相比,主要可解决不挥发性化合物、极性化合物、热不稳定化合物和大分子量化合物(包括蛋白质、多肽、多聚物等)的分析测定等问题。液相色谱 - 质谱联用技术由于其选择性强和灵敏度高,可以快速、准确地测定药物分析中的痕量物质,经过优化分离参数和严格控制分离条件,可以获得尿液、血浆等体液的稳定的代谢轮廓和指纹图谱。

1. LC–MS 信号采集 作为代谢组学的工具,色谱技术存在的主要问题是:大量色谱峰的识别、方法的重现性、质谱中不同离子化程度对代谢产物定量的影响等。经过分离参数的优化和严格控制分离条件,可以获得尿液、血浆等体液的稳定的代谢轮廓和指纹图谱;采用高流速、快速梯度洗脱方法可实现待测样品的快速分离,显示出液相色谱利用新发展的技术实现高通量的能力。LC-MS 的代谢组学研究通常采用反相填料梯度洗脱程序,但体液样品特别是尿样含有大量的亲水性代谢产物,这些代谢产物在反相色谱上不保留或保留很弱,使用亲水反相色谱可解决样品中亲水性物质的弱保留问题,此外,利用柱切换二维液相系统,采用反相和亲水两根色谱柱,通过阀切换即可实现一次进样即完成复杂生物样品中亲水性和疏水性代谢产物的同时检测。

2. LC–MS 的优势 LC-MS 联用技术比 GC-MS 联用技术有更大的优势,不需对样品进行烦琐的衍生化预处理,非常适用于热不稳定、不易挥发、不易衍生和分子量较大的物质。LC 既可以选择与飞行时间(TOF)、四极杆 - 飞行时间(Q-TOF)、离子阱 - 飞行时间(IT-TOF)等高分辨 MS 串联,以进行非靶向代谢组学分析,又可以与三重四极杆或四极杆离子阱等 MS 串联,利用选择反应监测(SRM)或多反应监测(MRM)检测模式进行靶向代谢组学分析。LC-MS 技术的这种灵活性与普适性,使得它成为代谢组学研究中功能最为全面、也是最为常用的技术平台。LC 技术良好的分离能力和 MS 相结合,使 LC-MS 技术对检测样品浓度和纯度要求明显降低,即使是含量很低的物质,也能通过优化 MS 参数给出响应信号。LC-MS 技术有较高的选择性和灵敏度,特别是高效液相色谱 - 质谱(HPLC-MS)联用技术和超高效液相色谱 - 质谱(UHPLC-MS)联用技术,目前在药物代谢组学的研究中应用最广泛。

(三)核磁共振技术

NMR 适用于液体和固体样品的测试,而高分辨的仪器还能用于半固体和微量样品(微升数量级)的检测,核磁共振技术已从一维发展到如今的二维、三维,甚至四维。生物体液中所能观察到的代谢产物数目主要取决于 NMR 的磁场强度,在较高磁场中,随着分辨率和灵敏度的增加,实现了许多在低磁场条件下不能被检测的代谢产物能够得到检测的目标。所以,在较高磁场强度条件下的 NMR 检测可以提供较完整的代谢产物信息,理想情况下,生物体液的 NMR 研究应当在最高的磁场强度下进行,以便获得化学位移具有最大的分散性和最高的灵敏度。

1. NMR 信号采集　采样参数对定量分析结果的可靠性有重要影响。首先合适的信噪比(S/N)是定量分析的前提条件,对于绝对定量分析,S/N 应大于 100∶1,而相对定量分析,一般要求 S/N 大于 10∶1。信号叠加法是提高信噪比的一种简单方法,还可通过提高场强、使用低温探头和微量探头等方法提高信噪比。其次图谱的分辨率也会影响定量分析结果的准确性。零填充和线性预测均可提高图谱的分辨率,而加权函数的使用则会提高信噪比而降低分辨率。纵向弛豫时间(T_1)是定量分析需要考虑的另外一个重要因素。每次扫描前,循环时间应至少为样品中所有原子核最长弛豫时间的 5 倍,以保证所有原子核的弛豫过程均已完成。另外,还可用已弛豫完全的原子核的弛豫时间对未弛豫完全的原子核的弛豫时间进行校正。

采样前,需要加入 5% 重水(用于锁场)和少量 2,2- 二甲基戊硅烷 -5- 磺酸钠(DSS)或四甲基硅烷(TMSP),作为化学位移参照及定量分析所用内标。有时还需加入一定量的咪唑,作为 pH 指示剂和定量分析的第二内标。一般获取准确的 pH(误差在 0.05 以内)对进一步图谱的定量分析及化合物的准确鉴定都有很重要的作用。通常采集一维核磁共振图谱进行定量分析,有时也需要采集二维图谱。由于生物样品中水信号很强,就必须压制其信号,通常采用预饱和方法或 WATERGATE,RECUR 或 1D-NOE 等脉冲来压制水峰。

2. NMR 的优势

(1)无损伤性:在接近生理条件下(在一定温度和缓冲液 pH 范围内)采集数据,能够保留样品原有的结构和性质。

(2)无偏向性:对样品中所有组分的灵敏度均一致。

(3)具有良好的客观性和重现性:样品处理简单,有较高的容量和较低的单位样品检测成本。

(4)可进行实时和动态的检测,分析方法灵活多样。此外,NMR 氢谱的谱峰与样品中各化合物的氢原子一一对应,所测样品中的每一个氢原子在图谱中均有其相关的谱峰,图谱中信号的相对强弱反映样品各组分的相对水平。因此,NMR 方法比较适合研究代谢产物谱中的复杂成分。

(四)其他技术

代谢组学也可采用其他仪器进行检测,如拉曼光谱(Raman spectra),由于水的吸收微弱,拉曼光谱可观测到代谢产物的众多官能团,但缺点是对同类化合物的代谢产物较难分辨;傅里叶红外光谱(FT-IR)利用代谢产物的振动频率从而产生了代谢指纹谱,结合红外光谱技术,可进行高通量的初步筛选,其缺点是灵敏度低,对同类化合物的代谢产物仍较难分辨。

三、数据处理方法

现代高通量仪器分析所产生的代谢组学原始谱图较为复杂,信息丰富,仅通过简单的谱图比较难以获得生物标志物,需借助生物信息学和化学计量学方法对数据进行分析。数据分析的第一步为数据预处理,即将原始谱图数据"简化和降维",转变为易于分析的数据矩阵,方可用于建立可靠的数学模型对研究对象进行分类和预测。数据处理的主要操作步骤见图8-1。

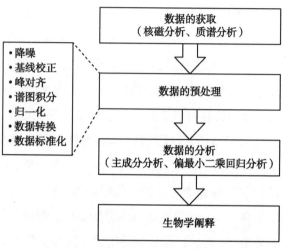

图 8-1　代谢组学数据处理主要操作步骤

由于检测仪器和检测对象不同,图谱的表现形式差异也较大,因此数据预处理方式也不同。

(1)降噪:目前 NMR 谱图去噪方法主要有时域去噪、频域去噪和时频域结合去噪法。最常用的一种谱图去噪方法就是将时域自由衰减信号与一个指数型的衰减信号相乘,此方法可获得较好的去噪效果,缺点是损失谱图的分辨率。

(2)基线校正:NMR 谱图的基线校正主要有时域校正法和频域校正法。时域校正主要利用线性预测对时域自由衰减信号中缺失的数据点进行预测,从而实现基线的全局校正;频域校正主要通过基线识别和基线重构来实现。

(3)峰对齐:在进行峰对齐时,由于代谢产物谱峰易受到浓度、pH、温度和磁场的影响而发生漂移,导致变量与代谢产物难以一一对应,如发生全谱漂移,可以样本中某个代谢产物的谱峰或样品制备时外加定标物质(如 TSP)为参考,将所有样本进行对齐。局部谱峰漂移一直以来是一个难题,可以凭借经验进行手动对齐,但是也存在一些问题:过分依赖于研究人员的经验,不适宜大批量谱图的处理等。近年来,涌现了大量的谱峰自动对齐算法,如 icoshift 法、相关优化解缠法等。

(4)谱图积分:对谱图进行积分是指按照一定的规则将谱峰分割成若干段,将每一段谱峰积分成单个变量,在减少谱图数据维度的同时还降低了谱峰漂移的影响。目前常用的积分方法有等间隔积分、基于高斯核函数的积分、Davis 提出的自适应非等间隔积分。

(5)归一化:样本在采集过程中的明显差异(如尿样体积)会导致个体间较大的代谢产物浓度差异。为了消除或减轻这种不均一性,通常需要将每个样本图谱数据在滤噪之后,对所有峰信号进行归一化处理,即用每个峰信号强度作为分子,所有峰信号强度之和作为分母,每个峰信号强度转化成在该图谱中的相对强度,这种归一化方式最为普遍。但是,如果部分峰信号差异很大,这种归一化方法会使其他变量受到影响,引起误差甚至错误。因此,另外一种替代的方法是选择样本图谱中含量稳定、化合物信息明确的峰信号作为参照,例如肾功能良好的疾病的尿样可以选择 24 小时尿肌酐进行校正,这样能比较真实地反映其他物质的代谢水平。此外,由于机器灵敏度下降造成样本批间误差,可以利用随行的质控样品或者内标进行矫正。采用何种归一化的方法主要取决于参照系的选择,目标是使得归一化后的数据尽可能反映生物样本的原始信息。

(6) 数据转换:是将数据进行各种形式的转换来提高数据集正态分布性,从而矫正奇异值,达到减少分析误差的效果。对数转换是一种常用的方法,它能有效地降低数据集离散性和奇异值所引起的数据不均一性。值得注意的是,这种方法在真实数据应用时存在一定弊端,因为 $\log_{10}0$ 是没有意义的,所以不能处理含有 0 值的数据集;此外数据集的变量标准偏差大且存在极小值时,对数转化将这些数据变成无穷小,也不利于后期数据处理。为了克服这些实际问题,统计学家提出了次方转换的方法,使得转换后的数据趋近或达到正态分布性。

(7) 数据标准化(中心化/标度化):经归一化、数据转换后的数据仍然直接反映每个成分的响应强度,变量的强度大小没有统一在同一个标准上。中心化是用于确定数据集中心的方法,一般最常用的方法是均值中心化。通过均值中心化处理,变量就转换成与自己平均值之间的差值,即所有的变量都以零为中心变化,因此,中心化的数据就能直接反映变量的变化情况,有利于观察组间差异和聚类分析。标度化是通过数据处理来增加各变量在不同样本中的可比性,通过建模获得对模型贡献较大的变量。标度化的方法一般分为 3 种:UV-scaling(变量除以自己的标准偏差)、Par-scaling(变量除以自己的标准偏差的开方)和 Ctr-scaling(均值中心化)。在实际操作过程中,我们需要考虑实验过程中存在的可能影响因素,选择合适的标准化方法。

随着科学技术的发展,代谢组学数据处理软件愈发先进,基于 NMR 的代谢组学数据预处理采用 MestReNova、Xwin NMR、MestReC、AMIX、KnowItALL、NMRPipe、Topspin、Hires、Automics 和 MDAS 等软件即可完成;LC-MS 和 GC-MS 这两种分析技术检测获得的信息为色谱峰的保留时间、质荷比、峰面积,也需要进行去噪、峰识别、对齐、峰提取、归一化等步骤,目前可用 XCMS、MZmine、Metalign、MetaboAnalyst、MarkerLynx、Mass Profiler、Professional MPP、Profiling Solution、AMDIS、ChromaTOF 等软件进行处理,这为科研人员节省了大量的工作时间。

四、数据的分析方法

数据经预处理后需进一步分析,挖掘隐含于其中的有用信息。在代谢组学的研究中,多数情况是对检测到的代谢产物信息进行判别分类,目前主要采用模式识别技术。

模式识别是一种借助大量信息和经验进行推理的方法,一般分为无监督性模式识别和有监督性模式识别两类。无监督性模式识别用于从原始谱图信息或预处理后的信息中对样本进行归类,并采用相应的可视化技术将分类结果直观地表达出来。该方法可对得到的分类信息和样本原始信息(如药物的作用位点或疾病的种类等)进行比较,建立代谢产物与原始信息的联系,筛选与原始信息相关的标志物,进而考察其中的代谢途径。由于这个方法没有可供学习利用的训练样本,所以称为无监督学习法。无监督学习法主要是根据从原始谱图信息或预处理后的信息对样本进行归类,以可视化技术直观地表达出来,建立代谢产物与原始信息的联系,筛选与原始信息相关的生物标志物,进而考察涉及的代谢途径。主要的数据分析方法有主成分分析(principal components analysis, PCA)、层次聚类分析(hierarchical cluster analysis, HCA)、非线性映射(nonlinear mapping, NLM)等。有监督学习方法主要是建立组别间的数学模型,使各类样品间达到最大分离,并利用建立的多参数模型对未知的样本进行预测。应用于该领域的主要有簇类独立软模式(soft independent modeling of class analogy,SIMCA)和偏最小二乘法判别分析(partial least squares discriminant analysis,PLS-DA)。人工神经网络(artificial neural network,ANN)技术作为非线性的模式识别方法,近来也得到广泛应用。在所有模式识别方法中,使用最广泛的是无监督的 PCA 方法。

(一) 无监督性模式识别

1. 主成分分析(PCA) PCA 方法是代谢组学研究中应用最广泛的方法,其目标是在保持数据信息损失最少的原则下,对高维变量进行降维处理的线性映射方法。它的基本算法是找到一种空间变换方式,将分散在一组变量上的信息集中到几个主成分(PC)上,利用 PC 描述数据集的内在模式,尽可能地反映原变量的信息(即方差最大)。PC 是由原始变量按一定的权重经线性组合而成的新变量,每个 PC 之间是正交的,第 1 个 PC 包含了数据集的绝大部分方差,第 2 个次之,依此类推,由前两个或三个 PC 作图,就可以直观地在二维或三维空间中研究样本与变量的相互关系。PCA 在代谢组学中的主要应用是在样本代谢组的各代谢产物中找出一种或几种组合,使之能代表整体代谢组数据所表达的信息。代谢组数据矩阵经过 PCA 计算后,得到该矩阵的得分图和载荷图。代谢组数据的聚类分析通常在得分图(score plot)中进行,生物标志物的寻找通常根据 PCA 分析得到的载荷图(loading plot)中各变量对主成分贡献的大小来判断。得分图是原始变量经过线性组合后得到的新的潜变量,每一个点代表一张谱图,因此可以从得分图上直接观察谱图分类情况;载荷图反映了原始变量线性组合成新变量的方式,通过载荷图可以确定对谱图分类贡献较大的各维数据。PCA 方法只是用简化形式表达代谢组数据中包含的信息,但一般不能利用数据自身的信息,如分类信息。

2. 非线性映射(NLM) NLM 是将高维空间中的数据点集映射到二维平面进行分类,为了使映射引起的样本间的距离变化尽可能小,定义如下误差函数:

$$E = \frac{1}{\sum\limits_{i>j}^{m} d_{ij}} \sum\limits_{i>j}^{m} \frac{(d_{ij} - d_{ij}^{*})^2}{d_{ij}} \tag{8-1}$$

式(8-1)中,d_{ij} 和 d_{ij}^{*} 分别是第 i 点和第 j 点在 n 维空间和二维空间中的两点间距离,映射过程力求使 E 的值达到极小,最终结果用二维映射图表示出来。

3. 层次聚类分析(HCA) HCA 在代谢组学研究中也得到了广泛应用,通过 HCA 分析得到样本的若干类,使同一类中的样本有相似的代谢组数据表达。其基本思想是:计算两两之间的距离,构成距离矩阵,合并距离最近的两类为新的一类,计算新类与当前各类的距离。再合并、计算,直至只有一类为止。进行层次聚类前首先要计算相似度(similarity),然后使用最短距离法(nearest neighbor)、最长距离法(furthest neighbor)、类间平均链锁法(between groups linkage)或类内平均链锁法(within groups linkage)四种方法计算类与类之间的距离。该方法虽然精确,但计算机数据密集,因此对大量数据点进行分析时,更适合选用 K 均值聚类法(KMC)或自组织映射图法(SOM),而 HCA 更适合于在将数据转换为主成分后使用。

(二) 有监督性模式识别

1. 偏最小二乘法(PLS) PCA 是最简单、常用且比较有效的无监督学习方法,PLS 与 PCA 有共同之处,它们都试图提取出反映数据变量的最大信息,不同点在于 PCA 方法只考虑一个自变量矩阵 X,它只解释 X 矩阵中的最大变量信息,而 PLS 方法则还要考虑一个"响应矩阵 Y",因此具有预测功能。PLS 将原始输入变量中相关程度最大的成分提取出来,投影到新的数据空间,然后用最小二乘法进行回归,通过寻找类似于 PC 的隐变量,使自变量 X 向响应变量 Y 回归的程度达到最大。这里的最小二乘并非普通的最小二乘回归,而是有偏估计,即用一定的偏差作为代价换取估计精度,因此称为偏最小二乘估计。在此方法下,可同时实现回归建模(多元线性回归)、数据结构简化(主成分分析)以及两组变量之间的相关性分析(典型相关分析)。PLS 方法对代谢组数据的分类往往有较高的准确率,主要应用是以训练样本的代谢组数据为输入建立模型,对以后新输入的样本进行分类判别。PLS 还可以与判别分析(discriminant analysis, DA)方法联合使用,确定不同分组间判别的最优位置,即偏最小二乘法判别分析(PLS-DA)。PLS-DA 方法应用 PLS 算法对一个哑变量矩阵(dummy matrix)进行分类,这个哑变量矩阵由正交的每个类矢量构成。PLS-DA 选择已知不同类别的样本数据作为训练集,构建 PLS-DA 模型,模型经过计算确认生效后,就可以用来预测未知样本的类别。PLS-DA 方法在代谢组数据分析上取得了比 PLS 方法更好的效果。

2. **软独立模型分类分析(SIMCA)** SIMCA 方法是利用主成分模型对未知样品进行分类和预测。该方法基于的假设为同一类样本具有相似特征,在一定的特征空间内,属于同一类的样本就会聚集在某一特定的空间区域,而对不同类的样本,则分布在不同区域。通过因子分析法,分别针对训练集中的每类样本建立类模型,类模型建好后,对实验集中的样本计算其到各类模型的 SIMCA 距离,根据 SIMCA 距离判别该样本属于某一已知类,或同时属于某几个已知类,或归于新类。其在代谢组学中的主要应用也是通过输入训练样本的代谢组数据建立分类模型,对未知样本进行分类。此方法实际上是 PCA 方法的延伸,适合对大量样本进行分析,已开发出较成熟的软件,在近年来很常用。

3. **k-最近邻法(kNN)** 在模式识别中,有些特征与分类关系不大,若把这些特征作为变量,有可能导致分类结果变差,在一般情况下特征数远小于样本数,即筛选掉不重要的甚至有负作用的特征。用 kNN 方法进行特征筛选的基本原理是测试特征对分类结果的影响,重要的选之,否则弃之。算法思想为:先对包含了所有特征的数据样本,用 kNN 法对每一样本逐个(留一法)进行"未知"类别预报,然后对预报的分类结果与原来的类别进行比较,统计两者不一样的个数,记为总误差(T-error)。接着对每个特征变量 $[F_{(i)}, i=1, \ldots, N]$,计算去除该特征变量后的误报率 $[\text{Error}(i)]$,对所有误报率排序,找出误报率最小值(Minerror),记录相应的特征变量,如果该最小误报率比 T-error 小,说明去除该变量后分类结果变好,则可以删除这个变量。对于剩下的 $(NF-1)$ 个变量再次做类似的计算,并找出相应条件下的最小误报率;同理,如果该最小误报率比前一次的最小误报率小,就可删除这个变量。依此类推,直至某一次的最小误报率比上一次的大或所剩的变量个数已经减少到某个固定值。

4. **支持向量机(SVM)** SVM 的实现是通过某种事先选择的非线性映射(核函数)将输入向量映射到一个高维特征空间,在这个空间构造最优分类超平面。支持向量机是数据挖掘中的一个新方法,能成功地处理回归问题(时间序列分析)和模式识别(分类问题、判别分析)等诸多问题,在处理高维输入空间的分类时,这种方法尤其有效。

5. **自组织映射(SOM)** SOM 是一种以竞争式学习为基础的人工神经网络。神经网络中邻近的各神经元通过侧向交互作用相互竞争,发展成检测不同信号的特殊检测器。其基本原理是将多维数据输入为几何学节点,相似的数据模式聚成节点,相隔较近的节点组成相邻的类,从而使多维的数据模式聚成二维节点的自组织映射图。自组织映射图允许对类进行调整,属于监督类聚类。自组织映射图分类标准明确,优化的次序好于其他聚类法,在基因表达谱的数据分析中得到广泛的应用。

(三) 模式识别的特点

代谢组学模式识别的评价标准主要包括两方面:

(1)对生物样本分类或者属性预测的准确率。

(2) 对表征某种代谢模式的"生物标志物"的识别能力。

从机器学习的角度来说,无监督性模式识别一般是聚类分析,有监督性模式识别一般是判别分析。聚类分析通过建立各种不同的数学模型,辨别某些特性相似的样本,并按照这些特性将样本划分成若干类(群),使同类样本具有高度同质性,而不同类样本则有高度异质性。但聚类分析只为了寻求类,不管所聚的类别是否有意义。判别分析能够依据样本的某些特性,判别样本所属的类别。与聚类分析不同的是,判别分析是在将研究对象分成若干类的前提下,建立判别函数,并用所建立的判别函数对未知样品的功能或状态进行预测。因此,在分类已知的情况下,有监督性模式识别方法比无监督性模式识别方法更有效率。事实上,不管是有监督性模式识别还是非监督性模式识别,目前都是将现有的多元统计分析算法或神经网络等机器学习算法简单移植用于代谢组学模式识别中,面对代谢组学数据自身的特性和要求,每种算法都有自身的缺陷,并不能充分获取代谢组学的数据信息。

五、代谢产物的鉴定

代谢组学研究的一个重要目的是从海量数据中筛选出差异性变量即潜在生物标志物,并深度挖掘其生化意义以指导相关生理病理机制的阐释。为提高筛选差异变量的准确性和可信度,往往采用多元统计分析和单变量统计分析相结合的策略,利用"多指标"来筛选和验证生物标志物。一般筛选步骤首先是利用变量投影重要性(variable importance in projection, VIP)对变量进行初筛,VIP 值是 PLS-DA 或 OPLS-DA 多元统计分析中评价变量的重要指标,通常认为 $VIP > 1$ 的变量对分组有较大贡献,是潜在的生物标志物;其次是通过 S-plot 或 SUS-plot、载荷图对上述初筛变量的可靠性进行验证,将与分类相关性低的变量剔除;再次是将剩余的变量进一步运用单变量统计分析的方法如方差分析、非参数检验、t 检验等进一步验证($P < 0.05$);最后以 ROC 诊断分析曲线下面积作为差异变量准确度评价的指标。对于筛选出的差异代谢产物,其结构鉴定一直是代谢组学研究的难点。无论是 NMR 还是 GC/MS 或 LC/MS,它们所能提供的可用于结构鉴定的参数都十分有限,而仅仅依靠单一的参数进行代谢产物鉴定是不充分、不科学的。因此,一般需要 2 个以上相互独立的数据和方式,如基于 NMR 技术的代谢产物鉴定主要以化学位移为参数,利用标准品比对和数据库检索(Chenomx NMR Suite、HMDB)的方法进行,对于无标准品的代谢产物,有时也以已发表文献数据作为参考,对结构进行推断;基于 GC/MS 技术的代谢产物鉴定主要是利用保留指数和质谱图与通用或定制谱库(如 NIST、Fiehn GC-MS Database)进行匹配;由于缺乏通用的标准数据库,基于 LC/MS 技术的代谢产物鉴定一般是以保留时间、准确分子量和多级别质谱裂解规律为参数,利用标准品比对和参考已发表文献数据的方法进行代谢产物的鉴定。

六、生物学阐释

在正常情况下,生物机体处于内稳态——即体内各条代谢通路保持着一定的平衡状态。当机体受到外界干扰(生理病理或环境因素变化),机体的内稳态被打破,从而导致某些代谢通路上调和下调,代谢组学通过高通量高精密的仪器测定、先进的数据方法的分析,从而捕捉到生物体内代谢通路的变化,通过结合其他手段寻找其特异性生物标志物或标志物群,为疾病的诊断、治疗甚至药物的设计提供指导。由此可见,代谢产物的生物学分析是代谢组学研究中非常重要的一环,要了解这些差异代谢产物所代表的生物学含义,需要研究者们去寻找这些代谢产物所涉及的代谢通路,通过对代谢通路的分析可以找到与差异代谢产物相关的代谢产物、酶和基因。经过多年的积累,研究者们已经建立了多个代谢通路相关的数据库,如 KEGG(https://www.kegg.jp/),Biocyc(https://www.biocyc.org/)包含了 Ecocyc 和 Mehcyc 两个数据库,Human Metabolome Database(https://hmdb.ca/),PathDB(https://www.npmjs.com/package/pathdb)等。每一种数据库都有自己的特点,在进行代谢产物通路分析时可根据不同的需求选择不同的数据库。

生物体就如同一个小社会体系,体内各种代谢通路行使自己特有的功能,完成体内的物质传递、能量的生成和信息的传导等生化过程(功能)。其中,物质传递可以促进生物体获得新的合成原料,并将体内产生的废物带出体外;能量代谢提供体内各种生化反应所需要的能量;信息传导为体内各生化通路提供调节剂,生物体通过信息的传导实现反馈和负反馈调节功能,从而维持体内的稳定状态。因此,体内的生化通路按照其主要功能可以分为四大类,见表 8-1。

表 8-1　体内主要的生化通路

生化过程	主要通路
能量代谢	糖代谢(糖酵解途径)、脂肪酸代谢、氨基酸代谢与三羧酸循环(TCA)
物质传递	氧元素[O]传递、碳元素[C]传递、氢元素[H]传递、氮元素[N]传递、磷元素[P]传递
信息传导	花生四烯酸代谢、胆碱及胺类神经递质代谢、核酸代谢
胃肠道菌群相关代谢	食物中多酚、蛋白质分解代谢;大分子糖类(如抗性淀粉、植物纤维和难降解的多糖等)的酵解;短链脂肪酸(如丁酸、乙酸和甲酸等)的代谢

当代谢组学研究筛选和鉴定出差异代谢产物,需对这些代谢产物进行生物途径分析,对其与疾病或药物的生物学关系进行阐释。该步骤可借助相关在线数据库(如 HMDB、KEGG、Lipidmaps 等)来进行,这些数据库可给出代谢产物在体内的生物代谢途径及这些过程涉及的基因、蛋白质及酶等信息。

目前代谢组学的分析普遍遵循生物样品收集与制备、质谱、数据预处理、模式识别分析、特征代谢产物识别和生物机制分析的步骤。但如果对于任何研究目标都按照代谢组学常规步骤按部就班地进行分析,往往只能得到普遍性的结果,缺乏针对性和特异性,寻找到的生物标志物也比较片面。因此,应该利用代谢组学的先进知识,了解哪些代谢循环、代谢产物最可能与研究体系相关,将代谢组学与蛋白质组学、基因组学和临床数据相结合,进行综合分析,优化分析条件和潜在生物标志物的鉴定,提高代谢组学的研究效率。这将是代谢组学发展的一个重要方面,同时也为生物代谢或临床表型多样性研究提供更可靠的方法和工具。

第三节 基于代谢组学的中药研究

中医药是中华民族的瑰宝,是几千年临床经验的沉淀与朴素唯物主义哲学观升华的结晶,在人类健康事业中的重要地位不容置疑。但由于中医药认识疾病的方法、理论均缺乏合适的现代科学表达体系,目前仍是一种不能与现代医学相兼容、相通的"语言"。系统生物学尤其是代谢组学的诞生,使得搭建中西医结合的"桥梁"成为可能。代谢组学是从整体的"生化表型"来把握生物体的整体功能状态,传统中医药是从生物体的外在表现及对生物体内在联系的抽象,根据"由外及内"的思想方法了解生物体的整体功能状态,二者的学术思想方法具有内在相通性。中医药的整体和系统思想局限在宏观层面,带有明显的原生态特点,而系统生物学是在全局分析、还原基础上的再整合。因而,以代谢组学为主体的系统生物学研究方法是认识中医药抽象整体观思想的根本途径,但我们也不能忽视中医药整体观思想对于系统生物学研究再整合过程中的宏观指导意义,只有两种学术思想方法的融合与互动、渗透,才能促生一种最为科学、合理的现代生物医学模式的诞生。

一、基于代谢组学的中药作用机制研究

代谢组学以其独特的整体性、动态的表达优势与中医药的整体观、辨证论治思路不谋而合,近年来代谢组学技术被广泛地应用到中药材、方剂配伍规律、中医方证、证候等方面的生物标志物研究,为充分理解中医理论的科学价值及中医临床经验的实用价值提供了新途径。生物体作为一个完整系统,其体内的代谢产物处于一种动态平衡状态,应用代谢组学方法可定量检测机体代谢变化,发现与疾病相关的生物标志物并确定其所涉及的代谢通路。代谢组学能够表征中医证候代谢轮廓及生物标志物,为中医证候客观诊断及方剂临床疗效精准评价提供新靶点,以中医证候代谢轮廓及生物标志物为靶点,精准评价相应方剂效应,揭示其作用机制。

应用示例

发热通常是可导致代谢紊乱的全身性病理过程。祝味菊《伤寒质难》中说:"所谓八纲者,阴、阳、表、里、寒、热、虚、实是也",寒热是中医辨别疾病性质的两个重要纲领。现代病理生理学认为,致热原进入机体作用于免疫活性细胞产生内源性致热原,直接或间接通过中枢介质使体温调节中枢的调定点上移而引起的调节性体温升高,称为发热。发热在临床上是多种疾病重要的表现之一。该研究以干酵母致热法复制的热证大鼠模型的代谢轮廓及生物标志物为靶点,采用 UHPLC-FT-ICR-MS 分析方法,运用代谢组学原理筛选自《伤寒论》的经典方剂葛根芩连汤(GQLD)的功效标志物,以精准评价寒性方剂效应,以揭示中医热证与寒性中药方剂的解热机制。

建立热证大鼠模型,于实验前每天早、中、晚三次定时测定体温(温差 > 0.5℃者剔除),对实验大鼠进行考察。由电子数字温度计测得的各组大鼠的直肠温度变化如图 8-2 所示。实验结果表明,与空白对照组比较,模型组温度显著升高,说明模型建立成功。

图 8-2　各组大鼠直肠温度
Ⅰ,空白对照组;Ⅱ,模型对照组;Ⅲ,伊曲康唑阳性对
照组;Ⅳ,阿司匹林阳性对照组;Ⅴ,GQLD 组;∗∗ 与
Ⅰ组相比,$P<0.01$;## 与Ⅱ组相比,$P<0.01$。

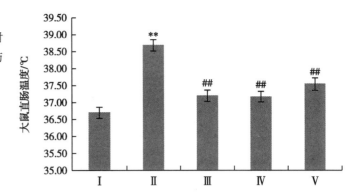

该实验采用 UHPLC-FT-ICR-MS
对葛根芩连汤解热作用进行代谢组
学研究,应用主成分分析等现代多
元统计分析方法,对治疗前后的血
浆内源性代谢产物谱采用代谢组学
技术进行系统分析,阐明寒性方剂
的功效标志物。首先通过 UHPLC-
MS 技术在正离子模式下采集大鼠
血浆代谢产物谱信息,典型正离子
全扫描色谱图如图 8-3 所示。

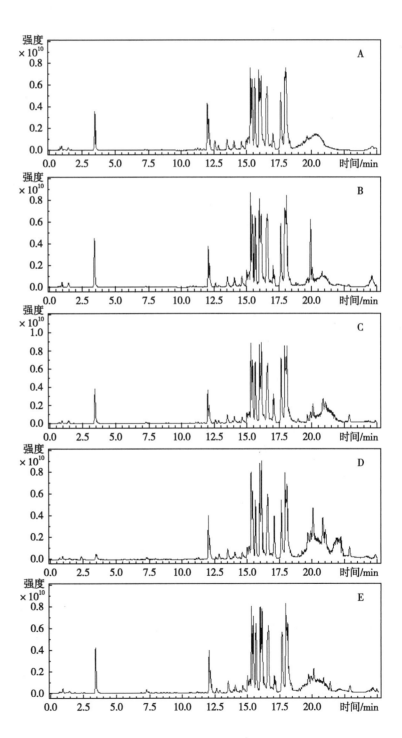

图 8-3　空白对照组(A),模型对照组(B),
伊曲康唑阳性对照组(C),阿司匹林阳性
对照组(D),GQLD 组(E)血浆样品的正
离子全扫描色谱图

空白对照组（Ⅰ）、模型对照组（Ⅱ）、伊曲康唑阳性对照组（Ⅲ）、阿司匹林阳性对照组（Ⅳ）和葛根芩连汤组（Ⅴ）大鼠的血浆样品在正离子模式下进行 UHPLC-FT-ICR-MS 分析，其代谢产物谱数据经 PLS-DA 分析后的 Score 图如图 8-4 所示。空白对照组和模型对照组在第一主成分方向完全分离，而伊曲康唑阳性对照组、阿司匹林阳性对照组和葛根芩连汤组沿第一主成分方向介于空白对照组和模型对照组之间，体现了伊曲康唑、阿司匹林和葛根芩连汤对大鼠热证具有明显的预防作用。

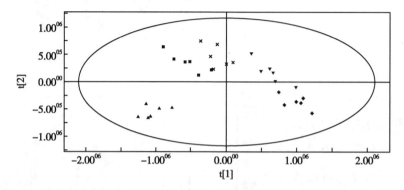

图 8-4　空白对照组（◆），模型对照组（▲），伊曲康唑阳性对照组（▼），阿司匹林阳性对照组（×），GQLD 组（■）经 PLS-DA 分析后的 Score 图

对热证大鼠血浆代谢组学的研究结果证明，伊曲康唑、阿司匹林和葛根芩连汤对酵母致大鼠发热均具有明显的预防作用。伊曲康唑阳性对照组、阿司匹林阳性对照组和葛根芩连汤组大鼠作用的主要生物标志物的种类略有不同。葛根芩连汤可使大部分标志物趋向正常，有可能是葛根芩连汤对热证模型大鼠多靶点的干预作用，根据实验数据表明，中药代谢组学可以有效阐明药物发挥疗效的相关生物标志物及代谢途径，对阐述其作用机制具有重要意义。

二、基于代谢组学的中药药效物质基础研究

中药方剂是以"方从法出，法随证立"为主要立方思路，依据"药有个性之特长，方有合群之妙用"的用药理念，按照"君臣佐使"关系配伍形成的复杂体系。中药方剂药效物质基础和作用机制的研究不仅是中药方剂研究的重点内容，也是中药现代研究的难点。代谢组学"整体性、动态性、综合性"与中药方剂"多组分、多靶点、多途径"的特点及中医理论中的"整体综合""辨证施治"具有密切的相似性，在解决中医药关键科学问题研究中具有一定优势，代谢组学技术可以全面体现中医药整体观，明确中药方剂药效物质基础，快速筛选出中药方剂中的药效成分，并联合系统生物学方法寻找代谢产物组中与疾病相关的生物标志物。代谢组学技术具有对机体无创伤、信息量大、操作简单、代谢产物通用、整体反映机体生理病理状态等特点，目前已广泛应用在中药药效物质基础领域。

应用示例

小儿脑性瘫痪俗称脑瘫，是小儿常见的中枢神经障碍综合征，病变部位在脑，累及四肢，常伴有智力缺陷及行为异常等症状。中医理论认为，小儿脑瘫归属于"五迟、五软"证的范畴。滋阴补肾的经典名方六味地黄丸（LW），首次出现于《小儿药证直诀》，最初是用于治疗小儿"五迟、五软"证。研究以六味地黄丸经典适应证，即治疗小儿"五迟、五软"证的疗效为切入点，在缺氧缺血脑瘫（hypoxic-ischemic cerebral palsy，HICP）大鼠模型的基础上，阐述代谢组学在中药药效物质基础分析中的应用。首先建立

HICP 大鼠模型,依照脑瘫动物的神经行为学标准,分别选取悬吊实验、斜坡实验、旷场实验和拒俘反应实验,观察给药组对 HICP 模型大鼠的整体行为能力的影响。随后通过代谢组学的研究方法,表征了 HICP 模型大鼠尿液中 20 个潜在生物标志物,确认了这些小分子代谢物对糖代谢、氨基酸代谢、核苷酸代谢、烟酸和烟酰胺代谢、甾体激素类生物合成五大代谢途径产生影响。

根据该应用示例,可以看出研究者借助中医方证代谢组学理论和技术,对六味地黄丸通过调节机体的糖代谢、氨基酸代谢、核苷酸代谢和甾体激素类生物合成四大类代谢途径进行了阐释,并通过 PCMS 软件筛选出六味地黄丸干预 HICP 模型大鼠潜在药效物质基础:6-O-甲基梓醇、莫诺苷、丹皮酚原苷、毛蕊花苷、獐牙菜苷脱水的代谢产物。研究表明,六味地黄丸可有效改善缺氧缺血的病理状态,从而干预小儿脑瘫发生发展的病理过程。

三、基于代谢组学的中药安全性与毒性评价研究

中药作为中医药的重要组成部分,在治疗和预防疾病中发挥着重要作用,但是中药的毒副作用和安全性问题往往容易被人们忽略。近年来关于中草药毒副作用的报道日渐增多,如中药的胃肠道毒性、肝毒性、肾毒性、呼吸系统毒性、心血管系统毒性、免疫系统毒性、生殖系统毒性等。关于服用含有马兜铃酸的中草药而导致肾衰竭的报道,使得中草药的安全性问题引起了国内外的重视,并出现了所谓的"中草药肾病"一词。中药引起肾毒性的原因主要有以下几方面:①中药本身含有肾毒性成分,如马兜铃酸(aristolochic acid, AA)、重金属汞等;②未正确使用中药,如长期服用含重金属的中药,滥用、误服或与西药不合理合用等均可能产生肾毒性;③某些特殊人群使用中药后也容易出现肾毒性,如儿童、老年人使用清开灵注射剂易出现肾功能障碍。监测中药肾毒性的传统方法是通过组织形态学、生化指标研究药物的毒性,但缺乏安全性、灵敏性和高效性。虽然单细胞凝胶电泳等技术有助于对毒性的研究,但并不能对生物的整体进行透彻分析,亟须新兴技术的引入发展,此外毒理机制研究也需要多学科的交叉融合。

代谢组学基于内源性代谢产物的整体研究策略,与中药"多组分、多靶点、整体调节"的作用特点相吻合,代谢组学可以对中药的多条代谢通路进行快速分析,评价中药毒性,缩短研究的周期,对靶组织精准定位,对中药的毒副作用进行分析,有效寻找生物标志物。有毒中药会使正常的细胞结构被破坏,致细胞中内源性代谢产物的稳态失衡,表现在靶组织的血浆成分变化,代谢产物水平出现波动,这些变化可以用来评价毒性损害的程度。尿液、血液中的代谢产物可以反映生物体总体的功能变化情况,可用以快速评价中药的毒性,分析其毒性作用的机制,有助于进一步研究中药的安全性。

应用示例

代谢组学已广泛应用于马兜铃酸类、生物碱类、矿物类等中药引起的肾毒性研究中,通过检测给药前后动物血液、尿液、肾组织及肾细胞中的代谢轮廓变化评价毒效,并筛选毒性生物标志物,从而阐释肾毒性的毒理机制,为探究中药肾毒性提供了新的策略。现以马兜铃酸为例,阐述代谢组学在中药肾毒性分析中的应用。

研究首先采用 UPLC-MS/MS^E 的方法研究马兜铃酸 I 导致的马兜铃酸肾病(AAN)大鼠血清中的特征代谢图谱,随后采用无监督的主成分分析法(PCA)对两组大鼠的血清代谢产物进行分析,并对所得结果进一步采用正交偏最小方差判别分析法(OPLS-DA)对大批量的血清数据进行聚类分析,并基于

S-plot 中的 VIP 值,确定代谢产物的元素组成。再通过检索 HMDB、METLIN、Chemspider 等数据库确定鉴定代谢产物的结构,最后鉴定以卵磷脂、胆汁酸和尿毒症毒素为代表的生物标志物,并阐明马兜铃酸 I 干扰的生物代谢通路。

研究基于 UPLC-QTOF/HDMS/MSE 代谢组学技术的 AAN 血清的分析表明马兜铃酸对于肾脏的损伤导致了内源性代谢产物水平的异常变化,磷脂、胆汁酸和毒素类物质是影响肾损伤的代谢产物,这些鉴定的代谢产物可以作为马兜铃酸诱导产生 AAN 的生物标志物。该应用实例表明中药代谢组学可以应用于马兜铃酸导致的肾脏代谢异常的研究,可以用来研究中药的毒性,阐明中药毒理学的生物化学作用机制。

思考题 　　1. 代谢组学在中药现代化研究中的具体应用有哪些?

2. 中药代谢组研究中样品制备过程通常遵循哪些原则?

3. 中药代谢组研究中数据模式识别技术有哪些?

(赵云丽)

参考文献

[1] KITANO H. Systems biology: A brief overview. Science, 2002, 295(5560): 1662-1664.

[2] GERMAN J B, BAUMAN D E, BURRIN D G, et al. Metabolomics in the opening decade of the 21st century: Building the roads to individualized health. Journal of Nutrition, 2004, 134(10): 2729-2732.

[3] 王广基, 查伟斌, 郝海平, 等. 代谢组学技术在中医药关键科学问题研究中的应用前景分析. 中国天然药物, 2008, 6(2): 89-97.

[4] 赵丹, 徐建良, 肖明中. 代谢组学在中医药研究中的应用. 亚太传统医药, 2021, 17(8): 206-209.

[5] CLAYTON T A, LINDON J C, CLOAREC O, et al. Pharmaco-metabonomic phenotyping and personalized drug treatment. Nature, 2006, 440(7087): 1073-1077.

[6] CHETWYND A J, DUNN W B, RODRIGUEZBLANCO G. Collection and preparation of clinical samples for metabolomics. Advances in Experimental Medicine and Biology, 2017(965): 19-44.

[7] 张志新, 高晓燕. 药物代谢组学研究现状. 中国中药杂志, 2018, 43(6): 1093-1098.

[8] BEKER B M, CORLETO M G, FIEIRAS C, et al. Novel acute kidney injury biomarkers: their characteristics, utility and concerns. International Urology & Nephrology, 2018, 50(4): 705-713.

[9] MAHER A D, LINDON J C, NICHOLSON J K. ^{1}H NMR-based metabonomics for investigating diabetes. Future Medicinal Chemistry, 2009, 1(4): 737-747.

[10] ZHANG S C, NAGANA GOWDA G A, YE T, et al. Advances in NMR-based biofluid analysis and metabolite profiling. Analyst, 2010, 135(7): 1490-1498.

[11] PSIHOGIOS N G, GAZI I F, ELISAF M S, et al. Gender-related and age-related urinalysis of healthy subjects by NMR-based metabonomics. NMR in Biomedicine, 2008, 21(3): 195- 207.

[12] KOHL S M, KLEIN M S, HOCHREIN J, et al. State-of-the art data nor-malization methods improve NMR-based metabolomic analysis. Metabolomics, 2012, 8(Suppl 1): 146-160.

[13] 李秋菊, 王萍, 王美佳, 等. 基于中医方证代谢组学技术的六味地黄丸干预脑瘫大鼠模型研究. 世界科学技术——中医药现代化, 2016, 18(10): 1684-1696.

［14］LIU T, TIAN X, LI Z, et al. Metabolic profiling of Gegenqinlian decoction in rat plasma, urine, bile and feces after oral administration by ultra high performance liquid chromatography coupled with Fourier transform ion cyclotron resonance mass spectrometry. Journal of Chromatography B, 2018, 1079(1): 69-84.

［15］张莉,孟梅霞,安军民,等. 基于UPLC-MS/MSE方法研究马兜铃酸肾病大鼠的血清代谢组学. 药物分析杂志, 2014, 34(11): 1948-1953.

第九章　生物药的体内分析

第一节　概　述

随着医药行业的飞速发展,生物技术药物(biotechnology drug,以下简称生物药)的研究也进入了快速发展期。当今医药市场上炙手可热的生物药,早在 20 世纪 80 年代就被认为是和手术、化疗、放疗有同等治疗前景的第四种肿瘤治疗方法,但始终停留在理论阶段。直到 21 世纪,随着伊匹单抗(ipilimumab)、纳武利尤单抗(nivolumab)等单克隆抗体靶向治疗药物的相继上市,生物药才逐渐在肿瘤、自身免疫性疾病等领域的治疗中占据重要地位。2019 年 2 月,我国首个生物药获得国家药品监督管理局上市批准。生物药开始因治疗效果显著、副作用较小,逐渐成为新药研发的重点。目前,以生物药为核心代表的生物制药领域是生物医药产业中增长最快的子行业,"健康中国 2030"战略规划、《"十四五"国家战略性新兴产业发展规划》均将生物医药产业列入战略性新兴产业,将培育其成为先导性和支柱性产业。

一、生物药的定义

生物药是指一类利用现代生物技术方法生产源自生物体内的并被用于疾病诊断、治疗或预防的生物大分子,广义上也称为生物大分子药物。随着分子生物学、基因工程和基因组学的研究发展,生物药迅速发展,其种类也日趋增多。目前,生物药包括 DNA 重组技术生产的蛋白质、多肽、酶、激素、疫苗、单克隆抗体和细胞因子药物,也包括蛋白质工程技术生产的上述产品的各类修饰物,同时还包括用于基因治疗的基因、反义寡核苷酸和核酶及病毒和非病毒基因递送载体等。

二、生物药的特点

(一) 结构的复杂性

生物药分子量通常大于 5 000Da,其组成、结构远比小分子药物复杂,具有严格的空间构象和构型,且多数为混合物。更为复杂的是,在生物药物的合成过程中,其结构通常带有翻译后修饰,如乙酰化、甲基化、糖基化、磷酸化等。由于不同的翻译后修饰的存在,生物药没有单一、恒定的分子式和分子量,通常是蛋白质、核酸的混合物,其结构的复杂性使得难以对其进行完全表征。

(二) 种属的特异性

生物药的作用靶点非常明确,即其受体或抗原表位。值得注意的是,不同属别的动物,其受体或者抗原表位会存在不一样的结构和功能，所以生物药有可能在某一种属动物体内产生生物作用，而在另一种属的动物体内无任何生物活性。

（三）功能的多样性

生物药具有受体效应，通过与特异性受体结合、信号转导机制而发挥药理作用，因此生物药作用快、活性高。同时，由于体内受体的分布具有种属特异性和组织特异性，导致不同来源生物药的功能具有多样性。例如，来自人源基因编码的蛋白质或多肽类药物，与动物同源性的有很大差别，两者在药理活性、毒性作用范围等方面具有较大差异。

（四）免疫原性

生物药在动物和人体内具有免疫原性，重复给予这类药物将产生抗药抗体，可能会中和药物的活性，改变药物在体内的药代动力学特征，影响药物的组织分布和代谢清除。然而，造成这一问题的主要原因就是生物药在结构及构型上与动物或人自身蛋白质的差异性。在实验的过程中，很多动物被测试时使用的药物都属于大分子，这些药物可能会因其免疫原性而对安全产生一定的影响。

（五）不稳定性

生物药的半衰期一般较短，在体内很不稳定，容易被多种酶降解。同时，生物药口服生物利用度差，有明显的首过效应，给药后容易在胃肠道及肝脏等部位代谢失活或被降解，并难以穿越肠黏膜。因此，一般采用皮下注射、静脉注射、鼻腔喷射以及肺部吸入等方式给药。此外，生物药对热、光、酸、碱不稳定，易变性失活、易被酶解破坏和微生物污染。生产用菌种、细胞系，以及生产的条件要保持稳定，否则突发的变异将导致生物活性的变化或不期望生物活性的产生。

三、生物药的分类

由于生物药结构多样、功能广泛，按照其化学结构、化学特性及功能，主要分为蛋白质多肽类药物、核酸类药物、酶类药物、单克隆抗体类药物，以及氨基酸类药物与脂类药物。本章将重点介绍生物大分子类生物药的体内分析。

（一）蛋白质多肽类药物

蛋白质多肽类药物对于维持机体的正常功能有重要作用。蛋白质类生物药主要有重组人胰岛素、重组疫苗等，主要应用于自身免疫性疾病、炎症性疾病和肿瘤等疾病的治疗。其中，重组人胰岛素作为一种蛋白质激素类药物，具有促进血液循环中的葡萄糖进入细胞中合成糖原而使血糖降低的作用，因此被广泛用于糖尿病的治疗。

多肽类生物药正逐步由较早上市的多肽类激素，如降钙素、生长抑素、人胰高血糖素、缩宫素等发展到疾病防治的各领域，如多肽疫苗、抗肿瘤多肽、抗病毒多肽、细胞因子模拟肽、抗菌活性肽、诊断用多肽、减肥用多肽及其他药用多肽等。代表药物有环孢素，用于治疗严重角膜炎；醋酸格拉替雷，用于治疗多发性硬化症；醋酸亮丙瑞林，用于治疗前列腺癌；司美格鲁肽，用于改善 2 型糖尿病患者血糖水平，降低低血糖风险。

（二）核酸类生物药

核酸类药物，又称核苷酸类或寡核苷酸类药物，包括具有不同功能的寡聚核糖核苷酸（RNA）或寡聚脱氧核糖核苷酸（DNA），在抗病毒和抗肿瘤方面有广泛的应用，代表药物有氟尿嘧啶、利巴韦林、阿昔洛韦和阿糖腺苷等。近年来，核酸疫苗发展迅速。核酸疫苗是将编码抗原蛋白的基因导入宿主细胞，利用宿主细胞的表达系统合成抗原蛋白，诱导宿主产生对该抗原的免疫应答，从而达到预防疾病的目的。核酸疫苗分为 RNA 疫苗和 DNA 疫苗，其中 Moderna mRNA-1273 疫苗是全球首个进入临床研究的 mRNA 疫苗。

（三）酶类生物药

酶作为治疗药物具有作用机制明了，专一性强，靶点明确等优点，主要包括消化酶类、消炎酶类、抗肿瘤酶类、循环酶类等，已被广泛应用于癌症治疗和先天性酶缺乏症的替代治疗，也被应用于心血管疾病、胃肠道疾病、炎症以及烧伤等的治疗，如重组菊欧文氏杆菌天冬酰胺酶 -rywn 作为化疗药物用于治疗成人及儿童急性淋巴细胞白血病及淋巴母细胞淋巴瘤，适用于对大肠埃希菌产天冬酰胺酶类药物（*Escherichia coli*-derived asparaginase，一种最常用的白血病化疗药物）过敏的患者。

（四）单克隆抗体类药物

单克隆抗体是由单一杂交瘤细胞克隆分泌的只能识别一种表位（抗原决定簇）的高纯度抗体。因其具有理化性质高度专一、生物活性单一、与抗原结合特异性强、作用机制明确、疗效显著、经济效益大等优势，近年来成为生物医药产业的研究热点。自 1986 年全球首个鼠源性单克隆抗体药物 OKT3（muromonab-CD3）获批上市以来，单克隆抗体的发展经历了鼠源性、人鼠嵌合性、人源化和全人源化 4 个阶段，在此过程中抗体的特异性和亲和力不断增强，免疫副作用也逐渐减少，使得其在治疗中的应用日益广泛，全球单克隆抗体药物行业得以迅猛发展，技术日臻成熟。

四、生物药的药代动力学 / 药效动力学特点

近年来，生物大分子药物得到迅猛发展，尤其是结构上的保守性使其在动物体内的研究可以很好地为人体研究提供参考，从而大大缩短了研发周期。由于其大分子特性使得生物药具有结构不确定、非预期的多向活性和与内源性大分子结构类似性，以及在生物体内不易穿透生物膜、且易快速降解等特点，所以生物药在生物体内的药代动力学特点相对比较特殊和复杂。因此，研究其体内药代动力学行为对生物药的研发有着重要意义。

（一）吸收

生物药分子量较大、亲脂性差，导致其既难以在胃肠道中稳定存在，又不易渗透过亲脂性的肠壁，因此主要以静脉注射、皮下注射、肌内注射 3 种侵入性方式给药。目前，为降低药物的施用难度，提高患者的依从性并改善药物的治疗潜力，非侵入性给药方式也在进一步研究和改进中。非侵入性给药方式主要为口服和吸入，也包括经鼻腔黏膜、口腔黏膜和透皮给药。例如，胰高血糖素样肽 G_1 采用鼻腔给药技术，药物从鼻黏膜下层迅速吸收入血，在提高患者用药依从性的同时，又降低了药物的不良反应。

（二）分布

生物药受自身理化特性、与组织的结合能力、不同的给药途径以及较高的组织渗透性等因素影响，与小分子药物相比，生物大分子药物从血液分布到外周组织的过程局限且缓慢，表观分布容积（V_d）接近血液循环的体积，且组织分布受血液灌流的影响。由于口服等给药方式药物的生物利用度较低，生物药更适合静脉注射。同时，生物大分子药物与靶点的亲和性也会影响其在体内的分布。可以根据生

物药与目标靶点的亲和性,预测其表观分布容积以及体内分布情况。此外,体内屏障系统的存在也会影响药物在体内的分布。

（三）代谢与排泄

生物药在体内有两条代谢清除途径,一是通过 Fab 区域与药物靶点之间相互作用介导的特异性清除途径,二是通过 Fc 区和 Fc 受体之间相互作用介导的非特异性清除途径。生物药的体内代谢部位主要集中在肝、肾、血液和血管外组织等。在肝中,肝细胞通过转运过程中受体介导的吞饮作用参与药物的分解代谢。生物药一般不经细胞色素 P450 酶代谢,其体内消除途径主要有肾小球滤过、酶水解、受体介导的胞吞消除和抗药物抗体介导的消除。

（四）免疫原性

生物药的药代动力学(PK)、药效动力学(PD)通常相互关联,PD 会影响 PK。生物药在进行体内分析研究时,通常许多动物模型的免疫原性评估不能预测人类的免疫原性。因此,还要进行临床研究,获得 PK-PD 特性、免疫原性数据、预测患者疗效的各项指标。

五、生物药体内分析难点

（一）药物的特殊性与分析方法的不确定性

生物大分子药物的特殊性和复杂性极大地增加了该类药物体内分析的难度。例如,药物和靶点的结合可能影响对 PK-PD 的评价,免疫原性可能会造成 PK 曲线的偏移;双抗、抗体偶联药物(ADC)、嵌合抗原受体 T 细胞免疫疗法(chimeric antigen receptor T-Cell immunotherapy, CAR-T)等药物的新技术平台也给 PK-PD 的研究带来了挑战。在临床开发过程中,Ⅰ期、Ⅱ期、Ⅲ期不同的受试者或临床方案可能会导致方法的变更;关键试剂对试验影响较大,整个药物开发周期因关键试剂变更会造成方法的变更;此外,还存在试验操作自动化程度低、操作过程影响较大等问题。

（二）内源性类似物与生物基质的干扰性

生物药在分子结构上十分接近人体内的生理物质,在进入体内后更易被机体吸收进而参与人体的正常代谢和调节。经长期研究发现,生物药具有使用安全、毒性低、副作用小、疗效可靠等特点。许多生物药与内源性物质相同或者类似,由共同的氨基酸组成,但微量的待测物存在于大量的内源性蛋白质中,可能存在交叉反应,分析时应排除生物基质以及基质内的蛋白质水解、蛋白质结合等干扰。通常,不同于小分子药物的生物样品经萃取和沉淀等从基质组分中分离待测物的前处理方法,大多数大分子的生物药一般都不需要或者仅需要简单的样品前处理,便直接进行分析。因此,在选择分析方法时,通常依赖于配体的亲和力或质谱仪的分辨率。但由于缺乏生物样品的分离、纯化步骤,在方法开发过程中需要对生物基质进行多方面考察研究,以排除基质干扰,提高检测灵敏度。

六、生物药体内分析常用方法

常用生物样品中大分子药物的测定方法,主要包括免疫分析法、色谱法、质谱法、同位素标记法、实时荧光定量 PCR 等。就现阶段的研究来说,同位素标记法优先选择与高效液相色谱法或者电泳法联合使用。另外,免疫分析法和生物鉴定法常用于辅助测量基质中生物药的浓度。也就是说,需要用 2 种或者 2 种以上的检测方法来进行验证和互相补充。这些技术的联合使用大大提高了体内生物药分析的效率和可靠性，也推动着生物药体内分析方法的完善和发展。

（一）免疫分析法

免疫分析法（IA），属于配体结合分析法（LBA），是常用的生物药的体内分析手段。该方法是利用生物药抗原决定簇部位单克隆抗体的特异性识别待测药物，再利用比色法、电化学法或放射计数等方法进行定量分析，是一种利用抗原抗体的特异性结合为基础的高灵敏度的检测方法。常用于体内生物大分子药物的免疫分析法有 3 种：酶联免疫吸附分析法（enzyme-linked immunosorbent assay，ELISA）、基于核酸杂交的酶联免疫法（enzyme-linked bridging assay，ELBA），放射免疫分析（RIA）等。

1. **免疫分析法的特点**　免疫分析法在生物药体内分析中最重要的优势是它的灵敏度高于一般的色谱 - 质谱联用法。同时，其还具有操作简便，不需要培训专门人员操作，检测仪器设备价格和维护维修成本相对较低，分析形式通用灵活的特点。另外，本法的数据处理及报告编辑时间更短，而且可完成高通量（96 孔或 384 孔）分析，不是按照样品逐一相继获得（进样排队），而是在同一板内、在极短时间内完成，信号漂移极小。

免疫分析法也有一定的局限性，生产和检定配体试剂需要较长时间，需要筛选多批次的多克隆抗体或单克隆抗体，以获得想要表位的特异亲和力。对于某一种免疫分析方法，使用时需要制备多批次质控样品以完成可行性验证。待测药物的特异性抗体可从内源性物质、翻译后变体或降解代谢产物中识别药物分子，可作为捕获抗体和检测抗体，在后续的方法开发中进行鉴定和验证。其他关键试剂，如交联剂、封闭液、稀释液、洗板缓冲液、酶交联物和底物的质量非常重要，直接影响方法的重复性和重现性。在免疫分析法的开发阶段，需要优化各种试剂用量，并考虑影响反应动力学和结合平衡的各种因素，如时间、温度、湿度、离子强度和各种溶液的 pH 等。摸索得到的免疫分析方法进一步也可用于确证结构类似的内源性组分和已知代谢产物的特异性。

2. **方法学验证要求**　免疫分析法通常不需要对样本进行提取分离即可进行测定，所以在方法学验证阶段以及实际样本分析阶段，极易出现基质干扰。生物样本中的基质干扰可能来自样本中结构相似组分的交叉反应，或来自与基质中结构不同组分的非特异性结合，最终导致背景噪声高、灵敏度差、准确度低、数据难以重现。所以在方法开发阶段，需要进行严格的基质效应验证，以确保方法的耐用性，如临床患者样本可能会受到高脂血症、溶血样本、自身抗体等因素的影响。可采取加标回收试验来评价基质的干扰程度，用至少 6 个独立批次的基质加入标准待测物，样品应该在定量下限（LLOQ）和定量上限（ULOQ）这两个极值水平加标。若有某一批次中相对误差超限，则需要用标准校正液基质稀释超限批次的加标样品，以便预估在高于或等于合格加标回收率时的最低稀释要求（minimum dilution requirement，MDR），然后根据 MDR 稀释的试验样本，重复加标回收试验，来解决基质效应。

免疫分析法定量采用标准曲线回归模型和曲线拟合，测量得到的反应信号与分析物浓度呈现非线性函数。通常用于描述这种回归模型的是 3~5 个参数，得到的标准曲线呈现"S"形。锚定点包含在接近定量上、下限的曲线拟合中。在浓度范围内，曲线函数模型中重复测定结果的标准偏差不是平均响应的恒定函数，慎重使用加权非线性最小二乘法。如果方法缺少适当的加权响应，将导致分析结果中产生更大的偏差，尤其是在分析物浓度接近高低两端定量限的时候。

（二）色谱法

色谱法的优点是有较高的特异性，而且可以做到精确定量，还可以同时进行多种测定和分析的操作。特别是高效液相色谱(HPLC),是生物药体内分析的重要手段。其流动相可以使用与生理液体相似的具有一定 pH 的含盐缓冲溶液,有时也使用某些能与水互溶的有机溶剂;所用填料的表面经过了相应的化学修饰和覆盖,为生物大分子的分离提供了温和的条件和软接触表面,有利于它们保持原有的构象和生理活性。也正是由于 HPLC 法对药物分子结构和生物活性不会产生很大的影响,同时其拥有非常高的分离效率、分析速度,未来也有十分可观的发展前景。

(三) 质谱法

质谱法(MS)具有高灵敏度、高精确度的优点,主要用于研究和鉴定生物药的代谢产物,但对于未经过处理的生物样品分析物会存在一定的限制。随着质谱技术的不断改革和发展,目前质谱法可以分析相对质量大于 10 万的蛋白质,还可以分析比较复杂的混合药物。尤其是质谱法与色谱法联用技术具有灵敏度高、选择性多、相对分子质量测定准确的特点,最终得出的结果相对来说比较准确,而被广泛应用于生物药在体内的吸收分布和代谢的研究分析中。

1. **气相色谱 - 质谱联用法**　气相色谱 - 质谱联用(GC-MS)经过约 40 年的发展,已成为较为成熟的分析手段,它集气相色谱法的快速、高分离效能、高灵敏度(达 10 个数量级)的优点与质谱高选择性的特点于一体,通过总离子流谱图结合质谱图和综合气相保留值法,能对多组分混合物进行定性鉴定和分子结构的准确判断,通过峰匹配法、总离子流质量色谱法、选择离子检测法可对待测物进行定量分析,并由于灵敏度高、定量准确,逐渐成为生物药体内分析的重要手段之一。

2. **液相色谱 - 质谱联用法**　液相色谱 - 质谱联用法(LC-MS)技术在小分子药物中的运用已经非常广泛,近年来在大分子药物中的运用也得到了快速发展。生物药采用液 - 质联用的方法测定体内药物浓度时,通常采用电喷雾离子源(ESI)和大气压化学电离源(APCI)的电离方式,具有耗时短、准确度和精度更高、无交叉反应等优点。但是 LC-MS 法检测生物大分子药物也存在一些缺陷,如需对样品进行蛋白质沉淀、液相或固相萃取(SPE)等前处理操作,既费时又会影响结果准确性和精密度。同时,如何寻找特征性肽段的多反应检测扫描(MRM)方法,以及对于质谱和液相色谱柱的选择等问题都有待探索和解决。目前,有研究者采用混合模式固相萃取、含有表面活性剂的流动相、柱切换法等技术进行前处理的操作,来提高整个定量分析过程的灵敏度,大大加快了液相色谱 - 质谱联用技术在生物技术类药物体内分析中的运用。

3. **毛细管电色谱 - 质谱联用法**　毛细管电色谱(CEC)是在毛细管中填充或在毛细管壁涂布、键合色谱固定相,用电渗流或电渗流结合压力流来推动流动相的一种液相色谱法,是 HPLC 和毛细管电泳的有机结合。CEC 一方面解决了 CE 选择性差、难以分离中性物质的问题,另一方面大大提高了液相色谱的分离效率。因此,CEC 技术具备了高灵敏度、高分辨率和高速分析的特点。而毛细管电色谱 - 质谱联用法(CEC-MS)综合了 CEC 与 MS 双重优势,首先具有进样体积小、灵敏度高、分析速度快的优点,结合高通量的样品预处理技术及自动化的上样技术将有望实现高通量、高灵敏度的单细胞蛋白质组学研究;其次,CEC 技术与 MS 技术互为补充,可以提高蛋白质组分离鉴定的覆盖度;最后,与单纯的液相色谱相比,CEC-MS 技术在蛋白质大分子的分离方面具有分离效率高、回收率高的优势,在整体蛋白质,反义寡核苷酸药物的分离鉴定、定量分析中应用越来越广泛。

(四) 同位素标记法

同位素标记法(isotope labeling)是在生物药上进行同位素标记,这样就可以区分药物和内源性生物大分子,再根据放射性计数来推断标记药物的血药浓度。同位素的标记有 ^3H、^{14}C、^{32}S、^{125}I 等,这几种同位素中 ^{125}I 具有放射性高、半衰期适宜、标记制备简单等优点,是所有同位素中最合适的。其标记方法有 2 种,一是内标法,即把含有同位素的氨基酸加入生长细胞或合成体系,该法对生物活性的影响可能较小,但由于制备复杂而限制了其广泛应用;二是外标法,常用 Iodogen 法和氯胺 T,通过碘化反应将 ^{125}I 共价结合在蛋白质多肽的芳香氨基酸残基的苯环上并对其进行标记,用放射示踪动力学法研究其在小鼠体内的药代动力学过程,并观察其在小鼠体内的分布规律。

(五) 实时荧光定量 PCR

实时荧光定量 PCR 是在 PCR 体系中增加荧光化学物质,利用荧光信号的积累实时监测 PCR 反应过程,从而实现对核酸进行定量分析的目的。利用实时荧光定量 PCR 法进行定量分析通常包括两种分析策略,一是利用管家基因(house-keeping gene)作为参照,定量检测核酸药物;二是通过已知核酸浓度的标准物质建立标准曲线,再通过标准曲线对未知样品进行核酸定量。利用该方法对生物药进行体内分析时,必须通过标准曲线对未知模板进行绝对定量分析,使生物样品中 siRNA 药物的浓度与循环阈值(c 值)之间有直接的关系,避免因 RNA 逆转录过程的效率低或者不一致引发的灵敏度高于实际值等情况。

实时荧光定量 PCR 技术除了在核酸药物药代动力学评价方面具有重要作用之外,对质粒 DNA 疫苗的药代动力学、基因组整合研究也有着十分重要的意义。美国 FDA 的生物制品评价与研究中心(CBER)2005 年文件相关规定:选择高灵敏度的实时荧光定量 PCR 技术是 FDA 对该类药物申报所要求的技术。目前,利用此方法定量检测生物基质中核酸类药物的方法学,对 siRNA 单链 RNA 或者 miRNA 定量的定量下限一般为 nmol/L 级别。这种方法的最大缺点是复杂基质的干扰和提取过程中的损失,往往无法获得理想的灵敏度。常用的有引物延伸法、靶向特异性茎环逆转录 PCR、引物竞争法和通用探针库 RT-PCR 等。

第二节　蛋白质、多肽、酶类药物

近年来,随着生物技术的发展,许多蛋白质和多肽被开发成药物用于疾病的预防、诊断及治疗。与传统小分子化学药物相比,蛋白质多肽类药物具有安全性高、靶标亲和力高、疗效显著、毒副作用小等优点。自从第一个蛋白质类药物——重组人胰岛素诞生以来,目前已有多种蛋白质、多肽和酶类药物进入市场,用于治疗心血管疾病、癌症、糖尿病、HIV 感染等多种疾病。实际上酶类药物的化学本质多数为蛋白质,少数为 RNA。由于酶对底物具有高度特异性、高度亲和性、高度催化效能且副作用小等特点,使其可以在体内完成小分子无法完成的治疗性生物化学过程,推动了酶作为治疗药物的发展。

一、蛋白质、多肽、酶类药物的体内药物代谢特征

蛋白质、多肽、酶类药物是一类具有良好应用前景的生物大分子药物,但与传统小分子药物相比,它们的结构特点,理化性质及体内的吸收、分布、代谢和排泄过程都有显著不同。了解这类药物在体内的药代动力学特征,有助于更好地开展蛋白质、多肽、酶类药物的体内相关研究。

（一）吸收

大多数蛋白质、多肽、酶类药物的体内稳定性较差且血浆半衰期短，口服给药后，胃肠道中偏酸性的 pH 环境可能会导致药物的构象发生改变，也可能被胃肠道中多种酶降解。此外，肠上皮屏障的存在可能会造成蛋白质、多肽、酶类药物口服生物利用度下降的情况。

（二）分布

蛋白质、多肽、酶类药物进入体内后，受其较大分子质量和较强极性的影响，其组织分布过程缓慢、药物的跨膜渗透性低、分布体积较小、接近于血浆体积，通常局限于血浆、细胞外液、淋巴液等细胞间隙中。另外，蛋白质、多肽类药物依靠受体介导和细胞吞噬的内吞作用分布至细胞，其在体内的分布具有明显的靶向性。酶类药物在体内另一个显著的特点就是抗原性强，进入体内后会产生抗体，并且引发过敏反应。

（三）代谢与排泄

蛋白质、多肽、酶类药物通过细胞内蛋白酶降解进行消除。血液、肝脏、肾脏和小肠中含有大量蛋白酶及肽酶，可能成为蛋白质、多肽被水解降解的重要部位。但是，由于蛋白酶和肽酶分布在全身各处，此类药物的代谢也可能发生在其他身体组织。研究发现，相对分子质量较小的多肽主要通过肾脏的肾小球自由滤过，然后在近端小管细胞刷状边界膜上水解降解；而相对分子质量较大的蛋白质和多肽在体内的代谢消除过程受许多因素的影响，如蛋白质分解、靶点介导的消除、Fc 受体介导的消除和非特异性内吞作用等，其中靶点介导的消除和 Fc 受体介导的消除是体内蛋白质、多肽类药物主要消除途径。大分子量的酶类药物可能通过靶蛋白介导的清除和蛋白质水解被清除，而相对低分子量的酶类药物可能主要通过肾脏被清除。

二、蛋白质、多肽、酶类药物的体内测定方法

蛋白质、多肽、酶类药物的理化性质与小分子化学药物相差较大，因此二者的体内药代动力学特征往往有很大差距，使得常规的体内分析方法无法完全应用于测定蛋白质、多肽、酶类药物。因此，该类药物的体内定量研究对检测方法的通量、灵敏度、特异性以及准确度有更高的要求，也面临着更大的困难和挑战。目前，蛋白质、多肽、酶类药物进行体内分析测定研究时面临的困难主要有三方面：其一，蛋白质、多肽、酶类药物生物利用度低且药物进入体内后稳定性差；其二，蛋白质、多肽、酶类药物的生物活性强，通常给药剂量较小，导致药物的体内暴露量低，对检测方法的灵敏度要求较高；其三，生物样本中存在大量与待测物理化性质相似的干扰成分，导致蛋白质、多肽、酶类药物的内源性干扰严重。因此这也对未来分离、纯化技术的发展提出了更高的要求。随着科学技术的发展和新型检测仪器的开发及应用，研究者们开发出了多种分析手段和测定方法用于蛋白质、多肽、酶类药物的体内研究，如免疫分析法、液相色谱 - 质谱联用法、同位素示踪技术、核素活体成像技术、生物检定法等。

（一）免疫分析法

目前 95% 蛋白质、多肽、酶类上市药物在药代动力学分析中使用以酶联免疫吸附分析法为代表的免疫分析法。该方法具有灵敏度高、重复性好、操作简单快速等优点，但也存在一些缺点：①缺少特异性，不能分辨出蛋白质、多肽、酶类药物的活性和非活性形式；②许多内源性和外源性物质如结

合蛋白、抗体和代谢产物会干扰测定；③给予药物后引发的抗体形成能导致免疫分析法所测得的蛋白质、多肽、酶类药物的浓度降低；④免疫分析法有基质特异性，如一种适合分析血浆中蛋白质、多肽、酶类药物的方法却不适合测定尿样中的相同蛋白质、多肽、酶类药物。目前酶联免疫吸附分析法和放射免疫分析法是蛋白质、多肽、酶类药物进行药代动力学研究的主要定量分析方法。放射免疫分析法是利用放射性核素来进行定量的测定方法，其测定结果的优劣取决于抗体的选择。由于这种测定方法会用到放射性核素，产生对人体有伤害的辐射，使其应用受到限制，目前也逐渐被别的分析方法所取代。

1. **酶联免疫吸附分析法** ELISA 法是利用抗原与抗体可以发生特异性结合的原理，将可溶性的抗原或抗体结合到固相载体上，再加入相应的含抗体或抗原的待测样本，二者发生特异性结合后形成复合物，再加入酶标的抗原或抗体，与之前形成的复合物发生结合，之后加入酶反应底物，底物会被酶催化为有色产物，根据产物颜色的有无或深浅对待测物进行定性或定量分析。检测对象多样性是 ELISA 法的突出特点，这使其可以用于绝大部分蛋白质、多肽、酶类药物的药代动力学分析，实践中往往根据药物特性选取相应的检测模式，如双抗夹心法适用于多价抗原的检测，含有单个结合位点的小分子蛋白质和多肽适用间接法进行测定。蛋白质、多肽、酶类的免疫原性使机体产生抗药物抗体（antidrug antibody，ADA），会产生中和药效、改变药物清除的影响。因此，ADA 的测定是大分子药物药代动力学研究的重要内容。近年来，ELISA 法也被用于测定血清样本中的 ADA。桥式 ELISA 是最常用的 ADA 检测方法，该方法允许存在 5% 的假阳性结果。因此，在初筛后还需竞争性加入过量未标记药物以验证样品的响应程度。高柳村等在酶标板中预先包被 BLyS 抗体，以捕获食蟹猴血清中的抗 BLyS 抗体，再使用生物素标记的药物作为检测试剂结合已捕获的桥连 ADA，该方法的灵敏度达到 0.64μg/L。

2. **微流控芯片免疫分析法** 微流控芯片（microfluidic chip）也被称为芯片实验室，目前已经被列入 21 世纪最重要的前沿技术行列。微流控芯片是以分析化学为基础，以微机电加工技术为依托，以微管道网络为结构特征，以生命科学为目前主要应用对象，将样品制备、反应、分离和检测等功能集成在几平方厘米或更小的芯片上，以控制流体在整个系统中的流动，是可以多次使用的一种极具潜力的微型化、自动化、集成化和便携化的分析平台。微流控芯片免疫分析法（microfluidic chip immunoassay）是以微流控芯片技术为基础构建起来的免疫学分析方法，通常采用荧光检测和化学发光检测等光学检测作为测定手段。基于微流控芯片技术的免疫分析法具有以下独特的优势：①微通道中进行免疫反应，大大增加反应的比表面积，加快抗原抗体免疫结合反应，缩短反应时间；②芯片体积小，节约试剂和样本；③操作简单，可实现自动化控制；④可实现多样本、多指标的高通量检测；⑤便于携带，有利于现场即时检测等。GyrosTM 免疫测定平台是将微流控免疫测定技术实现小型化和自动化的检测平台，具有较好的准确性、精密度以及选择性，灵敏度与 ELISA 法相当，能够提供动态检测范围更广的纳米级测定。

（二）液相色谱－质谱联用法

进入 21 世纪，随着液相色谱 - 质谱联用法（LC-MS 法）的不断发展，它的适用范围也逐渐扩大。该方法不仅能够完全定量小分子化学药物，而且在蛋白质、多肽、酶类药物的定量研究中也展示出了独特的优势，尤其是近年来酶解技术和免疫亲和捕获技术在蛋白质、多肽、酶类药物样品预处理中的应用，使 LC-MS 法不再受检测范围窄和分离纯化困难的限制，可以适用于分子量数万以上的较大蛋白质、多肽、酶类药物的定量分析。目前，LC-MS法逐步取代免疫分析法，成为性能最优且最具开发前景的体内定量分析方法。

　　1. **生物样本的前处理**　虽然LC-MS法在蛋白质、多肽、酶类药物的定量分析中表现出了优良的性能，但复杂的样品前处理程序严重限制了该方法的应用。根据测定要求，生物样品中有的蛋白质、多肽、酶类药物可以只经过简单的蛋白质水解消化而不富集，直接进行分析；有些蛋白质、多肽、酶类药物需要在酶消化之前或之后利用亲和捕获方法进行高选择性富集，然后再进行LC-MS分析；此外，还有一些蛋白质、多肽、酶类药物则需要采用萃取等方法分离纯化，再考虑亲和捕获富集，最后进行LC-MS分析。因此，选择合适的生物样品前处理方法，包括酶解条件的优化、特异性肽段的确证以及肽段提取纯化方法的优化，对保证LC-MS定量分析方法的可靠性和可行性十分重要。

　　(1) 酶提取法：酶是一种具有催化作用的大分子，能水解蛋白质多肽链，具有作用温和、高效、专一、多样的特点。与传统的酸碱法相比，酶提取法可以显著提高蛋白质的提取效率，适用于工业大生产，成为当今蛋白质提取中的常用方法。在使用LC-MS法进行蛋白质、多肽类药物的体内分析时，可以根据待测物分子量的大小决定是否需要对待测蛋白质、多肽类药物进行酶解：当待测物分子量＜10 000Da时无须酶解，可采用LC-MS法直接测定基质中的待测物；当待测物分子量＞10 000Da时，需要对其进行酶解，采用LC-MS法间接对蛋白质多肽类药物进行测定。

　　(2) 沉淀法：沉淀法的基本原理是指溶质分子之间及溶质与溶剂分子之间亲和力的不同，宏观上表现为溶解度的不同，从而达到分离的目的。影响溶解度大小的因素包括溶质和溶剂的化学性质及结构、是否有沉淀剂的加入、溶液pH和离子强度的改变。目前常用的方法有加入甲醇、乙醇等有机溶剂沉淀蛋白质，或者加入硫酸铵、柠檬酸盐等进行盐析沉淀，以及等电点沉淀。

　　(3) 萃取法

　　1) 双水相萃取：双水相萃取是利用亲水性高分子聚合物的水溶液超过一定浓度后可以形成双水相的特点，采用高聚物-无机盐、双高聚物等体系，代替了传统液-液萃取法的有机相-水相体系，克服了某些有机溶剂会使待测蛋白质、多肽变性等问题，成为目前蛋白质、多肽、酶类药物提取纯化的首选方法。

　　2) 固相萃取：固相萃取是根据待测成分与生物基质在通过色谱柱时分配系数的不同，使待测成分保留在色谱柱中，然后利用不同强度的溶剂进行洗脱，从而达到分离、纯化的目的。目前用于固相萃取的色谱柱主要有正相色谱柱、反相色谱柱和离子交换型色谱柱。另外，组织样本经过匀浆或液相萃取后也可再次进行固相萃取，固相萃取适用于多种生物样本的提取分离，范围更广。

　　3) 管内固相微萃取：管内固相微萃取(in-tube solid-phase microextraction, IT-SPME)是在固相萃取的基础上发展起来的一种技术，因其通常与毛细管柱组装在一起作为萃取装置，又称毛细管微萃取。其微型化的特点能够大大减少萃取溶剂的使用，缩短萃取所需的时间，并且IT-SPME能够与HPLC、HPLC-MS、UHPLC、毛细管液相色谱(capillary liquid chromatography, CLC)等分析仪器在线耦合，提高了分析结果的准确度，具有广阔的应用前景。

　　4) 反胶束萃取：反胶束是表面活性剂在非极性溶剂中的浓度超过临界胶束浓度(CMC)时形成的一种纳米级聚集体胶束，是一种透明的、热力学稳定的W/O体系。进行反胶束萃取时，含待测蛋白质、多肽、酶的样本溶液先以水相形式与反胶束微粒接触，使蛋白质、多肽、酶分子转入反胶束微粒的有机相中，之后含有蛋白质、多肽、酶的反胶束微粒与水相接触，又可使其从有机相中返回到水相中，通过调节 pH、离子种类或强度等实现蛋白质、多肽、酶的反萃取。在此过程中，蛋白质、多肽、酶主要以水壳的形式存在于反胶束中具有生理活性的极性核内，避免了与有机溶剂的直接接触，最大程度地保持了萃取过程中蛋白质、多肽、酶类药物的活性。

（4）层析法：层析法近年来被广泛应用，基本原理为待分离物质在流动相和固定相中的分配比例有差异，当两相做相对运动时，这些物质在两相中反复分配，最终相互分开，得到较为纯净的目的物质。层析法分支众多，其中离子交换柱层析、凝胶层析在液相层析中应用最为广泛。实际操作中，多肽种类繁多、性质相似，单独使用某种分离方法可能无法达到理想分离效果，经常联合使用各种方法来达到更好的分离效果。

1）离子交换柱层析：离子交换柱层析根据离子交换剂所带电荷的不同，可以分为阴离子交换层析法（AEC）和阳离子交换层析法（CEC）。当含有待分离的蛋白质、多肽、酶溶液流经离子交换层析柱时，带有与离子交换剂相反电荷的蛋白质、多肽、酶被吸附在离子交换剂上，通过改变 pH 或离子强度将吸附的蛋白质、多肽、酶进行洗脱，是常用的一种分离技术。

2）凝胶层析：凝胶层析分为凝胶过滤层析和凝胶渗透层析，是将含有待测蛋白质的样本溶液流经装有凝胶作为固定相的层析柱，依据蛋白质、多肽、酶的分子大小进行分离。用此法分离纯化蛋白质，不仅可以保存分离物的活性，而且分辨率较高，是较为常用的一种分离技术。

（5）电泳法：电泳法是利用蛋白质为两性化合物的性质，在电场作用下向两极按各自速率移动，从而使组分分离，得到狭窄的条带，并使用合适的仪器记录电泳区带图谱的方法。现主要有十二烷基硫酸钠 - 聚丙烯酰胺凝胶电泳（SDS-PAGE）、毛细管电泳（CE）、双向电泳（2-DE）和等电聚焦电泳（IEF）等。

（6）磁力分离：磁性纳米颗粒（magnetic nanoparticle，MNP）是一种具有良好生物相容性的纳米结构材料，可以识别生物大分子的功能化表面，并且制造技术简单，在外部磁场的作用下即可对其进行操作，已成为分离纯化蛋白质、多肽的有效方法。与传统的分离纯化方法相比，磁力分离法操作速度快、精确度高，无须对样品进行离心或过滤等预处理。同时，因为蛋白质、多肽与一些金属和聚合物有很高的亲和力，导致其选择性分离，而磁性纳米颗粒又对这些金属和聚合物进行功能化，使其可重复使用，从而提高分离效率。总的来说，磁力分离法虽起步稍晚，但其具有广阔的应用前景。

2. **液相色谱 - 质谱联用**　LC-MS 法是定量体内蛋白质、多肽、酶类药物的基本方法。当待测物分子量 < 10 000Da 时无须酶解，可采用 LC-MS 法直接测定基质中的待测物；当待测物分子量 > 10 000Da 时，需要对其进行酶解，采用酶解法将其酶解成多个分子量相对较小的小肽，从中选出特异性肽段，再进行分离纯化，通过 LC-MS 法对特异性肽段的定量来间接反映蛋白质、多肽、酶类药物的体内浓度。实际上 LC-MS 法的选择受多种因素影响，包括基质类型、分析物结构、试剂的选择和可用性（例如稳定同位素标记的内标、亲和捕获试剂、蛋白酶等）以及方法的灵敏度和特异性，因此必须选择最适合定量蛋白质、多肽、酶类药物的分析方法，而且选择的方法需进行选择性、特异性、灵敏度、准确度和精密度考察。在借鉴小分子化学药物方法学验证标准的基础上，适当放宽 LC-MS 法定量蛋白质、多肽、酶类药物方法学验证的标准。例如，对 LLOQ 的准确度要求上，小分子化学药物要求与标示值的差异需在 ±20% 范围内，而对于蛋白质、多肽、酶类药物这个范围通常为 ±25%。方法学验证内容和标准的不统一，也是限制 LC-MS 法在蛋白质、多肽、酶类药物定量中应用的重要因素（图 9-1）。

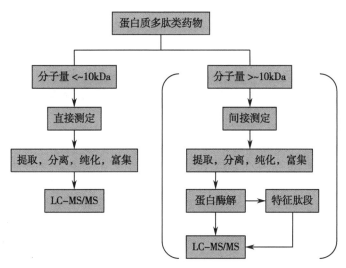

图 9-1 LC-MS 法测定蛋白质多肽类药物的技术策略

（三）同位素示踪技术

蛋白质、多肽、酶类药物的体内代谢是体内测定分析研究的难点,这主要是由于该类药物的代谢途径复杂,且代谢片段会通过进入体内氨基酸库干扰分析过程。同位素示踪技术具有直接测定、过程稳定、检测限极低及前处理过程简单的特点,有望成为研究蛋白质、多肽、酶类药物代谢及体内处置的有力工具。同位素示踪技术可以结合质谱,根据药物代谢特性及代谢产物确证结果分析代谢产物的结构,并结合药物已知的 ADME 特性推测其体内代谢途径,目前常用的是液相色谱联合放射性同位素标记质谱检测技术(liquid chromatography-radioactivity monitor/mass spectrometry, LC-RAM/MS)技术。

同位素示踪技术虽然是蛋白质、多肽、酶类药物体内动力学研究常用的分析方法,但同时也存在一些显而易见的缺点。首先,这种技术不能进行人体药代动力学研究,在动物实验中对实验人员也常产生辐射伤害;其次,随着方法的复杂化,灵敏度、重现性和回收率会受到影响,动物实验前需预先进行药物的同位素标记,试验操作相对复杂;此外,同位素标记后可能会引起药物的生物活性及其在生物体内动力学行为的改变。

1. **放射性同位素示踪技术** 放射性同位素示踪技术是通过对待测蛋白质、多肽、酶分子标记放射性同位素,以此来区分内源性物质与外源性药物,是回收体内药物代谢产物的理想方法。放射性同位素示踪技术通常与三氯醋酸(TCA)沉淀法、HPLC 等方法联用,按照相对分子质量及保留时间对代谢产物进行分离确证,进而观察药物在体内的分布和变化情况。此法为分析蛋白质、多肽、酶类药物的经典方法,具有应用范围广、简洁直观的特点,尤其适合对药物组织分布与排泄的研究。目前,FDA 已将放射性同位素技术测定的药代动力学数据作为药物安全性评价的有效依据。但蛋白质、多肽、酶进入体内后会被降解代谢,降解标记氨基酸再合成新的蛋白质,因此总的放射性不能代表药物在体内的药代动力学过程,需要联合其他分离方法如 SDS-PAGE 和 HPLC。除此之外,还可根据待测分子的疏水性、亲水性和分子量大小等关系来分离样品中的物质,从而鉴别标记蛋白质和降解物或代谢产物。

2. **稳定性同位素示踪技术** 稳定性同位素示踪技术是根据普通同位素与稳定性同位素的质量差进行测定的,也可用于药物在体内的药代动力学研究。相较于放射性同位素示踪技术来说,其具有污染小、稳定性好、检测限低等优点,且同时可以测定多种待测药物,但是灵敏度要更低一些。

（四）核素活体成像技术

目前常用于蛋白质、多肽、酶类药物的活体成像技术（in vivo imaging technology）主要是核素成像（PET/SPECT）技术，即用放射性核素对药物进行标记，对射线信号进行收集，实时、动态地监测待测药物在体内的药代动力学过程。此方法对于研究药物的组织分布具有显著优势，不仅能够使药物的体内分布过程可视化，还可以实时、动态地检测药代动力学过程，并且还能以非侵入的方式在同一实验体连续获得数据，从而减小个体差异。TerWeele 等采用 ^{89}Zr 标记间皮素抗体（AMA），通过 PET 定量检测药物在荷瘤小鼠内的分布，结果显示，^{89}Zr-AMA 在给药后 6 天内逐渐聚集于肿瘤部位，在血液及各组织器官中的分布则持续降低；Minamimoto 等使用 ^{18}F 标记靶向整合素的 RGD（Arg-Gly-Asp）多肽 FPPRGD$_2$，作为 PET/CT 的示踪剂注入肿瘤患者体内，通过比较患者接受贝伐珠单抗治疗前后 ^{18}F-FPPRGD$_2$ 的组织分布，为预测药物治疗的预后效果提供依据。国内应用 PET/CT 技术也获得较快发展，得到国家重大研究项目的支持，已经发展成为被 FDA 和国家药品监督管理局（NMPA）所接受的药代动力学研究的新方法。

（五）生物检定法

生物检定法的基本原理是利用体内模型、体外组织、细胞或酶等体系测定蛋白质、多肽、酶类药物的某种特异反应，通过剂量（或浓度）- 效应曲线对目标蛋白质、多肽、酶类药物进行定量分析（绝对量或比活性单位）。该法一般分体内分析和体外分析两类，体内分析能最直观地反映生物活性，但检测时需要建立动物模型，且存在操作费时、观察结果有一定主观性、变异性大、灵敏度不高等缺点，所以一般采用体外分析法。体外分析法中细胞培养是最常用的方法，以细胞的增殖、分化或细胞毒性为基础，以细胞数的增减为量效指标。使用细胞测定的方法花费少、省时且灵敏度高。但对于生物检定法来说存在如下缺点：①无法动态观察体内的变化；②活性代谢产物、生物基质和血清中抑制因子等内源性物质会对分析产生干扰，方法的专属性低、重现性差。

第三节 核酸类药物

脱氧核糖核苷酸（DNA）和核糖核苷酸（RNA）在生物体维持生命活动中有着举足轻重的地位，一些核酸分子的失控往往是造成疾病的根源，因此核酸类药物被开发并应用于临床。核酸类药物的基本作用机制是通过外源性核酸分子的加入来抑制体内 DNA 或 RNA 的表达，从而抑制基因调控下游与疾病相关蛋白质的产生来达到治疗目的。核酸类药物可以分为 DNA 和 RNA 两类药物，DNA 类药物主要包括反义寡核苷酸（antisense oligonucleotide, ASO）和核酸适配体，RNA 类药物主要包括微小 RNA（micro RNA）、短干扰 RNA（short interfering RNA）、核酶、RNA 诱饵（RNA decoy）和环状 RNA（circular RNA）。

一、核酸类药物的体内代谢特征

ASO 是单链长度为 8~50 个碱基对的短链序列，可以通过 Watson-Crick 碱基配对与目标 mRNA 结合发挥作用。目前只有两种 ASO 药物，即第一代 ASO 福米韦生（fomivirsen）和第二代 ASO 米泊美生（mipomersen）被 FDA 批准，分别用于治疗巨细胞病毒视网膜炎和家族遗传性高胆固醇血症。福米韦生的作用时间较长,视网膜炎患者一周 1 次于玻璃体内注射给药。米泊美生是一种长效 ASO,根据给药剂量不同,它的消除半衰期可达到 21~33 天。第三代 ASO 正在开发中,包括锁核酸(LNA)、肽核酸(PNA)和吗啉代氨基磷酸酯(MF),主要用于研究阿尔茨海默症、帕金森病等神经退行性疾病的治疗。此外,RNA 类药物的发展也十分迅速,目前已被批准进行临床试验,一个靶向 miRNA 的抗病毒药物米拉维尔森(miravirsen)表现出较好的治疗效果,但该药的长期安全性、药代动力学和药物相互作用还未评估。药物研究结果如毒代动力学(TK)、药代动力学(PK)和生物等效性(BE)试验等,都依赖于准确、可靠、可重现的生物样本定量分析方法,因此开发核酸类药物,体内测定方法非常关键。

二、核酸类药物的体内测定方法

核酸类体内测定方法主要包括核酸分子杂交 - 酶联免疫吸附分析法(hybridization-ELISA)、定量聚合酶链反应(quantitative PCR,qPCR)和色谱分析方法。核酸分子杂交 - 酶联免疫吸附分析法中,寡聚核苷酸类药物通过特定方法进行杂交后,采用适当的技术对其进行量化分析,是一种间接的分析方法。该方法需要很少或者不需要前处理步骤,具有优于其他方法的高通量和相当的灵敏度,但是这种灵敏度在很大程度上取决于目标寡核苷酸的结构和长度,另外该方法特异性不强,容易受到内源性物质的干扰和交叉反应性的影响。qPCR 法通过核苷酸引物、脱氧核糖核苷三磷酸(dNTP)和热稳定的 DNA/RNA 聚合酶来扩增和检测 DNA 及 RNA 序列,有较高的灵敏度和精确性,并涵盖了广泛的动态范围,但是与核酸分子杂交 - 酶联免疫吸附分析法类似,也易受到内源性物质的干扰。色谱分析则是一种直接分析方法,目标核酸分子通过液相色谱分离后采用紫外(UV)、荧光或质谱(MS)直接对其检测。色谱分析方法具有高特异性、高准确度和精密度、高重现性和宽动态范围的优点,但是灵敏度远不如前两种方法,并且样品前处理步骤更加烦琐。

(一)核酸分子杂交-酶联免疫吸附分析法

核酸分子杂交是单链核酸分子(包括单链 DNA 和 RNA 分子)相互作用,彼此通过相似的碱基序列互补配对形成杂交双链分子的过程。核酸分子杂交 - 酶联免疫吸附分析法是利用核酸分子杂交技术将待测核酸分子与酶标探针(捕获或检测)形成杂交双链分子(杂交复合物),再利用抗原与抗体的特异性结合对含有待测核酸和酶标探针的杂交复合物进行检测,以达到定性或定量分析目的。该方法具有高通量、高灵敏度的特点,只需要较少的或者不需要样本前处理,相较于其他方法耗时更少,因此被广泛用于核酸分子的定量分析中。

基于核酸分子杂交技术开发了多种用于核酸药物检测的核酸分子杂交 - 酶联免疫吸附分析法,传统方法有:夹心杂交分析法、连接杂交分析法和竞争性杂交分析法。目前,还有一些新型技术用于寡聚核苷酸药物生物分析,包括电化学发光法以及三链体形成寡核苷酸法。

1. **生物样本前处理** 在分析前,可以通过优化探针(捕获探针和检测探针)的浓度降低信噪比,从而提高该方法的灵敏度,通过优化 LLOQ 与 ULOQ 之间的标准曲线范围来提高方法的准确度。

对于血浆样本,样品无须纯化等前处理步骤便可直接测定。对于组织中核酸分子的测定,当样本量比较大时,可以在组织匀浆后先采用苯酚和三氯甲烷进行液 - 液萃取,以去除蛋白质和一些易溶于有机相的干扰物;当组织样本较小时,比如 50μl 的 200g/L 组织匀浆,可以通过使用蛋白酶 K、超声波和非离子洗涤剂破坏脂质双分子层达到提取目的。此外,对于皮肤等疏水性组织,上述非离子洗涤剂可以用十二烷基硫酸钠进行代替。

2. **夹心杂交分析法** 夹心杂交分析法(sandwich hybridization assay)是基于夹心杂交技术开发的核酸分子杂交 - 酶联免疫吸附分析法,简称夹心杂交分析法。该分析法是一种比较简单的方法,首先被生物素化的捕获探针通过与目标序列杂交形成杂交复合物的方式,将待测核酸序列固定在固体载体上。随后,将检测探针加入使之与待测序列结合,三者形成"捕获探针 - 待测序列 - 检测探针",最后在荧光酶标仪上读取检测信号。该方法简单直接,在处理复杂或高度修饰的核酸药物时相较于其他方法具有很强优势,但不适用短核酸靶点如 miRNA,因为探针与目标序列的任何一边结合都非常弱。另外,锁核酸(LNA)探针的应用可以增强该方法的特异性,并克服一些容易发生在常规免疫测定中存在的内源性干扰或交叉反应的问题。

3. **连接杂交分析法** 连接杂交分析法(ligation hybridization)是基于连接杂交技术开发的核酸分子杂交 - 酶联免疫吸附分析法,简称连接杂交分析法。该分析法利用模板探针取代了捕获探针,并且需要待测核酸分子上具有完整的 3′ 端。模板探针是一段与目标核酸分子互补的序列,其 5′ 端被生物素化以便于其固定在载体上,之后将模板探针与待测序列结合形成复合物,待测序列 3′ 端暴露并在 T4 DNA 连接酶的帮助下与 3′ 端含有标记信号的连接探针相结合,最后通过检测反应信号进行分析。连接杂交法适用于广泛的核酸分析物(如 ASO、适体、siRNA、SSO、TLR 激动剂 / 拮抗剂等)、生物基质(血浆、尿液、组织等)和递送机制(脂质纳米颗粒、GalNAc、聚合物等)。此外,这种方法具有较高的灵敏度,在达到 pg/pmol 水平时仍具有相当的准确度和精密度。但该方法仍然存在特异性不强的缺点,不能区分完整寡核苷酸与其代谢产物的定量。

4. **竞争性杂交分析法** 竞争性杂交分析法(competitive hybridization assay)是基于竞争性杂交技术开发的核酸分子杂交 - 酶联免疫吸附分析法,简称竞争性杂交分析法。该分析法主要利用具有目标核酸相同序列的标记探针与目标核酸序列竞争固定微孔板上的有义链进行分析。根据所需的灵敏度,标记探针可以在 3′ 端使用直接或间接标签进行标记。随着目标分析物浓度的增加,竞争结合的标记探针的量则会减少,从而产生一条与基质中目标分析物浓度成反比的校准曲线。例如由于核酸链太短导致捕获和检测探针无法实现足够的特异性或者核酸分子的 3′ 端无法暴露时,夹心杂交法或连接杂交法不可行,该方法可作为第三种选择。

5. **酶联电化学发光法** 酶联电化学发光法(MSD-ECL-ELISA)与传统 ELISA 法相似,但与传统方法采用的比色反应不同,该方法主要使用电化学发光(electrochemiluminescence,ECL)进行检测。与传统方法相比,酶联电化学发光法具有更高的灵敏度,可以观测到更大的动态范围(可高达 5 个数量级),因此可以用于灵敏度要求较高的检测;另外该方法存在更少的基质效应、需要的样本量更少。与传统方法存在的缺点类似,酶联电化学发光法特异性依旧不强,仍然无法将母体药物与其关键代谢产物区分。

6. **酶联三链体形成寡核苷酸法** 酶联三链体形成寡核苷酸法(TFO-ELISA)可以用于量化完整的双链 siRNA 复合物。含有锁核酸或肽核酸的探针可与目标 DNA 或 RNA 双链体形成稳定的三链体,可以应用于各类生物医学。基于这种机制,Humphreys 等开发了该方法来量化生物基质中完整的 siRNA-mAb 偶联物。该技术不仅可以检测完整的 siRNA-mAb 偶联物,也可以用于检测肽或其他非 mAb 蛋白偶联的 siRNA 以及未偶联的 siRNA,或生物分析样品中的多核苷酸。

7. 应用实例 HEPTAZYME 是一种体外合成的核酶,可以用于治疗丙型肝炎。

通过将 HEPTAZYME 核酶分子与 2 个分别生物素化和用地高辛标记的探针进行杂交,这两种探针的寡核苷酸被设计为与 HEPTAZYME 序列互补。实验过程大约在 5 小时内完成,并且不需要对生物基质样品进行前处理或电泳/色谱分离,与传统方法相比有着更简单、更灵敏和更快速的优势。此外,该测定方法已被验证可用于小鼠、猴和人类体内 HEPTAZYMETM 核酶的药代动力学研究。

方法:首先进行核酸分子杂交-ELISA 分析,先将 HEPTAZYMETM 冻干粉用 DEPC 水溶解制成不同浓度的标准品溶液,另外将 HEPTAZYMETM 储备液加入到人、小鼠或猴的血清中制备质控样品。之后将捕获探针和检测探针用 DEPC 水悬浮,使用杂交缓冲液将 HEPTAZYMETM 储备液进一步稀释至 1μg/ml 的浓度,并添加到稀释的血清中,盖上试管在 75℃的水浴中加热 5 分钟。冷却后取 100μl 的杂交混合物到 96 孔亲和链霉素微量滴定板中。使用磷酸对硝基苯酯作为底物,用抗地高辛碱性磷酸酶(AP)偶联物检测结合的复合物,在 405nm 波长的读数器上进行测量。接下来通过毛细管凝胶电泳对研究样品进行分析。最后在 3 只雄性和 3 只雌性食蟹猴身上进行非临床研究,以评估皮下给药后 HEPTAZYME 的药代动力学。

结果:该方法定量下限和上限分别为 5.0ng/ml 和 120ng/ml,方法的特异性与稳定性均符合要求,灵敏度较高,并且能在大约 5 小时内完成,是一种简单、快速的实验。通过与毛细管电泳法对比,酶联杂交法具有更高的灵敏度,可以更好地应用于 HEPTAZYME 核酶分子的药代动力学研究中,结果显示 HEPTAZYME 的半衰期为 2.3 小时。

(二) 定量聚合酶链反应

定量聚合酶链反应包括逆转录 PCR(RT-PCR)和 qPCR 在内的 PCR 技术,是一种灵敏的现代基因分析技术,已经成为定量 miRNA 的首选方法。对于 mRNA 和 miRNA 的定量分析,RT-PCR 首先需要经过逆转录步骤将 RNA 转换为互补 DNA(cDNA)模板,然后在模板中添加链上带有标志物的与特定部位互补的 DNA 短链,通过变性、退火、延伸等步骤进行扩增,最后通过实时检测荧光信号进行定量。qPCR 不需要逆转录过程,直接在 DNA 扩增时添加染料,并对荧光信号进行实时分析,qPCR 具有高灵敏度和高精确性。然而,当 DNA/RNA 片段短于 18bp 时,qPCR 检测将变得十分困难。为了克服扩增 siRNA 或 miRNA 等短 RNA 的困难,目前已经开发了许多方法,包括茎环 RT-PCR 法、连接测定 PCR 法和竞争性 qPCR。

1. 茎环 RT-PCR 法 该方法在对细胞样本进行分析时,需要对样本进行前处理。方法及其特点如下:

(1) 样品前处理:主要有以下三种方法:①在细胞样品中加入等量的核酸纯化裂解溶液并短暂涡旋,裂解溶液在逆转录反应之前,用 1U/μl 的 RNase 抑制剂溶液将裂解物稀释 10 倍;②使用试剂盒纯化总 RNA,并将纯化的总 RNA 在 100μl 缓冲液中洗脱;③用 1×PBS 将细胞稀释为原先的 1/2,在 95℃下加热 5 分钟后立即在冰上冷却加入逆转录反应中。

(2) 测定法:包括两个步骤,逆转录和实时 PCR:首先,茎环逆转录引物与 miRNA 分子杂交。然后,用 MultiScribe 逆转录酶进行逆转录;接下来,使用传统的 TaqMan PCR 对逆转录产物进行定量。

(3) 方法特点:该方法快速、准确、灵敏度高,并且引物在逆转录效率和特异性方面优于传统引物,可区分差异小至 1 个核苷酸的相关 miRNA。此外,它们不受基因组 DNA 污染的影响,对于大多数 miRNA,

通常只需 25pg 的总 RNA 即可实现精确定量。该方法的缺点在于要求每个目标 miRNA 都需要有自己相应的引物。

2. 连接测定 PCR 法 该方法使用目标 miRNA 作为模板,通过连接两个 DNA 探针生成 cDNA,两个 DNA 探针序列分别为与目标 miRNA 在 3′ 和 5′ 端互补的序列,将得到的连接 cDNA 用于实时 qPCR 定量分析。该方法的引物设计比较简单,但是特异性较差,并且背景信号不一致。

3. 竞争性 qPCR 法 竞争性 qPCR 法是将目标 DNA 样本与已知数量的竞争 DNA 样本共同扩增,且竞争 DNA 与目标分子共用大部分核苷酸序列。这样,任何可预测或不可预测的变量在 PCR 扩增时对这两种分子都具有相同的影响。该方法较于传统的实时定量 PCR 具备一些优点,例如:该方法成本耗费较少;能在反应终点进行定量,不受初始样品浓度或最终扩增总产量的影响;特异性很强,不受非特异性扩增产物的影响。另外,该方法的准确度和可重复性远超其他 PCR 方法。但是,该方法的一些缺点也限制了其应用,由于对竞争 DNA 结构的要求,该方法非常耗时,并且常用的检测技术如琼脂糖或聚丙烯酰胺凝胶电泳动态范围和通量低,对于处理异二聚体(竞争 DNA 或者目标 DNA 的杂交体)无效。

(三)色谱分析法

色谱分析法已成为分析寡核苷酸的重要分析工具,常用的方法包括基于分子杂交的液相色谱 - 荧光分析法、液相色谱 - 质谱联用法。其中,色谱分离技术包括离子对色谱法、亲水作用色谱法和阴离子交换色谱法。这些新兴方法具有准确鉴定和定量分析的能力,弥补了传统方法特异性差的缺陷,但其灵敏度却无法与之前的方法相提并论,将定量下限(最低定量浓度)提高至 1ng/ml 或更高似乎仍然很困难。基于分子杂交的液相色谱 - 荧光分析法则结合了分子杂交和 LC-Fluor 方法的优点,具有高度的特异性、良好的准确性、精密度和重现性以及大动态范围和高通量等优点,越来越多地用于寡核苷酸治疗药物和生物标志物的定量生物分析中。但其对探针的设计有着非常高的要求,成本非常高,一般不用于药物开发阶段研究。液相色谱联合高分辨质谱技术(liquid chromatography high-resolution accurate-mass/mass spectrometry, LC-HRAM-MS)与传统的 LC-MS/MS 分析相比更加灵敏,在寡核苷酸治疗的研究和开发方面也显示出更大的优势,但是较烦琐的样本前处理和分析物的回收率仍是一个有待解决的问题。因此,许多研究致力于通过改进样品制备、LC 分离过程和提升 MS 技术来进一步提高检测方法的灵敏度、特异性和通量,以便更好地应用于核酸药物开发中。

1. 样品前处理 色谱分析法中样本前处理的内容主要包括生物基质(体液和组织)中干扰化合物的去除以及目标分析物核酸分子的浓缩富集。对于核酸分子的提取,传统的蛋白质沉淀法如盐析法或有机溶剂沉淀法将不再适用,因为该方法具有较高的生物基质效应,并且核酸分子多与蛋白质分子结合,利用该方法在除去蛋白质的同时也会大大降低核酸分子的回收率。

液 - 液萃取法和固相萃取法是目前应用于检测各种结构寡核苷酸的更有效方法。液 - 液萃取法比较简单,基本适用于所有类型的寡核苷酸(短链疏水类核酸除外),目前广泛使用的是苯酚 / 三氯甲烷液 - 液萃取的方法。固相萃取法可以将样品加入固相萃取小柱中,根据核酸分子的性质选择合适的吸附剂和洗脱溶剂进行洗脱。但是这种方法回收率较低,但该问题可以通过加入与待测核酸性质相似的内标来解决。

2. 基于分子杂交的液相色谱 - 荧光分析法 基于分子杂交的液相色谱 - 荧光分析法(hybridization-based LC-fluorescence assays)主要包括两个过程,分别是核酸分子杂交过程和配有荧光检测器的高效液相检测过程。目标核酸分子首先和含有荧光标记的探针形成杂交复合物,之后采用离子交换液相色谱对荧光标记的复合物进行分离,然后用荧光检测器进行检测。最常用的液相色谱柱是 DNAPac PA200 系列强阴离子交换色谱柱,该色谱柱含有强阳离子固定相,主要的保留机制是带负电荷的目标核酸分子与带正电荷的固定相之间的静电吸引。该方法结合了核酸杂交方法和高效液相色谱法的优点,具有极高的灵敏度和简单的样品前处理过程,同时还具有较高的特异性和较大的动态范围,此外准确度、精密度和重现性都非常好。唯一的挑战是该方法必须要求合理的探针设计,这也关乎着方法的灵敏度、特异性和动态范围,同时该方法所需的成本和开发时间都有所增加。因此,基于分子杂交的液相色谱 - 荧光分析法通常用于支持临床或后期临床前研究。而 LC-HRAM-MS 检测更常用于药物发现或早期开发阶段。

3. **离子对色谱法**　离子对色谱法(ion pair chromatography, IPC)是目前液质分析测定寡核苷酸药物的主要分离技术,该方法的分离原理为寡核苷酸具有带负电荷的亲水性主链,因此在离子对试剂的帮助下,它们能被更好地保留在固定相上,从而增加寡核苷酸在柱内的保留时间,提高化合物的分离度。该方法受到流动相中有机溶剂的影响,有机试剂的改变或含量增加可以很大程度上提升色谱的分离效率。此外,温度和 pH 也对该方法的分离能力有着非常大的影响。然而离子对色谱法能否实行取决于离子对试剂的选择,Apffel 等首先选用了三乙胺(TEA)和六氟异丙醇(HFIP)作为离子对试剂,TEA-HFIP 离子对试剂相较于其他离子对试剂显示出更高的信号强度和更好的分离度,因此 TEA-HFIP 离子对试剂被广泛应用于寡核苷酸的离子色谱分析中。但是,该方法对于长链寡核苷酸(20mer)的分离分析比较困难,并且由于离子对试剂的容量限制,使其很难应用于制备中。

4. **亲水作用色谱法**　在没有离子对试剂的情况下,亲水作用色谱法(hydrophilic interaction liquid chromatography, HILIC)可以作为寡核苷酸分析的一种替代色谱方法。HILIC 法的流动相与 LC-MS 中常用的反相色谱法的流动相系统相似,也选用乙腈 - 水或添加醋酸铵等作为流动相,与常规反相色谱法不同的是,该方法选用了一种新型的亲水性色谱柱,即 HILIC 色谱柱。在这种方法中化合物的洗脱顺序与反相柱相反,按极性递增的顺序进行洗脱。HILIC 中的固定相包括如二氧化硅(silicon dioxide)这样的简单固定相,以及中性或可电离官能团等较复杂的键合相。中性固定相有二醇、氰基和酰胺等,含有可电离 / 两性离子基团的固定相有聚(2- 磺乙基)、磺基甜菜碱和其他一些特殊结构。

有研究将 HILIC 法和反相离子对色谱法(RP-IPC)直接比较发现,HILIC-MS 法也有非常好的选择性和分离度,在规定的采集条件下 HILIC-MS 方法比 RP-IPC-MS 方法具有更高的灵敏度,这可能是由于在 HILIC 条件下,流动相中有机相的比例更高,因此引起了更有效的去溶剂化,并且两种方法之间的灵敏度差异会随着寡核苷酸疏水性的降低而增加。虽然 HILIC-MS 显示出比 RP-IPC-MS 更高的灵敏度,但是二者定量下限没有明显区别,均在纳摩尔(nmol)级别,远不及分子杂交方法的灵敏度。HILIC-MS 法可以通过使用更小的粒径、改善色谱柱尺寸配置以及开发新的流动相系统来提升色谱性能,同时可以通过提高质谱质量分析器的能力来提高检测的灵敏度。

5. **阴离子交换色谱法**　阴离子交换色谱法(anion exchange chromatography)是利用离子间的相互作用进行样品分离的一种方法。待测物质在离子化溶液中会因为流动相性质的改变而改变其自身带电性并转化为阳离子或阴离子,这也导致待测物与固定相(如凝胶)的关系由相引变为相斥。与固定相相斥的分析物会率先从色谱柱中脱出,根据离子强弱的不同,化合物会依次从色谱柱流出从而达到分离目的。

通常使用阴离子交换色谱法对寡核苷酸进行表征,传统的离子交换色谱法由于其较高的盐浓度而无法将产物直接用于质谱分析。目前阴离子交换色谱法可以通过高效的自动脱盐技术实现与质谱的联用。目前已开发了一种非常有效快速并且可实现自动化的样品脱盐方法,寡核苷酸经过离子交换分离,然后被捕获并自动重新注入 C_{18} 反相柱上并通过稀甲酸铵等离子对试剂进行脱盐,同时使用与质谱兼容的溶剂如甲醇、乙腈等进行洗脱。这种脱盐方法相较于透析或分子排阻法更快、更有效,同时还可以使用不具有离子抑制的洗脱液进行洗脱,从而提高质谱的分析灵敏度。延长寡核苷酸的半衰期最常见的一种办法就是通过引入硫代磷酸酯来限制核酸酶对寡核苷酸的降解,这个过程最重要的一步是需要确认核酸分子完全硫醇化,而阴离子交换分析法则作为一种首选的分离分析方法来解决该问题。

第四节 单克隆抗体药物

随着莫罗单抗 -CD3、阿昔单抗的成功上市,单克隆抗体药物(单抗药物,monoclonal antibody,mAb)引起了药物研发领域的广泛关注。因其特异性高、靶向性强、疗效确切、副作用少、安全性高等优点,在肿瘤、免疫、血液等系统疾病的治疗中有广泛应用,但在 20 世纪八九十年代,科学家们开发的单抗多为鼠源抗体,在人体的半衰期短,还容易使人体产生异源性或低同源性的抗药物抗体(ADA),这些缺点不仅会造成较差的药效学和药代动力学特性,也会形成安全隐患。近二十年来,科学家们不断努力,开发出了同源性更高的抗体,即人源化抗体如贝伐珠单抗、阿达木单抗,逐步消除了抗体的异源性问题,这使得单克隆抗体药物拥有巨大发展潜力和应用前景。深入了解单克隆抗体药物在体内的真实代谢过程,开发有效的体内测定方法,有助于我们在发现新的治疗靶点、拓宽现有药物适应证以及开发新的用药方案方面取得新的突破和进展。

一、单克隆抗体药物的体内代谢特征

抗体具有两条重链和两条轻链,整体上呈现为 Y 形构型,抗体在结构上可分为 Fab 和 Fc 段,具有与抗原结合能力的为 Fab 段,由轻链和部分重链构成;而剩余的重链为 Fc 段,可与补体或者受体结合以激活相应的免疫应答。抗体根据重链的类型可分为 5 类,即 IgA、IgD、IgE、IgG 和 IgM,其中血清免疫球蛋白总量的 85% 都是 IgG。人体内的自然抗体中,IgG 又分为 1、2、3、4 四个亚型,其中 IgG_1、IgG_2 和 IgG_4 的半衰期约为 21 天,而 IgG_3 和其他 Ig 的半衰期为 2.5~7 天。因此,目前开发的单克隆抗体药物基本上都是 IgG_1、IgG_2 和 IgG_4 这 3 种类型。单克隆抗体药物有着特殊的结构和生理性质,具有相对分子质量大、不易透过生物膜、给药剂量低、易在体内降解、不良反应小、药物相互作用发生率低、特异性高等特征,其在生物体内的处置过程也更为复杂,肠外给药、组织分布慢、消除半衰期长,表观分容积较小,非线性药代动力学特征是单克隆抗体药物最显著的临床药代动力学特点。

(一)吸收

单克隆抗体药物因其在胃肠道不稳定易被降解、分子量大不易经胃肠道吸收等特点,主要经静脉注射、肌内注射或皮下注射等非口服途径给药。其中,静脉注射为主要的给药方式;而肌内注射和皮下注射的单克隆抗体药物,因需要经淋巴系统吸收,吸收速率相对缓慢,达到最大血浆浓度一般需要 1~8

小时,生物利用度一般为 50%~100%,且注射剂量和注射部位均会对这类药物的生物利用度和吸收速率产生影响。

(二) 分布

单克隆抗体药物因具有分子量大和极性高的特征,难以像小分子药物一样通过自由扩散以及转运体介导摄取和外排的方式在体内分布,静脉注射后的药物主要经由血液 - 组织对流、受体介导的内吞作用等方式进行分布。血液 - 组织对流即单克隆抗体药物经毛细血管流出并进入组织液,而未与靶标结合的药物又从组织液经淋巴系统回流至血液。在这个过程中,由于单克隆抗体药物在组织中的回流效率比其摄取效率高得多,导致药物在组织分布较少,且这一分布过程存在明显的组织差异性。此外,受体介导的内吞作用和胞饮作用等也作为单克隆抗体药物组织分布的重要途径,受到单克隆抗体药物的理化特性以及结合亲和力等多方面因素的影响。

(三) 代谢和排泄

单克隆抗体药物因其分子量较大,难以通过传统的肝脏与肾脏途径进行代谢和排泄。目前常见的单克隆抗体药物体内的消除途径包括以下几种:①蛋白酶水解,即单克隆抗体药物经蛋白酶水解后变成较小的肽段和氨基酸,再经由机体正常途径进行代谢或被机体重新利用;②溶酶体水解,即单克隆抗体药物在与细胞表面的靶标抗原或 Fcγ 受体结合后,通过内吞作用或非特异性吞饮的方式进入细胞,并被溶酶体水解成肽段和氨基酸;③免疫系统清除,即单克隆抗体药物可能在体内引起免疫反应(即免疫原性),产生针对药物本身的抗体即抗药物抗体(anti-drug antibodies,ADA),而中和性 ADA 可与药物特异性结合,并被免疫系统消除,使药物的清除率增高。

二、单克隆抗体药物的体内测定方法

单克隆抗体药物有着不同于小分子药物的药代动力学性质,导致其体内分析更加复杂。因此,建立特异性强、灵敏度高的分析方法是进行单克隆抗体药物体内分析的关键。目前,常用的单克隆抗体药物体内分析方法包括:免疫配体结合分析、液相色谱 - 质谱联用技术等。

(一) 免疫配体结合分析

传统的单克隆抗体药物定量分析的标准方法是免疫配体结合分析(LBA),因其简便、高通量和低成本的显著优势,在大分子药物的生物分析中获得了更广泛的应用。LBA 主要包括酶联免疫吸附分析法、电化学发光技术法。

1. 酶联免疫吸附分析法 在各类免疫分析法中,酶联免疫吸附分析法(ELISA)作为最常用的免疫分析法,具有检测灵敏度高、特异性强、操作简便、易于批量操作等优点,广泛应用于单克隆抗体药物的药代动力学分析及临床开发和应用中。由于大多数单克隆抗体药物具免疫原性,故免疫分析法在单克隆抗体药物的检测中具有独特的优势。由于大分子固有的特点和结构复杂性,使其难以被提取,所以常常在无预先分离的情况下测定分析物。此法以酶标抗原或酶标抗体为主要试剂,通过复合物中的酶催化底物呈色而对被测物进行定性或定量的标记免疫技术,每个校正标样、质控样品以及待测样品一般都采用复孔分析。其具有灵敏度高、特异性强、高通量、重复性好、试剂使用寿命长、易于操作、快捷、不使用同位素、无辐射源和适用于批量处理等优点。然而,ELISA 在实际应用上仍存在一些缺陷,如方法开发过程冗长(仅开发并生产特异性结合试剂就需 3~6 个月),成本较高,对样本品质依赖性高,易受内源性和外源性物质干扰,线性范围小,动态范围有限,需要特异性试剂,基质效应因物种而异,不能同时对单克隆抗体药物及其代谢产物进行测定等,因此该方法仍需要在应用中不断改进和完善。

2. **基于电化学发光的 MSD 技术**　本法基于电化学发光(ECL)技术,在包被有捕获抗体的微孔板中加入待测样本和标记有电化学发光剂三联吡啶钌的检测抗体,利用特异性结合反应形成双抗体夹心复合物,复合物在 MSD 仪器中经通电后,三联吡啶钌在电极上发生电化学反应并释放光子(发光),根据电极上的发光强度对待测物进行定量分析,提供单抗药代动力学研究独特的分析技术。其免疫分析格式类似于经典的 ELISA 格式,与 ELISA 方法相比,具有更宽的线性范围、更高的特异性和灵敏度,并可通过点阵技术在微孔板每个孔内预先点印不同的捕获抗体,可实现多因子(指标)检测等优点,但同时也存在着专业读取器增加测定成本的缺点。

3. **应用实例**　帕妥珠单抗在食蟹猴体内的药代动力学检测方法

帕妥珠单抗(pertuzumab)能与 HER-2/neu 胞外域的第Ⅱ个区域结合而阻止 HER-2/neu 与其他人类表皮生长因子受体(HER)如 ErbB2 结合形成二聚体,从而可减缓肿瘤细胞的增殖。美国 FDA 批准将帕妥珠单抗与曲妥珠单抗联合用于乳腺癌或其他肿瘤的治疗。

1) 检测步骤:①包被;②封闭;③加样;④加二抗;⑤显色;⑥终止;⑦比色。

2) 方法学验证:在 0.78~50ng/ml 的范围内线性关系良好,校正曲线如图 9-2 所示。方法具有较高的准确度和精密度,低、中、高三个浓度的回收率均在 111.1%±18.8%;除利妥昔单抗/帕妥珠单抗的低浓度外,批内差异系数(CV)<20%;LLOQ 为 0.78ng/ml;方法稳定性良好。

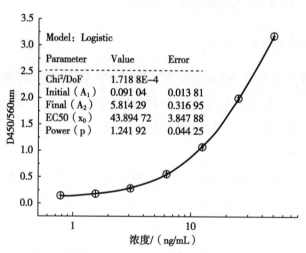

图 9-2　食蟹猴血清中帕妥珠单抗的四参数校正曲线

(二) 液相色谱-质谱联用技术

液相色谱-质谱联用(LC-MS)技术具有专属性强、分离性能好、能够对单抗类药物进行准确定量等优点,在单抗类药物分析中也占有非常重要的地位。通过将蛋白水解消化,然后选定一个特征肽段(signature peptide, SP)作为目标蛋白的替代物(替代肽段),并定量该替代肽段,进而达到定量目标蛋白。这种被称为自下而上的方法,即以肽为中心的蛋白定量方法,已经成为目前最广泛使用的 LC-MS 分析策略。尽管与传统的免疫分析方法相比,液相色谱-质谱联用技术在待测物的定量分析等方面具有更大的优势,但由于替代肽段的选择要求较高,复杂的生物基质会对单抗的检测产生干扰,以及单克隆抗体广泛的电荷分布会降低分析的灵敏度,选择合适替代肽段和样品前处理方法是非常必要的。

1. **替代肽段的选择**　现有的替代肽段选择方法包括数据库预测、实验获取,以及两者结合的方式。前者通过 PeptideAtlas、Skyline 和 MRMaid 等数据库,对已有蛋白序列进行肽段预测,筛选速度快,有效缩短了研究进程,但往往受到化学干扰等影响,难以预测到最灵敏、最稳定的肽;后者则是通过在实际的基质样品中进行酶解实验来选择最佳替代肽段,该方法可靠性高,但需要对所有候选肽段进行质谱条件的优化,包括离子对、碰撞能量等。一般对于替代肽段选择的标准是:①替代肽段最好位于 mAbs分子的互补决定区(complementarity determining region, CDR),因为该区域中的肽序列特异性高,不易受到基质的干扰;②为避免质谱信号不稳定,替代肽段尽量不含具有反应性的残基;③为避免酶切不完全,替代肽段尽量不含易被修饰的不稳定序列,不含连续或交替出现的精氨酸、赖氨酸,以及脯氨酸 -精氨酸或脯氨酸 - 赖氨酸序列;④替代肽段序列的长度在 6~20 个氨基酸为宜,8~15 个氨基酸为佳,此时肽段的离子化和液相保留时间较为适宜。

2. **样品前处理**

(1) 直接酶解法:直接酶解法系选用一定量的胰蛋白酶直接对 mAbs 进行酶切的方法。与其他方法相比,该法操作简单,成本更低。该方法包括溶液中酶解法和蛋白球酶解法:①溶液中酶解法,是指将蛋白进行变性处理后,用二硫苏糖醇(DTT)等还原二硫键,再加入碘乙酰胺(IAA)等烷化剂使还原后的巯基烷基化,形成稳定硫化物,以阻止二硫键的恢复,最后加入胰蛋白酶进行酶切处理,用甲酸终止酶切反应,得到所需肽段;②蛋白球酶解法,是用甲醇、乙腈、饱和硫酸铵溶液等将待测样品进行蛋白质沉淀,离心去除上清液后用碳酸氢铵溶液复溶蛋白球,得到均匀的蛋白悬浮液,直接加入胰蛋白酶酶解或加入三氟乙醇(TFE)等进一步变性后,再加入胰蛋白酶酶解,最后用甲酸终止反应。其中,蛋白球酶解法去除效果更好,应用范围更广。

(2) 酶解结合固相萃取法:酶解结合固相萃取法即在酶解前后加入固相萃取的步骤,该方法能去除大部分干扰性物质、降低干扰物质信号、提高测定的灵敏度和选择性。

(3) 高丰度蛋白质去除法:由于内源性蛋白质的复杂性,单纯的酶解处理不能完全消除蛋白质对于检测灵敏度的影响,因此需要对蛋白质进行富集处理。其中白蛋白是含量最丰富的蛋白质,故常采用白蛋白消耗试剂盒去除血清中大量白蛋白或其他高丰度蛋白。

(4) 免疫亲和捕获富集法:免疫亲和捕获富集是通过特异性抗体等捕获目标蛋白或其特征肽,然后洗脱除去未被捕获的其他干扰物质,再将捕获的待测物与捕获剂分离,洗脱收集待测物后进行酶切处理。常用捕获剂包括抗独特型抗体、目标 mAbs 本身的配体蛋白、蛋白 A、蛋白 G、抗人 Fc 抗体等。该方法可以实现对蛋白质的高效、特异性捕获,能够显著提高检测灵敏度和选择性。

3. **液相色谱 - 质谱联用检测**　由于 mAbs 的相对分子质量大,样品处理过程复杂且酶切后肽段的数量增多使液相分离的难度增加,在建立液相色谱 - 质谱联用法分析体内 mAbs 方法时必须考虑一些特异因素,包括标准品的纯度、分析物的稳定性和样本的完整性、内源性变体的异质性、分析方法灵敏度、选择性、准确度和精密度以及耐用性。例如,①离子源的选择:ESI 源使多肽形成带有不同电荷数的一系列离子而导致检测限降低;流动相的组成、pH 以及去簇电位等均会对多肽离子化的电荷量产生影响。对生物基质中的 mAbs 进行 LC-MS/MS 定量分析时,基质中的干扰物可能引起离子源离子化效率变化、样品处理过程操作差异等,进而影响测定结果的准确性、重复性和灵敏度等关键性能指标。②内标的选择:除了完善样本处理,减少基质效应外,选择合适的内标至关重要。内标可校正样品处理过程中对提取回收率、进样差异性和离子化等的不利影响。一般稳定同位素标记肽(stable isotope-labeled peptide,SIL 肽)、稳定同位素标记单克隆抗体(stable isotope-labeled mAb,SIL-mAb),结果显示内标为 mAb 或两种混合内标时精密度和准确度均较高。

4. 应用实例　液相色谱-质谱联用法定量测定食蟹猴血清中的一种抗硬化蛋白单克隆抗体 SHR-1222。SHR-1222 是一种具有 IgG₁ 结构的人源化单抗,可用于靶向硬化蛋白。

(1) 候选肽段鉴定的条件:采用 Easy-nanoLC1000 系统与 Orbitrap Fusion 质谱仪联用,分离、鉴定 SHR-1222 被酶切后产生的复杂肽混合物。

1) 色谱条件:色谱柱为实验室自制的 C_{18} 柱(75μm × 18cm);流动相 A 为 2% 乙腈(含 0.1% 甲酸)、流动相 B 为 90% 乙腈(含 0.1% 甲酸),梯度洗脱,流速为 250nl/min。

2) 质谱条件:Nano-LC 与 nano 电喷雾接口,喷雾电压为 2.1kV;质谱扫描方式为全扫描模式,正离子模式检测,全扫描范围(m/z 350~1 800),分辨率设置为 > 120 000。

(2) 替代肽段定量的条件:采用 1290 Infinity 超高效液相色谱联用 6495 QQQ 三重四极杆质谱仪,实现对复杂肽混合物中替代肽段 LLIYYTSNR 的定量。

1) 色谱条件:色谱柱为 RRHDC₁₈ 柱(2.1mm × 50mm,1.7μm),柱温 40℃;自动进样器温度 4℃;进样量 3.0μl;流动相 A 为水(含 0.1% 甲酸)、流动相 B 为乙腈(含 0.1% 甲酸),梯度洗脱,流速 0.3ml/min。

2) 质谱条件:干燥气温度 200℃,干燥气流量 14L/min,雾化气压力 0.2MPa,毛细管电压 4 000V,喷嘴电压 500V;多反应监测(MRM),ESI 正离子模式检测。用于定量的替代肽和其同位素标记的内标 LLIYYTSNR[¹⁵N,¹³C] 的离子对分别是 571.8→803.4 和 576.5→813,碰撞能量分别是 19V 和 18.7V。

(3) 样品前处理:血清样品 2.0μl 加到 96 聚丙烯孔板中,加入 9 倍体积含 0.1%SDS 的 PBS 溶液,充分混合,将样品稀释 10 倍,加入 DTT(100mmol/L)20μl,放入恒温振荡器,于 60℃反应 30 分钟。冷却至常温后加入 IAA(250mmol/L)20μl,在避光条件下室温反应 15 分钟。然后在混合物中加入冰甲醇 180μl,振荡 10 分钟,离心(4℃)10 分钟。除去上清液,向孔板中的蛋白质沉淀相继加入碳酸氢铵缓冲液(50mmol/L,pH = 8.0)80μl、内标溶液(250ng/ml)20μl 和胰蛋白酶(100μg/ml)10μl,混合物体系放入恒温振荡器,于 60℃孵育 1.5 小时。取出孔板并冷却至室温,加入终止液(含 1%TFA 的 60% 乙腈)30μl 终止酶切。充分混匀后进样检测,进样量 3.0μl。

(4) 方法学验证:①选择性,食蟹猴血清样品在替代肽段保留时间处无干扰峰,选择性良好,图 9-3 为 SHR-1222 替代肽段的典型 LC-MS/MS 色谱图;②线性与定量范围,典型线性回归方程为 $y = 3.31x + 0.000\ 182$,$r = 0.995\ 7$;食蟹猴血清中 SHR-1222 在 2.00~500μg/ml 的浓度范围内线性良好;③精密度和准确度,质控样品的批内、批间 CV 均 ≤20%,准确度和精密度良好;④基质效应,食蟹猴血清中低、高两个浓度下 IMF 的变异系数均不超过 15%;⑤稳定性,经前处理后样品在 4℃放置 24 小时,稳定性良好;⑥稀释可靠性,超出定量上限的血清样品稀释 5 倍后,检测准确度和精密度均在 ±20% 以内。

(5) 药代动力学结果:SHR-1222 平均血清药物浓度随时间的变化如图 9-4 所示。采用非房室模型计算 SHR-1222 在食蟹猴中的药代动力学参数。末次给药后与首次给药后药物暴露量的比值在 1.21~1.45,说明 SHR-1222 在食蟹猴皮下注射(60mg/kg)12 周后有轻微蓄积。C_{max} 和药物暴露量的比值在 0.89~0.95。

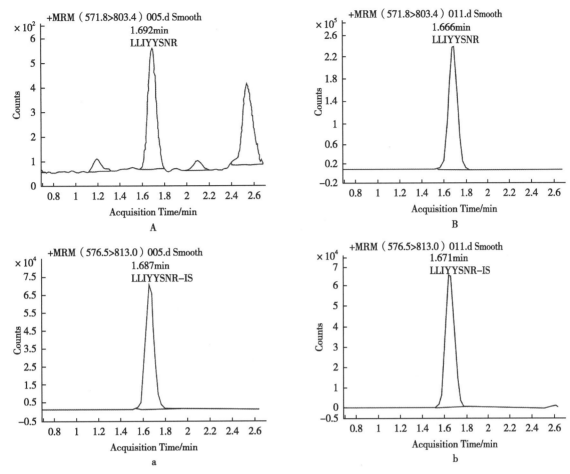

图 9-3 SHR-1222 替代肽段和 IS 的代表性 LC-MS/MS 谱图

A, a: 定量下限样品; B, b: 未知食蟹猴血清样本(首次给药 60mg 后的样本)。

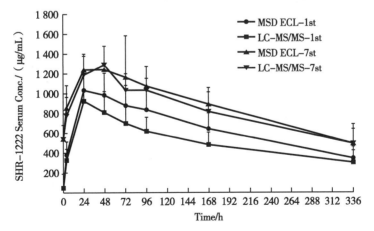

图 9-4 SHR-1222 在食蟹猴体内的平均药 - 时曲线(60mg 中剂量组)

每 2 周皮下注射 1 次, 共 7 次, 图中为首次和末次给药后的 PK 曲线, $n=6$。

思考题

1. 生物药因其在生物体内的药代动力学特点相对比较特殊和复杂, 一般在测定方法选择上与化学药物有何区别?

2. 单克隆抗体药物有着不同于小分子药物的药代动力学性质, 导致其体内分析更加复杂。常用的单克隆抗体药物体内分析方法有哪些?

3. 同位素示踪技术虽然是蛋白质、多肽、酶类药物体内动力学研究常用的分析方法,但还存在哪些问题有待解决?

4. 色谱联用技术近年来被广泛应用于多肽类分离,目前经常联合使用哪些方法来达到更好的分离效果?

(汤 瑶 李 倩)

参考文献

[1] 何华. 生物药物分析. 2版. 北京:化学工业出版社,2014.

[2] 吴梧桐. 酶类药物学. 北京:中国医药科技出版社,2011.

[3] 赵娣,陈西敬. 生物大分子药物的药代动力学研究进展. 药学进展,2018,42(8):592-598.

[4] 丁海波,金莉莉,王秋雨. 多肽类药物药代动力学特点及其代谢机制研究进展. 中国药理学与毒理学杂志,2018,32(3):233-240.

[5] ZHU Q, CHEN Z, PAUL P K. Oral delivery of proteins and peptides:challenges, status quo and future perspectives. Acta Pharm Sin B, 2021, 11(8):2416-2448.

[6] 朱雪亚,李泽运,田鑫,等. 单克隆抗体药物药代动力学特征、分析方法以及体内分析方法学研究进展. 中国临床药理学与治疗学,2021,26(1):113-120.

[7] JONG K, BREUGEL S, HILLEBRAND M J. Bottom-up sample preparation for the LC-MS/MS quantification of anti-cancer monoclonal antibodies in bio matrices. Bioanalysis, 2020, 12(19):1405-1425.

[8] 高宇雄,钟大放. 抗体药物LC-MS法生物分析进展. 药学学报,2020,55(3):453-462.

[9] 程忠哲,姜宏梁. 核酸药物生物分析方法研究进展. 药学学报,2021,56(9):2335-2345.

[10] SHI J, CHEN X, DIAO J, et al. Bioanalysis in the age of new drug modalities. AAPS J, 2021, 23(3):64.

[11] BASIRI B, BARTLETT M G. LC-MS of oligonucleotides:applications in biomedical research. Bioanalysis, 2014, 6(11):1525-1542.

[12] JI Y, LIU Y, XIA W, et al. Importance of probe design for bioanalysis of oligonucleotides using hybridization-based LC-fluorescence assays. Bioanalysis, 2019, 11(21):1917-1925.

[13] LOBUE P A, JORA M, ADDEPALLI B, et al. Oligonucleotide analysis by hydrophilic interaction liquid chromatography-mass spectrometry in the absence of ion-pair reagents. J Chromatogr A, 2019(1595):39-48.

[14] SAKAMOTO T, QIU Z, INAGAKI M, et al. Simultaneous amino acid analysis based on 19F NMR using a modified OPA-derivatization method. Anal Chem, 2020, 92(2):1669-1673.

[15] CLOSE E D, NWOKEOJI A O, MILTON D, et al. Nucleic acid separations using superficially porous silica particles. J Chromatogr A, 2016(1440):135-144.